二十一世纪医护专业精品课程教材

社区护理学

SHE QU HU LI XUE

主　编　张玉芳

副主编　沈　玮　李明霞　代丽黎

编　委　梁　丹　尹　征　刘海龙　张　荣

　　　　田文凤　王若维　祝燕杰　王艳华

　　　　吴广霞　朱　平

北京理工大学出版社
BEIJING INSTITUTE OF TECHNOLOGY PRESS

图书在版编目（CIP）数据

社区护理学 / 张玉芳主编 . —北京：北京理工大学出版社，2013.12
ISBN 978-7-5640-8586-5

Ⅰ . ①社… Ⅱ . ①张… Ⅲ . ①社区－护理学－中等专业学校－教材 Ⅳ . ① R473.2

中国版本图书馆 CIP 数据核字（2013）第 281123 号

出版发行 / 北京理工大学出版社有限责任公司
社　　址 / 北京市海淀区中关村南大街 5 号
邮　　编 / 100081
电　　话 /（010）68914775（总编室）
　　　　　82562903（教材售后服务热线）
　　　　　68948351（其他图书服务热线）
网　　址 / http：//www.bitpress.com.cn
经　　销 / 全国各地新华书店
印　　刷 / 北京通县华龙印刷厂
开　　本 / 787 毫米 × 1092 毫米　1/16
印　　张 / 15.5
字　　数 / 364 千字
版　　次 / 2013 年 12 月第 1 版　2013 年 12 月第 1 次印刷
定　　价 / 30.00 元

责任编辑 / 张慧峰
文案编辑 / 张慧峰
责任校对 / 周瑞红
责任印制 / 边心超

编写说明

社区护理学是护理学与社会学、公共卫生学、预防医学、康复医学等相关学科交叉而形成的一门新兴学科。本教材以突出基本理论、基本知识、基本技能为指导原则，针对职业院校学生的特点，结合我国社区护理服务的现状及发展趋势构建教材内容，使学生初步掌握社区护理学的基本理论、基本知识和基本技能，为今后服务于社区奠定一定基础。本书可供各职业院校作为教材使用，也可供相关从业人员参考使用。

全书共分十二章，内容包括：绪论、社区健康教育、社区护理程序、家庭健康护理、社区儿童和青少年健康保健、社区妇女健康保健、社区老年人健康保健、社区慢性非传染性疾病的防护、社区心理卫生与精神疾病的护理、社区康复护理、社区紧急救护、临终关怀等。全书以个体、家庭与群体的健康保健和护理为线索，重点介绍了不同群体的护理服务内容，理论联系实践，旨在帮助掌握为社区护理对象提供护理服务的方法，能够做到合理利用社区资源，运用护理程序为社区重点护理对象包括个体、家庭和群体提供护理服务，维持和促进社区健康。

本书编写情况为第一章、第四章由张玉芳编写，第二章由张玉芳、祝燕杰编写，第三章由王艳华、张玉芳编写，第五章由田文凤、刘海龙编写，第六章由张玉芳、代丽黎编写，第七章由张玉芳、梁丹编写，第八章由张玉芳、王若维编写，第九章由沈玮、尹征编写，第十章由王若维、吴广霞编写，第十一章由李明霞、张荣编写，第十二章由祝燕杰、朱平编写。本教材在编写过程中，参考和吸取了有关著作和文献资料中的理论、观点和方法，在此，谨向有关作者表示敬意和感谢。

由于作者水平和时间的局限，教材内容如有疏漏、不妥之处，殷切希望得到读者的批评指正。

编　者

目　录

第一章　绪　论

　　随着生物医学模式转变为"生物—心理—社会"医学模式，护理学范畴也从临床护理扩展到社会和心理等领域，服务对象从个体扩展到家庭、群体和社区，服务内容从疾病护理扩展到疾病预防和健康促进，服务地点从医院扩展到社区。社区护理学是在新的护理模式下发展起来的一门新兴学科，它综合应用了护理学和公共卫生学的理论与技术，借助有组织的社会力量，以社区为基础，以社区群体为服务对象，为个人、家庭及社区提供促进健康、预防疾病、维持健康等服务，提高社区人群的健康水平。社区护理学的知识体系由五个部分组成，即社区护理概念、社区护理工作方法、社区健康护理、家庭健康护理和个人健康护理（见图1-1）。

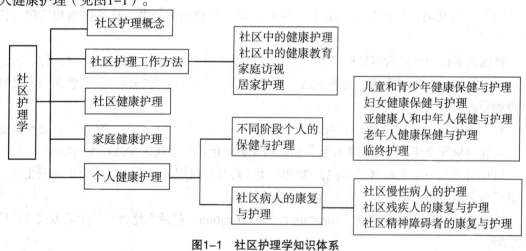

图1-1　社区护理学知识体系

第一节　社区护理学概述

一、社区护理学的基本概念

（一）社区

1. 社区的定义　社区（community）一词来源于拉丁语，原意指亲密关系和共同的东

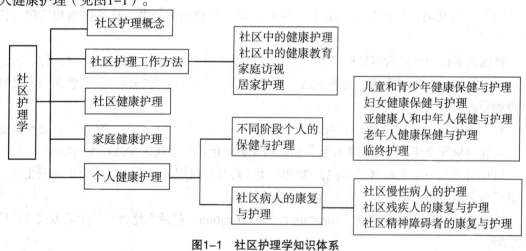 1

西。不同的国家和地区对社区的解释各有差异，目前社区的概念有百余种。最早的社区概念由德国社会学家汤尼斯（F. Tonnies）提出，他认为社区是由以家庭为基础的，是有相同的血缘和地缘而结合的共同体。

我国社会学家费孝通于20世纪30年代将社区一词引入我国，他认为："社区是若干社会群体（家族、氏族）或社会组织（机关、团体）聚集在某一个地域里所形成的在生活上相互关联的大集体。"

世界卫生组织（WHO）1974年对社区的解释是：一个有代表性的社区，其人口约在10万～30万之间，面积在5 000～50 000平方公里。它认为："社区是由共同地域、价值或利益体系所决定的社会群体，其成员之间相互认识、互相沟通和影响，在一定的社会机构和范围内产生并表现其社会规范、社会利益、价值观念及社会体系，并完成其功能。"

2. 社区的要素 一个社区有以下4个构成要素（component）：

（1）人：社区是由人（people）组成的，这是构成社区的第一要素。包括社区人口的数量、构成和分布。

（2）地域：一定范围的地域（place tenitory），又称地方（place）或地理疆界（geography），是社区存在的基本自然环境条件。社区是地理空间和社会空间的有机结合。如文化社区、工业社区、商业社区等。

（3）社会互动：社会互动（social interaction）包括生活制度、社区设施和管理机构等。

社区内居民因生活所需彼此产生依赖与竞争等互动，如社区居民的衣、食、住、行、育、乐等需与他人共同完成。为满足居民生活所需，必要的生活制度、规范管理条文及社区道德等必须建立。

社区设施包括生活（住房、社区卫生服务网点）、生产（工厂、库房）、交通、通信、文化娱乐等设施。这些设施及运行制度的完善程度是衡量社区发达程度的标准。

社区有其独特的组织管理结构，如我国社区的基层组织为街道（居委会）与派出所，两者联合管理户籍、治安、计划生育、生活福利等。

（4）社区认同：社区认同（community identification）包括文化背景、生活方式和认同意识等。

社区文化是一个社区得以存在和发展的内在要素。社区文化体现在一个社区的风俗习惯、管理方式，体现在社区成员的心理特质、行为模式、价值观念等。社区文化的特征是一个社区的重要标志之一，也是社区内在凝聚力和认同感的基础。社区人群存在着共同利益、共同问题和共同需求。由于这三个"共同"把他们联系在一起，产生共同的社会意识、行为规范、生活方式、文化传统、民俗以及社会归属等。

社区居民有共同的需要与问题，他们在生产活动与生活方式上有着内在的同质性。除了在社区内互动外，在社区外以社区的名义与其他社区成员沟通。

3. 社区的功能 社区的功能（community function）以社区类型的不同执行其功能，从而满足社区人们的需要，解决社区面临的问题。

（1）社会化功能：人类的成长是不断社会化的过程，社区居民相互影响，形成本社区风俗习惯、文化特征、价值观念和意识形态等，促进社会的发展。

（2）生产、消费及分配的功能：社区内有人从事生产，有商店销售产品，有居民购买消费产品，形成一个小社会。但是由于社会的发展，交通和通信设备的便利，人们的生活圈扩大，生产、消费及分配的需求已不局限于本社区内。

（3）社会参与功能：社区内有各种组织和社团，提供社区居民自由参与和彼此交往的机会，人们可以通过交往和参与，满足自我实现的需要。如老年大学、青少年活动中心、小区业主委员会和小区活动中心等。

（4）社会控制功能：社区为了有效地保护居民、维持社区环境和社会秩序，制定出各种规章制度，以达到保护社区环境和居民健康、规范人们道德行为的目的。如制定防止社区的噪声、空气、水污染的制度和政策，制定垃圾处理和治保安全等相关规定。

（5）相互支持的功能：是指社区邻里间的相互帮助和社区内的养老院、福利院活动中心等福利机构对居民的援助。如社区可视社区居民的需要与民政、福利联系，设"老人日托"或"学龄前托儿所"等。

（二）社区卫生服务

我国卫生体系分三大类，即卫生服务体系、卫生保障体系和卫生执法体系。其中卫生服务体系又分为医疗保健服务、预防保健服务和社区保健服务（社区卫生服务）。社区卫生服务是由多种专业人员组成，即全科医师、社区护士、康复医师和营养医师等，为社区居民健康提供服务，其中全科医师和社区护士是社区卫生服务工作的主要力量。社区卫生服务的机构有社区卫生服务中心和社区卫生服务站等（见图1-2）。社区卫生服务需要与医院、卫生防疫部门以及各级政府部门相互联系，密切合作，形成社区卫生服务沟通网络（见图1-3）。

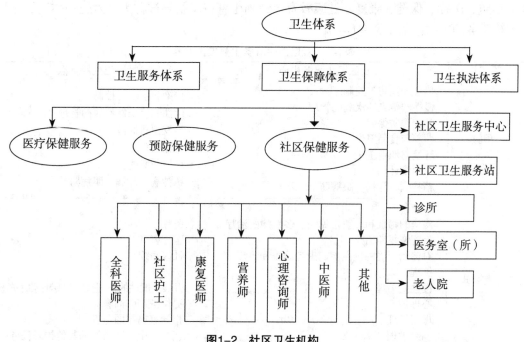

图1-2　社区卫生机构

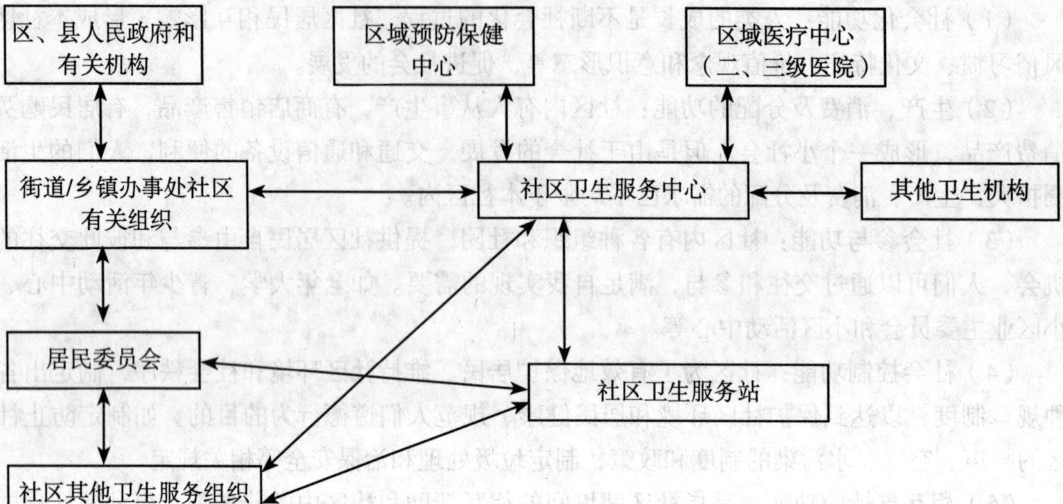

图1-3　社区卫生服务联络机构

1. 社区卫生服务的含义　社区卫生服务又称社区健康服务（community-based health care）。国务院十部委在1997年发表的《关于发展城市社区卫生服务的若干意见》中明确指出：社区卫生服务是社区建设的重要组成部分，是在政府领导、社区参与、上级卫生机构的指导下，以基层卫生机构为主体，合理使用卫生资源和适宜技术，以健康为中心、家庭为单位、社区为范围、需求为导向，以妇女、老年人、慢性病病人、残疾人和弱势人群为重点，以解决社区主要问题、满足社区基本需求为目的，融预防、医疗、保健、康复、健康教育、计划生育技术指导为一体，提供有效、经济、方便、综合、连续的基层卫生服务。预防、医疗、保健、康复、健康教育、计划生育技术指导被称为"六位一体"，是社区卫生服务的工作范围（见表1-1）。

表1-1　社区卫生服务主要工作内容

主要工作	社区卫生服务中心	社区卫生服务点
预防	传染病预防与控制 慢性非传染性疾病的管理 学校预防保健 营养与食品卫生 环境与职业卫生 生命统计 精神病、牙病、眼病防治	传染病预防与控制 慢性非传染性疾病的管理 学校预防保健 营养与食品卫生 环境与职业卫生 精神病、牙病、眼病防治
治疗与护理	医疗： 疾病的筛选和一般常见病、多发病的治疗 疾病恢复期治疗 对诊断明确的慢性疾病患者诊查和治疗 护理： 慢性病护理 心理护理 母婴护理 临终护理 护理咨询指导	医疗： 医疗咨询 社区医疗 护理： 开展一般性的护理操作和专项家庭护理 提供护理咨询服务 指导家属照顾患者 接受"中心"指派的其他护理任务

续表

主要工作	社区卫生服务中心	社区卫生服务点
保健	妇幼保健： ①新婚保健； ②孕产系统保健； ③妇女保健； ④生殖保健； ⑤儿童系统保健 老年保健： ①制定老年人医疗优惠制度； ②老年健康档案动态管理； ③老年保健宣教	妇幼保健： ①新婚保健； ②孕产系统保健； ③妇女保健； ④生殖保健； ⑤儿童系统保健 老年保健： ①制定老年人医疗优惠制度； ②发现并传送老年健康资料变更信息； ③参与老年慢性病监护网络，执行网络任务； ④开展健康咨询、保健指导和老年健康教育
康复	建立健全社区医疗康复网络体系 举办社区康复教育 实施康复治疗 康复护理	在"中心"指导下开展康复教育 承担部分社区医疗康复任务，随访并辅导康复对象及其家属正确操作
健康教育	建立健康教育网络，健全组织管理 设置黑板报等必要设施 针对主要危险因素开展行为干预，重点对象发放健康处方	开展健康咨询服务，协助组织健康教育 发放健康资料，运用宣传版面、音像设备开展宣教
计划生育技术指导	生育：开设"计划生育"门诊 开展"知情选择"为主的避孕节育技术指导和服务： 对放置宫内节育器者定期随访 经许可开展节育手术	掌握育龄妇女数 避孕节育知识宣教和咨询指导 宫内节育器随访

2006年2月国务院发布了《发展城市社区卫生服务的指导意见》（以下简称《指导意见》），具体规定了发展社区卫生服务的指导思想、基本原则和工作目标，提出了推进社区卫生服务体系建设的具体指导方法。《指导意见》提出，社区卫生服务机构提供公共卫生服务和基本医疗服务，具有公益性质，不以营利为目的。《指导意见》还进一步对2010年的工作目标作出具体规定："全国地级以上城市和有条件的县级市要建立比较完善的城市社区卫生服务体系。具体目标为社区卫生服务机构设置合理，服务功能健全，人员素质较高，运行机制科学，监督管理规范，居民可以在社区享受到疾病预防等公共卫生服务和一般常见病、多发病的基本医疗服务。东中部地区地级以上城市和西部地区省会城市及有条件的地级城市要加快发展，力争在两三年内取得明显进展。"

2006年6月，针对《指导意见》，卫生部、中医药局制订《城市社区卫生服务机构管理办法（试行）》，明确了社区卫生服务机构应承担12项公共卫生服务任务，包括健康教育、传染病、慢性病防治、计划免疫、妇幼保健、老年保健、康复、计划生育技术指导等。这些公共卫生服务主要由政府财政提供资金，免费向居民提供。社区卫生服务机构承担的基本医疗服务主要是"小病""常见病""多发病"，对于限于技术和设备条件难以安全、有效诊治的疾病，应及时转诊到上级医疗机构。

2.社区卫生服务的特点　主要包括以下五个特点。

5

（1）可及性或方便性：这是社区卫生服务最显著的特点。包括时间上的方便性、经济上的可接受性和地理位置上的可接近性。

（2）持续性：社区卫生工作人员对所辖区居民的健康有长期和相对固定的责任，对于社区居民人生的各个时期、疾病的各个阶段、各种健康问题提供全程卫生服务。

（3）综合性：社区卫生服务体现一个"全"字，就服务对象而言，不分年龄、性别、疾病类型；服务范围包括个人、家庭、社区；服务内容包括医疗、预防、康复和健康促进并涉及生理、心理社会文化各方面。

（4）协调性：社区卫生工作人员需要掌握各级各类医疗机构和专家以及社区内外各种资源，能够为社区居民提供会诊、转诊、居民生活环境和健康维护相关资源的联系等协调性服务。

（5）基层卫生保健性：社区卫生服务以基层卫生保健为主要内容，在充分了解社区居民健康问题的基础上，提供基本医疗、预防、保健、康复服务。三级预防是社区卫生工作人员在工作中遵循的主要原则。

（三）社区护理

社区护理（community nursing）起源于公共卫生护理，20世纪70年代由美国的露丝·依思曼首次提出。社区护理是综合应用了护理学和公共卫生学的理论与技术，借助有组织的社会力量，以社区为基础，以人群为对象，以服务为中心，对个人、家庭及社区提供连续的、动态的和综合的服务。其目的是促进健康、预防疾病、维持健康，提高社区人群的健康水平。

社区护理与医院护理在工作地点、护理对象和护理工作特点等方面有所不同（见表1-2）。

表1-2　医院护理和社区护理的比较

项　目	医院护理	社区护理
工作地点	医院、门诊及其他医疗机构	社区
护理对象	住院病人、门诊病人	个人、家庭和社区
护理特点	1.护士在医院工作时处于熟悉的环境 2.工作环境相对安全 3.能按计划时间进行工作 4.有其他医务人员支持和配合 5.对病人家庭环境了解不够深入 6.病人失去对环境的控制权，突然生活在陌生环境中 7.要求病人遵从医院的具体规定	1.护士在家庭访视和居家护理时处于陌生的环境 2.工作环境的安全性需要判断 3.时间安排要考虑病人和其家属的意见 4.经常独立工作 5.要了解并适应病人家庭环境 6.病人对环境熟悉，经常有家属或朋友陪伴 7.病人可以按自己的生活习惯在家中生活

二、社区护理对象

目前对社区护理对象有两种分类方法，一种是按社区、家庭、个人分类，另一种是按人的健康程度分类。

6

（一）按社区、家庭、个人分类

1. 社区　以社区为单位，把社区作为护理对象，关注社区整体健康是社区护理工作的内容之一。关注的重点是社区的环境和社区群体的健康。社区环境包括对社区居民健康产生影响的自然环境和政府的政策制度、与居民健康相关的福利制度、社区内的医疗保健机构及其为社区居民服务的情况等社会环境。

2. 家庭　以家庭为单位，把家庭作为护理对象，关注家庭整体的健康是社区护理工作的内容之一。家庭健康主要取决于家庭整体功能的健康状态，这也是家庭健康护理关注的中心。

3. 个人　个人是构成家庭、团体的基本单位，而社区又是由家庭和团体构成，因此社区中个人的健康是构成家庭和社区健康的基础。

（二）按人的健康程度分类

1. 健康人群　健康人群是指躯体、心理和社会适应处于完好健康状态的人群。培养健康人群应从幼小或健康时期就养成良好的卫生习惯、健康的生活方式。

2. 亚健康人群　亚健康人群是虽然没有明显的疾病，没有异常的客观指标，但呈现体力下降、反应能力减退、适应能力下降等主观症状。社区护士对此类人群进行护理，把疾病消灭在萌芽阶段。

3. 重点人群　主要指儿童、妇女、老人等，这类人群有其特殊的生理及心理需求，是需要重点保健的人群。

4. 高危人群　是指存在明显的有害健康因素的人群和高危家庭的成员，其发生疾病的概率高于其他人群。如有高血压、糖尿病等遗传家族史的人，有严重不良生活习惯的人等。

5. 患病人群　急性疾病出院后需要继续恢复的病人，生活在社区的患有慢性病的病人和患有急性病需要立即就诊和转诊的病人，以及在家中度过人生最后时期的临终病人等。

三、社区护理的特点和工作内容

（一）社区护理的特点

1. 以健康为中心　社区护士应动员所有居民主动地改变社会环境、建立健康的生活方式和预防疾病，帮助居民学会提高慢性病病人和临终病人生活质量的方法。以健康为中心的护理具体体现在四个方面：

（1）促进健康：全民动员，依靠社会力量，政府参与，增进健康和预防疾病。帮助社区居民养成良好的生活习惯，如良好的卫生习惯、合理膳食和适度锻炼等。

（2）保护健康：保护社区居民免受有害物质及有害因素的侵袭，如饮食卫生、饮水卫生、空气、噪声、居家装修的污染、公共场合吸烟等。

（3）预防疾病：防止疾病或伤害的发生，如多发病及地方病的普查、传染病的管理以及交通事故的预防等。

（4）恢复健康：使慢性疾病处于稳定状态，预防合并症的发生和急性恶化，使身体功能逐渐恢复，减少残障的发生。

2. 以人群为主体　社区护理的基本单位是家庭和社区，社区护理的服务对象是社区全体人群包括健康人群和患病人群。利用护理程序对社区进行健康护理，了解社区整体的健康水平，明确社区健康诊断，制定社区健康规划。以家庭为单位的原则是社区卫生服务区别于一般基层医疗或专科医疗的重要基础，是社区卫生服务的专业特征。

3. 综合性服务　综合性服务就服务对象而言，不分性别年龄，不管疾病属于什么类型；就服务内容而言，包括疾病治疗、预防和健康促进；就服务层面而言，包括生物、心理和社会三个方面；就服务范围而言，包括个人、家庭和社区。社区护士还需要根据社区居民的情况与社区的行政、福利、教育、厂矿等多方面取得联系，加强合作，并向社区居民提供完整而系统的综合性服务。

4. 自主性与独立性　社区护理工作范围广，护理对象繁杂，社区护士可以运用流行病学等方法预测和发现社区群体易出现的健康问题，对社区整体进行健康护理，也经常到居民家中进行护理，这些都需要社区护士独立判断现存的和潜在的健康问题，因此社区护士有较高的自主权，应具备较强的独立判断和解决问题的能力。

5. 长期性和连续性　长期性和连续性是指在不同的时间、空间范围提供连续的、一系列的整体护理。社区护理针对社区居民人生的各个时期、疾病的各个阶段、各种健康问题提供全程卫生服务。

6. 可及性　可及性不仅包括方便可用的医疗设施、固定的医疗关系、有效的预约系统、上班时间外的服务，还包括心理上的亲密程度、经济上的可接受性和地理位置上的接近。

（二）我国社区护理的工作任务和内容

根据2002年1月卫生部《社区护理管理的指导意见（试行）》的规定，社区护理的工作任务为：社区护理工作应以维护人的健康为中心，家庭为单位，社区为范围，社区护理需求为导向，以妇女、儿童、老年病人、慢性病人、残疾人为重点，在开展社区"预防、保健、健康教育、计划生育和常见病、多发病、诊断明确的慢性病的治疗和康复"工作中，提供相关的护理服务。

社区护理的工作范围非常广泛，可概括为以下几个方面：

1. 社区健康护理　对社区卫生环境和社区人群的健康进行管理，负责收集、整理及统计分析辖区内群体健康资料，了解社区群体健康状况及分布情况，注意发现社区群体的健康问题和影响因素，参与监测影响群体健康的不良因素，参与处理和预防紧急意外事件，如水灾、火灾、地震的预防和救助，爆发性传染病发生的预防，传染病的消毒与隔离等。

2. 家庭健康护理　通过家庭访视和居家护理的形式深入到家庭，不仅对家庭中的病人或有健康问题的个人进行护理和保健指导，还应注重家庭整体功能的健康、家庭成员间是否有协调不当的问题、家庭发展阶段是否存在危机等，对家庭整体健康进行护理。

3. 重点人群健康的保健指导　侧重于社区中重点人群的日常生活与健康，利用定期健康检查、家庭访视、居家护理等机会，对社区的儿童、妇女、老年人进行保健指导。

4. 健康教育　健康教育是运用护理程序，通过举办学习班、发放宣传资料和小组讨论等多种方式对社区居民进行教育。教育内容包括疾病预防和健康促进以及健康保护，如计划生育相关知识、疾病及健康保健知识、精神心理卫生知识，了解影响人群健康的主要危险因素，纠正不良生活行为习惯，阻止疾病进展的方法等。健康教育对象以群体为主，也包括个人。

5. 计划免疫与预防接种 参与完成社区儿童的计划免疫任务，进行免疫接种的实施与管理。

6. 定期健康检查 进行健康普查（体检）的组织、管理和医生诊查时的辅助，并对相应的问题给予生活指导和保健指导。

7. 居家慢性病病人、残疾人和精神障碍者的护理 为已诊断明确的居家病人提供基础或专科护理服务，配合全科医师进行病情观察与治疗，进行精神卫生护理、慢性病防治与管理、营养和饮食指导，为病人及家属提供护理服务及健康教育。

8. 传染病的防治 参与社区传染病的预防与控制工作，对社区居民进行预防传染病的知识培训，提供一般消毒、隔离技术等护理指导与咨询。

9. 联络与协调 承担社区卫生服务相关人员的联络与协调工作。

10. 培养社区卫生服务的管理者 条件具备者，可成为社区卫生服务的管理者，担当社区卫生管理工作。

目前，我国社区护理工作还不够完善，经常开展的服务项目有儿童预防接种、新生儿家庭访视、社区卫生服务中心和社区卫生服务站的护理处置与诊疗辅助、办班或讲座形式的居民健康教育等。在促进健康、保护健康、家庭健康护理、社区健康护理和慢性病病人康复护理方面还有待于提高。

第二节 社区护理管理

社区护理管理（community nursing management）是护理管理者发挥管理职能，合理有效地利用一切资源，为社区居民健康提供优质服务的过程。与临床护理不同的是，社区护理的服务对象层次多、服务内容广、工作形式多样。因此，科学的管理对社区护理工作的开展和推动是非常重要的。

一、社区护理的组织机构

社区卫生服务中心和社区卫生服务站的护理组织机构按2002年《社区护理管理的指导意见（试行）》的规定设置。社区护理的管理及人员配备，社区卫生服务中心应根据规模、服务范围和工作量设总护士长或护士长（超过3个护理单元的设总护士长），负责中心内部及社区的护理管理工作（见图1-4和图1-5）。

社区卫生服务站，应设护士长（或组长）负责护理管理工作。护士数量根据开展业务的工作量合理配备。由医疗机构派出设置的社区卫生服务站，护理工作受所属医疗机构护理部门管理、监督和考核（见图1-6）。

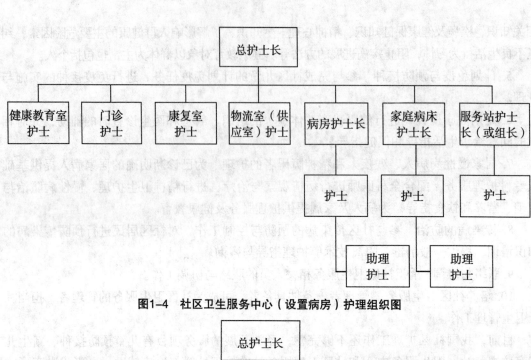

图1-4　社区卫生服务中心（设置病房）护理组织图

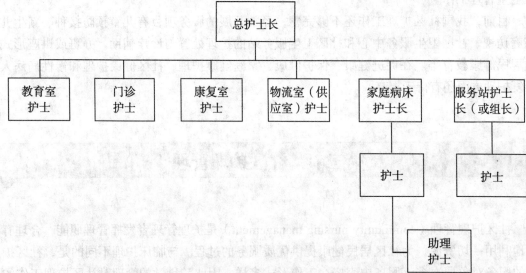

图1-5　社区卫生服务中心（不设病房）护理组织图

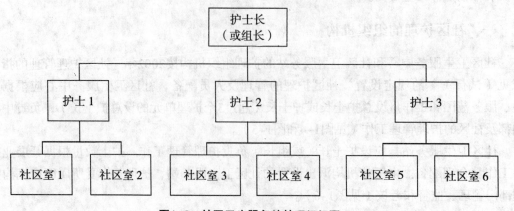

图1-6　社区卫生服务站护理组织图

承担社区卫生服务的其他医疗机构，应根据社区护理工作的需要，配备护理人员并设置护理管理人员。

二、社区护士的任职条件与职责

（一）社区护士的任职条件

社区护士是指在社区卫生服务机构及其他有关机构从事社区护理工作的护理专业技术人员。《社区护理管理的指导意见（试行）》中明确规定社区护士的任职条件为：

（1）具有国家护士资格并经注册。

（2）通过地（市）以上卫生行政部门规定的社区护士岗位培训。

（3）独立从事家庭访视或居家护理工作的护士，应具有在医疗机构从事临床护理工作5年以上的工作经历。

（二）社区护士职责

（1）参与社区诊断工作，负责辖区内人群护理信息的收集、整理及统计分析。了解社区人群健康状况及分布情况，注意发现社区人群的健康问题和影响因素，参与对影响人群健康不良因素的监测工作。

（2）参与对社区人群的健康教育与咨询、行为干预和筛查、建立健康档案、高危人群监测和规范管理工作。

（3）参与社区传染病预防与控制工作，参与预防传染病的知识培训，提供一般消毒、隔离技术等护理技术指导与咨询。

（4）参与完成社区儿童计划免疫任务。

（5）参与社区康复、精神卫生、慢性病防治与管理、营养指导工作。重点对老年病人、慢性病人、残疾人、婴幼儿、围产期妇女提供康复及护理服务。

（6）承担诊断明确的居家病人的访视、护理工作，提供基础或专科护理服务，配合医生进行病情观察与治疗，为病人与家属提供健康教育、护理指导与咨询服务。

（7）承担就诊病人的护理工作。

（8）为临终患者提供临终关怀护理服务。

（9）参与计划生育技术服务的宣传教育与咨询。

三、社区护理管理工作的考核与监督

建立健全的社区护理考核与监督的相关制度，考核与监督的评价指标包括：

（1）居民对护理服务的满意率。

（2）居民对护理服务的投诉率。

（3）社区护理差错、事故的发生率。

（4）社区护理服务的覆盖率。

（5）空巢老年慢性病病人访视率、居家护理率。

11

（6）家庭护理病历建档率、护理计划与病人实际符合率。计划包括评估、诊断/问题、措施和效果评价。

四、社区护理伦理准则

社区护理伦理准则表明社区护理专业的基本价值，以及社会所赋予的专业所应承担的职责。社区护士在进行社区护理工作中应遵循以下准则：

（1）忠诚护理事业，全心全意为维护社区人群的健康服务。

（2）树立高尚的精神境界和信念，以救死扶伤和维护人群健康为天职，时刻把社区居民的利益放在首位；对待工作认真负责，一丝不苟。

（3）全面履行社区护理工作者的责任和义务，有强烈的社会责任感，踏实努力地工作。

（4）不受种族、国籍、信仰、年龄、性别、教育程度、经济收入、政治或社会地位的影响，对服务对象一视同仁。

（5）尊重社区人群的生命、权利和尊严；尊重社区人群的信仰、价值观和风俗习惯；尊重社区人群的基本需要和愿望。

（6）保护服务对象的隐私，谨慎地使用护理对象的资料；执行护理工作时应确保护理对象的安全。

（7）与医疗、预防保健以及社区各级各类人员密切合作，有良好的团队合作精神，群策群力，共建健康社区。

（8）以科学为依据，实事求是，为居民提供优质服务。

（9）积极参与科研工作，拓展及提高护理知识和技能，勤奋学习，不断进取，努力创新。

第三节　社区护理的形成和发展

在19世纪中期前，由于生活贫穷、卫生服务资源匮乏，加之护理的空白，多数病人在家中疗养，主要由家庭主妇进行日常生活的照顾。她们多数没有经过正规的护理知识教育和技能训练，仅凭借祖先和民间遗留的经验给予病人一些基本的生活照顾和康复护理。然而正是这种简单的、基础的家庭护理为早期的地段访视护理奠定了基础。《新约·罗马》书中记载圣菲比（St. Phoebe）是公共卫生史上第一位访视护士。回顾历史，社区护理的发展走过三个阶段，即地段访视护理阶段、公共卫生护理阶段和社区护理阶段。三个阶段的区别如下（见表1-3）。

表1-3　世界社区护理发展史

发展阶段	时期	护理对象	工作内容
地段访视护理	1860—1900年	个体	治疗
公共卫生护理	1900—1970年	群体和家庭	治疗和预防
社区护理	1970年至今	个人、家庭和社区	治疗、预防和健康促进

一、地段访视护理阶段

从1854年起，英国流行病学会在全国部分社区贫困人群中挑选了一些妇女，经过培训后，指派她们为社区贫困人群提供护理服务。开始的几年，在社会上并未引起较大反响。1859年，英国利物浦企业家威廉·勒斯朋（William Rothbon）的妻子患慢性病卧床在家，得到地段护士罗宾森（Mary Robinson）的精心护理。威廉深深地体会到社区护理的重要性，他雇用了罗宾森护士，在英国利物浦市成立了世界第一所访视护理机构。在南丁格尔的支持和帮助下，威廉在利物浦皇家医院创办了护士学校，开始了地段护理教育。经过培训的学员分到利物浦市18个地段，为居民提供居家护理服务。1874年，伦敦成立了全国访贫护士协会。当时的地段护理服务内容侧重疾病护理，地段护士的主要来源是经过培训的志愿者。

美国也认识到对贫困家庭进行护理的重要性，于1877年在纽约市经过宗教团体培训的护士开始进行地段访视，她们进入居民家庭，按照医嘱提供各种护理及保健服务。1885年在美国纽约成立了地段访视社，后统一命名为"访视护士协会"。

二、公共卫生护理阶段

1893年，地段护理得到飞速发展，美国护士丽莲·伍德（Lillian Wald）和玛丽·布鲁斯特（Mary Brewsete）在纽约的亨利街开设了护理中心，她们认为最有效的护理方法是将保健护理服务设置在贫穷的移民区内。她们不仅对贫穷病人进行居家护理，同时也将公共卫生纳入视野，向居民提供预防疾病、妇幼保健、环境监测和健康宣教等公共卫生护理服务，从而使地段护理演变为公共卫生护理。1912年，伍德女士在美国成立了第一所公共卫生护理机构，并制定了公共卫生护理的目标和相关规章制度。此阶段进行公共卫生护理者多数是经过系统学习的公共卫生护士。

我国公共卫生护理的发展起始于1925年，北京协和医学院在护理教育课程中增设了预防医学课程。由协和医院教授格兰特发起，与北京市卫生科联合创办了公共卫生教学区，当时称为"第一卫生事务所"。1932年政府设立了中央卫生实验处，训练公共卫生护士。1945年，北京协和医学院成立了公共卫生护理系，王秀瑛任主任。当时的公共卫生护理课程包括健康教育、心理卫生、家庭访视与护理技术指导。同年，北京市发展到四所卫生事务所。1949年中华人民共和国成立后，各卫生事务所扩大为各城市卫生局，局内设有防疫站、妇幼保健所、结核病防治所等，医院设地段保健科，部分医院开设了家庭病床。1950年取消了高等护理教育，全国大量开展中等护理教育，课程设置中未设公共卫生护理的相关课程。城市和农村虽然有三级医疗网，参加预防保健工作的主要力量是公共卫生专业的医生和经过医学专科教育或短期培训的医生，但护士很少。

三、社区护理阶段

进入20世纪70年代，出现了将医疗、护理和公共卫生融于一体的社区卫生服务。1970年美国将公共卫生护理与护理相结合，露丝·依思曼第一次提出"社区护理"一词。1978

13

年，世界卫生组织给予肯定，并加以补充，要求社区护理成为社区居民"可接近的、可接受的、可负担得起的"卫生服务。社区护理工作不仅是对病人和家庭的护理，以社区为单位的社区健康护理也是社区护理工作的一部分。

我国1983年开始恢复高等护理教育，课程设置中增加了护士预防保健知识和技能的训练。1994年，卫生部所属的8所医科大学与泰国清迈大学联合举办了护理硕士班，在课程中设置了社区健康护理和家庭健康护理课程。1993年和1997年，中等专业卫生学校对护理课程进行两次调整，增加了社区护理方面的内容。1996年5月，中华护理学会举办了"全国首届社区护理学术会议"。

1997年，全国相继在护理本科教学中设置了社区护理课程，在上海成立了老人护理院，深圳、天津等地成立了社区卫生服务中心和社区卫生服务站。同年，在国务院发布的《卫生改革与发展的决定》和卫生部提出的《关于进一步加强护理管理的通知》中，都强调了开展社区卫生服务和社区护理的重要性。1999年卫基妇颁布的《关于发展城市社区卫生服务的若干意见》中又进一步从时限上规定了发展社区卫生服务的总目标。2000年卫生部科教司发出《社区护士岗位培训大纲（试行）》通知，2002年卫生部提出《社区护理管理指导意见》。

2005年在《中国护理事业发展纲要（2005—2010年）》中提到发展社区护理，拓宽护理服务。2006年2月国务院发布《发展城市社区卫生服务的指导意见》，进一步具体规定了发展社区卫生服务的指导思想、基本原则和工作目标，推进社区卫生服务体系建设的具体指导方法。国家制定的相关政策，为规范、加强社区护理教育和社区护理实践提供了保证。

四、社区护理发展的基本原则

为使社区护理工作健康发展，与我国社区卫生服务发展总目标保持一致，应坚持以下原则发展社区护理服务：

（1）坚持政府领导，部门协同，社会参与，多方筹资。

（2）坚持为社区人群健康服务的宗旨，依据社区居民的需求，把社会效益放在首位，正确处理社会效益与经济效益间的关系。

（3）坚持以区域卫生规划为指导，引进竞争机制，合理配置和充分利用现有卫生资源，努力提高社区卫生护理服务的可行性，做到提供居民需求的低成本、广覆盖、高效益、方便群众的社区护理服务。

（4）坚持实事求是、积极稳妥、循序渐进、因地制宜的发展，通过分类指导，以点带面、逐步完善。

（5）坚持在社区卫生服务总目标下进行社区护理，保证社区护理的可持续性发展。

（6）坚持预防为主、综合服务，向社区居民提供促进健康、预防疾病、维持健康的护理服务。

第二章 社区健康教育

第一节 健康和影响健康的因素

一、健康的概念

健康是一个相对的、动态的概念。随着时代的变迁、医学模式的演变,人们对健康的认识也在不断提高、完善。传统的生物医学模式认为没有疾病就是健康。早在1948年世界卫生组织在《组织法》序言中将健康定义为:"健康不仅是没有疾病或虚弱,而是身体的、精神的健康和社会适应良好的总和"。WHO还对健康提出了十条准则,具体标准如下:①精力充沛,对担负日常生活的繁重工作不感到十分紧张和疲劳;②乐观、积极、乐于承担责任;③善于休息,睡眠好;④应变能力强,环境适应能力强;⑤能抵抗一般性疾病;⑥体重适当,身体匀称;⑦眼睛明亮、反应敏锐;⑧牙齿清洁、无龋齿、无疼痛、牙龈颜色正常、无出血现象;⑨头发光泽、无头屑;⑩肌肉丰富,皮肤富有弹性。

1990年,世界卫生组织又对健康概念加以补充,将健康归纳为四个方面:即躯体健康、心理健康、社会适应良好和道德健康。

二、影响健康的因素

人类的健康取决于多种因素的影响和制约。目前,人们认为影响健康的主要因素有四种,即:环境因素、生物遗传因素、行为和生活方式因素及医疗卫生服务因素。1976年,美国布卢姆(Blum H. L.)根据这四种因素提出了一个决定个体或人群健康状态的公式:$HS=f(E+B+LS+AcHs)$。HS:健康状态(health status);E:环境(environment);B:生物学因素(biological factors);LS:生活方式(life style);AcHs:卫生保健设施获得性(accessibility to healty-service);f:自变函数。其中生活方式因素和医疗卫生服务因素均属于环境因素中的社会环境因素,但由于这两种因素对人类健康具有突出的影响,所以将其置于突出的位置并与环境因素和生物遗传因素相提并论。因此,在分析影响健康的因素时，可以从环境因素和生物遗传因素两大方面进行描述。

1. 环境因素　环境是指围绕着人类空间及其直接或间接地影响人类生活的各种自然因素和社会因素之总和。因此，人类环境包括自然环境和社会环境。

（1）自然环境又称物质环境，是指围绕人类周围的客观物质世界，如水、空气、土壤及其他生物等。自然环境是人类生存的必要条件。在自然环境中，影响人类健康的因素主要有生物因素、物理因素和化学因素。

自然环境中的生物因素包括动物、植物及微生物。一些动物、植物及微生物为人类的生存提供了必要的保证，但另一些动物、植物及微生物却通过直接或间接的方式影响甚至危害人类的健康。

自然环境中的物理因素包括气流、气温、气压、噪声、电离辐射、电磁辐射等。在自然状况下，物理因素一般对人类无危害，但当某些物理因素的强度、剂量及作用于人体的时间超出一定限度时，会对人类健康造成危害。

自然环境中的化学因素包括天然的无机化学物质、人工合成的化学物质及动物和微生物体内的化学元素。一些化学元素是保证人类正常活动和健康的必要元素；一些化学元素及化学物质在正常接触和使用情况下对人体无害，但当它们的浓度、剂量及与人体接触的时间超出一定限度时，将对人体产生严重的危害。

（2）社会环境又称非物质环境，是指人类在生产、生活和社会交往活动中相互间形成的生产关系、阶级关系和社会关系等。在社会环境中，有诸多的因素与人类健康有关，如社会制度、经济状况、人口状况、文化教育水平等，但对人类健康影响最大的两个因素是行为和生活方式因素与医疗卫生服务因素。

行为是人类在其主观因素影响下产生的外部活动，而生活方式是指人们在长期的民族习俗、规范和家庭影响下所形成的一系列生活意识及习惯。随着社会的发展、人们健康观的转变以及人类疾病谱的改变，人类行为和生活方式对健康的影响越来越引起人们的重视。合理、卫生的行为和生活方式将促进、维护人类的健康，而不良的行为和生活方式将严重威胁人类的健康。特别是在我国，不良的行为和生活方式对人民健康的影响日益严重，吸烟、酗酒、吸毒、纵欲、赌博、滥用药物等不良行为和生活方式导致一系列身心疾病日益增多。

医疗卫生服务是指促进及维护人类健康的各类医疗、卫生活动。它既包括医疗机构所提供的诊断、治疗服务，也包括卫生保健机构提供的各种预防保健服务。一个国家医疗卫生服务资源的拥有、分布及利用将对其人民的健康状况起重要的作用。

2. 生物遗传因素　生物遗传因素是指人类在长期生物进化过程中所形成的遗传、成熟、老化及机体内部的复合因素。生物遗传因素直接影响人类健康，它对人类诸多疾病的发生、发展及分布具有决定性影响。

三、健康行为

健康行为（health behavior）指人体在心理、身体、社会各方面都处于良好状态的行为表现。健康行为带有明显的理想色彩。实际上，伴随着时空的变化，人在新的环境中还会不断有新的心理冲突和社会适应问题产生，故健康行为的内涵亦发生变化。所以健康行为只能被当作导航灯塔，人们也只能以渐进的方式接近它。

健康相关行为（health related behavior）指个体或团体与疾病有关的行为。一般分两大类：促进健康行为和危害健康行为。

（一）促进健康行为

促进健康行为是个人或群体表现出的客观上有利于自身和他人健康的一组行为。主要依据为以下五个基本特征：

（1）有利性行为　表现有益于自己、他人和社会。如合理营养、平衡膳食、不吸烟、不酗酒等。

（2）规律性行为　表现有恒常的规律。如定时定量进餐、定期检查、积极锻炼等。

（3）和谐性行为　有自己鲜明的个性，又能根据整体环境随时调整自身行为。

（4）一致性行为　本身的外显性与他内心的心理情绪是一致的，没有冲突，即表里一致。

（5）适宜性行为　强度有理性控制，无明显冲突表现。如遵医行为。

（二）危害健康行为

危害健康行为指个体和群体在偏离个人、他人、社会期望方向上表现的一组行为。主要行为特点是：①该行为对己、对人、对整个社会的健康有直接或间接的、明显或潜在的危害作用；②该行为对健康的危害有相对的稳定性，即对健康的影响具有一定的强度和持续时间；③该行为是个体在后天生活经历中习得，故又称"自我创造的危害因素"。通常有以下四类：

1. 日常危害健康行为　如：吸烟、酗酒、吸毒、性乱等。

2. 致病性行为模式　是导致特异性疾病发生的行为模式。目前研究较多的有A型和C型行为。A型行为：又称"冠心病易发性行为"。核心行为表现不耐烦和敌意两种。常因别人微小的误会或无心得罪而大发雷霆。产生该行为的根本原因是过强的自尊和严重的不安全感。有A型行为者的冠心病发病率、疾病复发率和致死率均比正常人高2～4倍。C型行为：又称"肿瘤易发性行为"。核心行为表现是情绪好压抑，性格好自我控制，表面上处处依顺、谦和善忍，内心却是强压怒火，爱生闷气。C型行为者肿瘤的发生率比正常人高3倍左右。

3. 不良生活习惯　主要导致各种成年期慢性退型性病变（肥胖病、糖尿病、心血管疾病、早衰）等。表现有：饮食过度、高脂高糖，低纤维饮食；偏食、挑食和过多吃零食；嗜好烟熏火烤食物；不良的进食习惯，如过快、过热、过硬等。

4. 不良疾病行为　疾病行为指个体从感知自身有病到疾病康复所表现出来的行为。不良疾病行为常表现为：与"求医行为"相对的有瞒病行为，自暴自弃行为等；与"遵医行为"相对的"角色行为超前""角色行为缺如"等，把身体疲劳和生理不适当为疾病或已肯定有病后，又有意拖延不入病人角色等。

17

第二节 健康教育与健康促进

一、健康教育

健康教育（health education）是通过有计划、有组织、有系统的社会活动和教育活动，促使人们自觉地采纳有益于健康的行为和生活方式，消除或减轻影响健康的危险因素，预防疾病、促进健康和提高生活质量。健康教育是社区护理的重要组成部分，是社区卫生服务和社区护理的基本工作方法，是实现我国21世纪"以知识促进健康"卫生发展战略的重要保证。社区群体和个体健康教育的目的是发动和引导社区居民树立健康意识，关爱自身、家庭和社区的健康问题，积极参与健康教育与健康促进规划的制定和实施，养成良好卫生行为和生活方式，提高自我保健能力和群体健康水平，从而使人们达到最佳的健康状态。

（一）社区健康教育的概念与目标

社区健康教育（community health education）是以社区为基本单位，以社区人群为教育对象，以促进居民健康为目标，有目的、有计划、有组织、有评价的系统社会活动和教育活动。社区开展健康教育的目标：①引导和促进社区人群健康和自我保健意识。教育居民了解自我保健为什么重要，如果不做其后果是什么。②使居民学会基本的保健知识和技能。例如：如何坚持服药、运动和进行饮食疗法等。③促使居民养成有利于健康的行为和生活方式。不良生活习惯多数来自家庭和社会的影响，因此需要家庭成员和周围居民的配合，才能达到效果。④合理利用社区的保健服务资源。这一点我国居民的意识性较低，因此需要宣传和教育。⑤减低和消除社区健康危险因素。如食品卫生，空气、水和周围环境的污染，噪声等对健康有害的因素，需要居民共同关注和参与解决。

（二）社区健康教育对象

社区中的健康教育对象是社区的个体和群体。对个体的健康教育主要通过家庭访视和居家护理的指导，以及在社区卫生服务中心（站）内的个别指导来实施。其特点是接受教育的是个人，花费的时间多，但针对性较强。群体健康教育是社区健康教育最常用的形式，教育对象是有同种健康问题的群体或某一特定团体中的人群，通过社区中健康知识讲座、孕妇学校、老年大学、相同健康问题的病人和家属间的交流等多种形式对群体进行健康教育。其特点是同时对多个人进行教育，节省人力、物力、时间，普及面广，收效快。健康教育对象不同，其教育的侧重点不同，具体体现如下：

1. 健康人群 健康人群由各个年龄段的人群组成，在社区所占比例最大，但往往中年人缺乏自我保健意识，认为疾病离他们太远，健康教育是多余的；家长则重视儿童的营养和生长发育，忽视其心理卫生。对这类人群的健康教育主要侧重卫生保健知识，提高对常见病的警惕，定期体检，帮助他们增进健康，保持健康，远离疾病。

2. 具有某些致病危险因素的高危人群 主要是目前健康但存在某些致病的生物因素或不良行为及生活习惯的人群。致病的生物因素包括个体遗传因素，如高血压病、糖尿病、乳腺癌等遗传病史，这类人群往往会由于有某种疾病的家族史而易恐惧、焦虑；不良行为及生活习惯有高盐、高糖、高脂饮食，吸烟、酗酒、生活或饮食不规律等，这类人群往往易采取不以为然的态度。对这类人群，健康教育应侧重预防性卫生教育，帮助他们了解一些疾病相关的知识，如疾病的发生发展给人体带来的危害，掌握一些自我保健的技能，学会一些疾病的自我检查与监测，纠正一些不良行为和生活习惯，积极消除隐患。

3. 患病人群 社区中的患病人群包括各种恢复期病人、慢性期病人和临终病人。恢复期病人普遍对健康教育感兴趣，他们渴望早日摆脱疾病的困扰，恢复健康，因此比较合作。健康教育应侧重于疾病康复知识的教育以帮助他们提高遵医行为，自觉进行康复锻炼，尽可能减少残障，促进康复。慢性期病人由于患病时间长，往往已具备一定的疾病和健康知识，应针对病人最急需解决的健康问题进行教育，尽可能阻止并发症的发生和疾病的重症化。临终病人健康教育的目的是帮助他们正确对待死亡，高质量、安详地度过最后的人生。

4. 病人家属及照顾者 病人家属及照顾者与病人接触时间最长，容易产生心理和躯体上的疲惫，甚至厌倦。应有针对性地进行疾病相关知识、自我监测方法及家庭护理技能的教育，帮助他们掌握科学的居家护理技能，坚定持续治疗和护理的信念，提高对居家护理重要性的认识。

（三）社区健康教育内容

健康教育应根据教育对象的需求确定教育内容，根据对象的健康状态、对象所处的不同区域（城市或农村）等来确定。一般而言，可包括以下几个部分：

1. 一般性健康教育内容 包括社区的公共卫生与环境保护、室内环境保护、个人卫生知识、饮食卫生和营养知识、常见疾病防治知识、计划生育和优生优育知识、精神卫生知识、家庭常用药品和健康保健物品的使用和管理等。

2. 特殊性健康教育内容 包括妇女保健知识、儿童保健知识、中老年人保健知识、残疾人的自我功能保健和康复知识、某类疾病病人的治疗以及康复和护理知识等。

3. 卫生管理法规的教育 学习健康教育有关的政策法规，如《中华人民共和国环境保护法》《中华人民共和国食品卫生法》《公共场所卫生管理条例》等，促使社区居民树立良好的道德观念，提高人们进行社区卫生管理的责任心和自觉性，自觉遵守卫生管理法规，维护社会健康。

总之，健康教育应根据教育对象的需求和特点确定教育内容，除了有针对性地传授以上知识以及进行保健技能培训外，还必须提高人们预防疾病、维持和促进健康的意识，并使人们掌握具体的方法，改变不良健康行为和养成良好的健康习惯。

（四）社区健康教育的方法

健康教育可以针对个人、家庭或社区群体，应采取多种多样的方法进行，具体的教育方法有以下十种：

19

（1）专题讲座：专业人员就某一专题向社区的相关人群进行知识的传授，以讲课或讲座的形式对群体进行教育。如糖尿病病人的饮食治疗、高血压病人的家庭用药指导、交通法规的宣传和交通事故的预防等。

（2）印刷资料和照片、图画：如科普读物、健康教育手册、健康教育资料、病人出院指导等。有长久保留和随时查阅的特点。由于对学习效果反馈较差，所以应和其他教育方式配合使用。

（3）板报或宣传栏：特点是重点突出，文字简洁，通俗易懂，便于记忆。如简单的护理技术操作程序和操作方法，胰岛素注射的操作步骤，院外心肺复苏的基本步骤等。

（4）音像教材：特点是通过视觉感观的刺激，向教育对象传送信息。适用于用文字难以表达的知识的学习。如进食障碍者出现进食误咽的X线录像中，吞咽食物的动作和食物经过咽、喉误入气管的画面以及食物在食管内蠕动的动态画面，能给人们留下非常深刻的印象。

（5）演示：特点是学习者能真实地体会到操作内容的内在联系。如轮椅的操作，家庭氧疗方法的操作，鼻饲营养疗法的操作等。

（6）交谈：特点是交谈的内容易具体化、个性化。交谈过程中要注意掌握交谈的技巧。

（7）讨论：以小组的形式，对共同关注的健康问题展开专题讨论，达到互相取长补短。但要注意正确引导，避免出现少数人控制小组的局面。

（8）健康咨询：是对具体的健康疑问给予解答和指导。

（9）案例学习：将一个或几个案例提供给学习者，根据相关内容进行讨论和学习。

（10）其他教育方法：包括广播、录音、电视和科技电影的健康教育，计算机网络教育、幻灯片及CAI课件教育。常用于科普知识的传播、授课的形象化理解。

（五）健康教育的形式

1. 按目标人群或场所分　①城市社区健康教育；②农村社区健康教育；③学校社区健康教育；④医院健康教育；⑤消费者健康教育；⑥餐饮服务、食品卫生等行业健康教育。

2. 按教育内容分　①疾病防治健康教育；②营养健康教育；③环境保护健康教育；④心理卫生健康教育；⑤人生不同阶段健康教育；⑥临终健康教育；⑦安全教育；⑧生殖健康教育。

二、健康促进

健康促进（health promotion）是指促进人们维护和改善自身健康的过程，是协调人类与环境之间的战略，它规定了个人与社会对健康所负的责任。健康促进是在初级卫生保健的基础上发展起来的，是社区为达到2000年"人人享有卫生保健"战略目标的重要策略。

1986年，世界卫生组织在加拿大渥太华市召开第一届国际健康促进大会，发表了健康促进宣言，即《渥太华宣言》。其中提出，"健康促进是个人和社会加强对健康影响因素的控制能力和改善其整体健康的全过程，以达到身体的、精神的和社会适应的完整状态。"1995年世界卫生组织又指出："健康促进是指个人与其家庭、社会一起采取措施，鼓励健康行为，增强人们改进和处理自身问题的能力。"

　　1997年7月，第四届健康促进国际大会发表《雅加达宣言》，指出21世纪健康促进的重点为：①提高社会对健康的责任感；②增强健康发展的投资；③增加社区的能力和给予个人的权利；④巩固和扩大有利于健康的伙伴关系；⑤保证健康促进的基础设施，鼓励影响政府、非政府组织、教育机构和私人部门的行动来确保健康促进资源的开发达到最大限度；⑥行动起来。健康促进主要有五项原则，即制定健康相关政策、营造支援健康的环境、强化社区活动、开发个人技术（要求进一步启发个人认识自身健康问题，并自己作出决策）、转换卫生服务方向。由此可见，健康促进的内涵包括个人和政府的行为改变，重视发挥个人、家庭和社会的健康潜能，它不仅是卫生部门的职责，还要求全体社会人员共同参与和多部门合作，是一项社会工程。

第三节　健康教育相关理论与模式

　　以往的教育主要注重健康知识的传授，很难改变人们的行为。在1940年出现了如何使人们行为发生改变的相关模式，称之为知识、态度、习惯模式（KAP模式），后来转变为知识、态度、行为模式（KAB模式）。该模式主要阐述人们要懂得健康相关知识、疾病及预防的相关知识，与此同时还要相信这些知识，从而对健康有明确的认识，养成良好的行为和生活习惯。

　　但是人们在进行健康教育的实践中发现，仅依靠普及知识有时很难改变行为，随着教育手段的进步，健康问题的变化，健康信念模式（health belief model，HBM）被广泛使用。健康信念模式的重要意义在于它阐明了人们采取健康行为的心理活动过程。

　　在20世纪80年代初期，出现了系统论述健康教育方法的理论，1980年格林等人提出PRECEDE模式。随着健康促进观念的提出和发展，该模式于1991年进行了修改，在PRECEDE的基础上增加了PROCEED，成为PRECEDE-PROCEED模式，称为格林模式。

（一）健康信念模式

　　健康信念模式最早由霍克巴姆（Hochbaum）于1958年提出，贝克（Becker）及其同事对其加以修订发展。健康信念模式以心理学为理论基础，由刺激理论（操作性条件反射理论）和认知理论综合而成，并在预防医学领域中最早得到应用和发展。健康信念模式用社会心理学方法解释健康相关行为，遵照认知理论的原则，强调个体的主观心理过程，即期望、思维、推理、信念等对行为的主导作用。它解释人们采取或不采取健康行为的原因。该模式认为健康信念是人们接受劝导，改变不良行为，采纳健康行为的关键。

　　健康信念模式由3部分组成，即个体认知、修正因素和行动的可能性（见图2-1）。其模式的核心是感知威胁和知觉益处，前者包括对疾病易感性和疾病后果严重性的认识，后者包括对健康行为有效性的认识。该模式可帮助护士研究服务对象如何预防疾病和维持健康，确认他们对自己健康状态的认识程度以及何种因素影响他们的行为改变。该模式阐述了促进健康信念形成的相关因素。

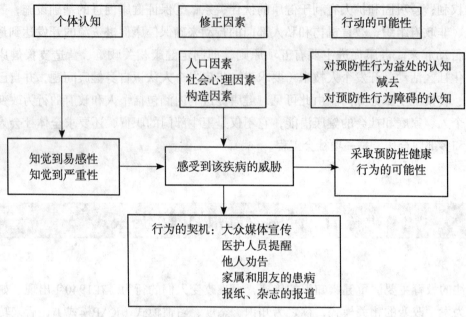

图2-1 健康信念模式

1. 对疾病易感性 认识到自己存在或潜在的健康问题、有患某种疾病的可能。包括对医生诊断的信任和再次患病可能性的认识等。如患某疾病的可能性大吗？自己会得这种病吗？

2. 知觉到严重性 认识到如果患该病对自己身体带来危害的严重程度。包括疾病引起的临床后果（疼痛、伤残、死亡等）和社会后果（工作烦恼、家庭生活、失业、社会关系等）。如患上该疾病，对自己的生活会产生严重影响吗？该疾病容易治疗吗？是否会导致死亡？

3. 知觉到益处 相信采取保健活动能降低患病率或减轻疾病的程度，只有这样才能主动采取这种行为。

4. 自我效能 感觉到自己有信心、有能力通过长期努力会改变不良行为。包括对自己能力的正确评价和判断，相信自己的能力，善于寻找可借助的力量。

5. 修正因素（影响因素） 包括人口学因素，即年龄、种族等；社会心理因素，即性格、社会阶层和来自同一集团的压力等；结构因素，即疾病知识和患病经验等。

健康信念模式基于信念可以改变行为的逻辑推理。知觉易感性和知觉严重程度的结合，提供了行为的动机。知觉益处或知觉障碍提供行为选择的可能性，自我效能决定了行为的努力程度，修正因素通过影响感知威胁、结果期望和效能期望来间接影响行为的发生。

（二）格林模式

格林模式（PRECEDE模式）由格林和克鲁塔于1980年首先提出，主要用于测量和诊断学习需要。我国有人把它称为优先模式或健康诊断与评价模式（PRECEDE - PROCEED Model）。

PRECEDE由7个英文单词的字首组成：Predisposing, Reinforcing, and Enabling Causes in Educational Diagnosis and Evaluation。指在教育、环境诊断和评价中运用倾向、促成以及强化因素。该模式通过评估对健康产生重要影响的多方面因素，最终可以得出一个诊断，精确描述服务对象的学习需要，为开展健康教育项目做准备。

格林模式不仅解释个体的行为改变，还把周围环境纳入视野，由个人健康扩大到社区群体健康。它强调健康教育中教育对象的参与，紧密地将社会环境与教育对象的健康联系在一起，充分利用现有资源，改变教育对象的行为。该模式主要介绍影响社区人群健康的诸多因素以及进行健康教育的基本步骤，它广泛应用于健康教育项目的设计中。

格林模式将健康教育诊断分成九个阶段，第一到第五阶段是五个诊断，分别为社会诊断、流行病学诊断、行为与环境诊断、教育与组织诊断和管理与政策诊断。第六阶段为实施教育计划，第七到第九阶段是三种评价，分别为过程评价、短期效果评价（效果评价）和远期效果评价（结果评价）。格林模式的特点：其一注重的是第四阶段的教育与组织诊断，强调影响健康行为的因素有三方面，即倾向因素、促成因素和强化因素。其二是强调健康教育的最终目标是提高人们的生活质量（见图2-2）。格林模式九个阶段的主要内容为：

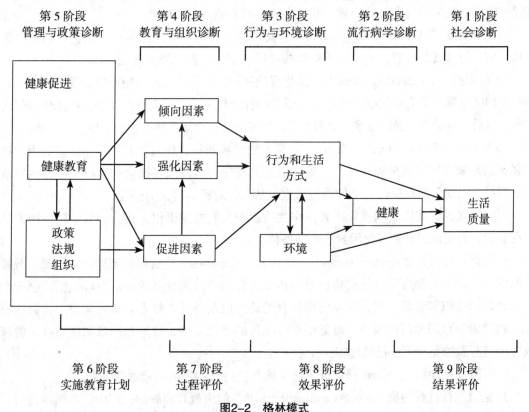

图2-2　格林模式

1. 社会诊断（social diagnosis）　社会是教育对象生活、学习、工作的基本环境，它与教育对象的健康有着密切的关系。社会诊断包括生活质量与社会环境评价两个方面。生活质量受社会政策、社会服务、卫生政策和社会经济水平的影响。社会环境的评价包括社会政策环境、社会经济环境、社会文化环境、卫生服务系统是否将健康教育纳入服务内容、社会资源状况对健康的投入等。

2. 流行病学诊断（epidemiological diagnosis） 在确定了教育对象的社会问题之后，教育者应通过分析有关流行病学资料，进一步找出教育对象存在的主要健康问题及其影响因素。包括威胁社区人群生命与健康的主要问题；导致该疾病或健康问题的危险因素；健康问题的受累人群，人群的分布特征；这些疾病或健康问题在地区、季节、持续时间上的分布规律；对哪些问题进行干预可能最为敏感，可能获得最佳的预期效果。从而确定干预重点和目标人群。

3. 行为与环境诊断（behavioral and environmental diagnosis） 针对教育对象所存在的健康问题，教育者通过调查分析，找出导致这些健康问题的行为和环境因素，通过分析各因素的重要性和可变性，确定与健康问题相关的、有可能成为干预目标的重要行为。

4. 教育与组织诊断（educational and organizational diagnosis） 明确了特定的健康行为后，要分析其影响因素，并根据各种因素的重要程度以及资源情况确定优先目标，制定健康教育的干预重点，依据影响健康行为的因素进行教育与组织诊断。影响健康行为的因素有倾向因素、促成因素和强化因素。其三个因素的主要含义和内容为：

（1）倾向因素（predisposing factor）：是产生某种行为的原因和动机。它包括了以前的知、信、行模式的内容，如个体或群体的知识、信念、态度及价值观等。

（2）促成因素（enabling factor）：是指促使某种行为的动机或愿望得以实现的因素。它强调了1986年渥太华宪章健康促进中个人所处的社会环境，把社会资源和个人技术作为促成因素，包括保健设施、保健技术、交通工具、医务人员、政策法律、诊所、医疗费用等。

（3）强化因素（reinforcing factor）：是激励或减弱某种行为发展和行为维持的因素。它强调的是来自家庭成员和社区友人等周围人的支持，包括来自社会的支持、同伴的影响以及领导、亲属及医疗保健人员的劝告，也包括人们对行为后果的感受。

倾向因素、促成因素和强化因素往往共同影响人们的健康相关行为。其中倾向因素是内在动力，而促成因素和强化因素是外在条件。

5. 管理与政策诊断（administrative and policy diagnosis） 管理诊断即评估资源，政策诊断即评估政策对教育项目的支持或阻碍作用。管理与政策诊断的评估内容包括：制定和执行计划的组织和管理能力，支持健康教育的资源以及条件（如人力、时间等），社区有无实施健康教育的专门机构及其对健康教育项目的重视程度，政策和规章制度对社区健康教育项目开展的支持性或抵触性等。

6. 实施教育计划（implementation） 实施、执行已制定的健康教育计划。

7. 健康教育过程评价（process evaluation） 在健康教育实施的过程中，不断地进行评价，找出存在的问题并对原有计划进行调整，使健康教育计划更为可行。

8. 健康教育效果评价（impact evaluation） 对健康教育所产生的影响及短期效应进行

及时的评价。主要以教育对象的知识、态度、信念的转变作为评价指标。

9. 健康教育结果评价（outcome evaluation）　在健康教育结束时，对照计划检查是否达到预期的长、短期目标，重点是长期目标。评价健康教育是否促进了身心健康，提高了生活质量。常用的评价指标是发病率、伤残率、死亡率等。

第四节　健康教育程序

健康教育是有组织、有计划、有目的的教育活动，其成败取决于全过程有无周密的组织和计划。健康教育的程序与护理程序基本相似，其全过程可分为五个步骤，即健康教育评估、确定健康诊断/问题、制定健康教育计划、实施健康教育、评价健康教育的过程和效果。下面以社区群体健康教育为主介绍健康教育程序。

（一）健康教育评估

社区健康教育评估是社区护士通过各种方式收集有关教育对象和教育环境的资料，对此进行分析，了解教育对象对健康教育的需求，为健康教育诊断提供依据。具体从四个方面收集相关资料：

1. 教育对象　首先要确定教育对象对健康教育的需求。健康教育的需求受多种因素影响，社区护士可重点收集以下资料：①一般情况。包括性别、年龄以及身体状况、生物遗传因素等。②生活方式。包括吸烟、酗酒、饮食、睡眠、性生活、锻炼等生活习惯。③学习能力。包括文化程度，学习经历，学习特点，学习方式，学习的愿望、态度及心理压力等。④对健康知识的认识与掌握情况。包括预防疾病、并发症和重症等出现的方法，服药的注意事项，不健康的生活方式和生活习惯对疾病影响的认识等。

2. 教育环境　包括生活、学习和社会环境，具体收集资料的项目有职业、经济收入、住房状况、交通设备、学习条件等。

3. 医疗卫生服务资源　包括医疗卫生机构的地理位置，享受基本医疗卫生服务的状况，立法情况，当地卫生政策、社会与经济状况等。

4. 教育者　包括教育者的能力、水平、经验以及对健康教育的热情等。

常用的评估方式可分为直接评估与间接评估两种。直接评估包括观察、与知情人面谈、问卷、召开座谈会等方法；间接评估则多为查阅有关档案资料、询问亲朋好友、快速流行病学评估等方法。

（二）社区健康教育诊断/问题

依据健康评估收集的资料，进行分析和判断，做出健康教育诊断或提出健康教育问题。如针对社区群体共同存在的健康教育需求，可以提出社区中年人缺乏健康的生活方式、社区家属缺乏家庭护理的知识等健康问题。

确定健康教育诊断/问题的步骤是：

（1）根据收集的资料，列出健康教育现存或潜在的健康问题。

（2）分析健康问题对教育对象的健康所构成的威胁程度。

（3）分析开展健康教育所具备的能力和资源。

（4）选出能通过健康教育解决或改善的健康问题。

（5）找出与健康问题相关的行为因素、环境因素和促进行为改变的相关因素。

（6）确定健康教育的优先项目。优先项目是指能够真实地反映群众最迫切的需要，反映各种特殊人群存在的特殊需要，通过干预能获得最佳效果的项目。社区护士应在尊重教育对象意愿的基础上，根据其健康教育需求的紧迫性和现有的健康教育资源，按其重要性、可行性和有效性确定优先项目。重要性是指该项目能够反映社区或目标人群存在的主要健康问题，反映人们最关心的，也是促进健康、预防疾病最有效的问题。可行性是指易为人们所接受的，便于执行的项目。因此该项目应有客观的评价指标，并能够系统地、长期地随访观察。另外社区还应具备开展该项目的能力和资源。有效性是指该项目实施后，能用较低的成本获得较大的社会效益。

（三）社区健康教育计划

制定健康教育计划要以教育对象为中心，教育对象参与计划的制定。具体的计划如下：

1. 健康教育的意义、目标和内容　要明确为什么进行此项健康教育，通过教育最终要达到什么目标，教育的具体内容是什么。目标分为长期目标和短期目标，目标一定是具体的、可测量的。选择教育内容时应注意：①重点选择符合教育对象需求的内容，内容不仅包括是什么、为什么，还要告诉人们如何做。②选择的内容要有针对性、科学性和指导性。③内容还必须让受教育者乐于接受，心悦诚服，这样才有助于自愿采取有益的健康行为。

2. 实施健康教育的时间和地点　健康教育地点可以是学校、卫生机构、工作场所、公共场所、居民家庭。

3. 选择教育者和确定教育对象　实施健康教育的有关人员可以是社区护士、全科医师或社区其他卫生服务工作者，应选择掌握科学信息、具备良好的自身形象、威信与吸引力的人作为健康教育者。

4. 确定健康教育的方式和方法　主要根据健康教育的问题和健康教育的对象选择相应的教育方法。教育方式应以满足教育对象的需求、充分利用教育对象的优势为原则。根据教育对象的数量、学习能力、生理和心理状况、拥有的资源等来选择教育的方式和方法。

5. 教育资料的选择或编写　教育资料包括视听材料和阅读材料。教育资料是教育内容传递的媒介，只有运用适当的媒介才能够获得理想的教育效果。选择教育资料时要考虑教育内容和教育场所、受教育者的学习能力和学习习惯等。要注意资料的更新与评价，制作和选择通俗易懂、针对性强、符合人群需要的资料。

6. 健康教育的评价　根据健康教育的目标和计划选择评价方式、评价指标和评价方法等。

（四）社区健康教育实施

健康教育的实施是将计划付诸行动，获得效果的过程。在此介绍的是社区群体健康教育在实施过程中应着重把握的四个环节，即组织、准备、实施和质量控制。

1. 组织 完善基层组织与强化部门之间合作关系是健康教育项目成败的关键，即开发领导和开发社区。开发领导包括获得领导的支持和建立一个高效、精干、权威的领导机构，以获得必要的政策和环境支持。开发社区包括建立部门之间的协调机制和网络，动员社区积极参与。

2. 准备 健康教育的准备阶段包括以下内容：

（1）建立实施计划的时间表。根据实施计划，将健康教育按时间分步骤制定科学可行的时间表，引导各部门及所有参与人员相互协调。

（2）人员培训。为保证健康教育计划规范地进行，需要对参与实施的健康教育者进行培训。培训的内容一般包括项目实施的管理规章和与其相关的专业知识、技能。如培训的内容可以为项目的管理方法、实施过程的注意事项、可能涉及的法律问题及其对策、调查的方法、传播知识的技巧等。

（3）物资准备。应预先准备健康教育实施过程中需要的物资，如健康教育的材料、经费和其他配套设施等。

（4）通知目标人群健康教育的主要内容、时间、地点等。

3. 实施 在实施过程中要侧重以下几方面。

（1）取得社区领导的支持，营造良好的学习环境：取得社区领导的支持，动员社区的各种力量，建立相应的有关学习的政策和环境是促进教学活动质量的重要保证。学习环境一般包括学习条件、人际关系及学习气氛等。

（2）鼓励教育对象积极参与教育活动：教育对象的积极参与是保证社区健康教育质量的必要因素。鼓励教育对象积极参与社区健康教育的各种活动。如对于学习态度认真者给予口头表扬、对于积极参与及成绩出色者给予物质奖励。

（3）灵活进行教育活动，不断探讨新的教育方式和方法：社区护士应根据教育对象的具体情况安排教育活动的时间并决定课程时间的长短。健康教育指导应从简单到复杂，教育内容应从具体到抽象、从部分到整体，每次讲授的内容不要过多，要适当安排实践内容，针对学习对象采取多种形式的教学，重视健康教育信息的反馈，针对不同场所、不同人群采取不同策略，强调综合教育。

（4）培养典型，以点带面：要重视培养开展健康教育较好的典型社区，及时总结工作，向其他社区推广经验，以点带面。同时在实施过程中还要注重对教育者的培养，包括卫生人员、协调者、当地群众积极分子等。

4. 质量控制 在实施过程中要进行质量监测，质量控制过程主要包括对工作进程、活动内容、活动开展状况的监测，对人群知、信、行及有关危险因素的监测等。要建立反馈信息系统，对各种信息及时记录，做好资料的收集和保存等工作。

27

(五) 社区健康教育评价

评价工作是科学管理的主要内容和标志。根据WHO出版的《健康教育活动方案的设计和评价》，评价的概念为：健康教育评价是对健康教育活动方案及其实施的全面审核过程，就是对照原有设计，衡量在达到目标、设计先进合理、完成质量、进度、效率及其有关各方面方案满意的程度。健康教育评价的目的是对健康教育活动进行的全面监测、检查和控制，及时了解实施的效果和存在的问题，以便随时调整实施策略、工作方法和人力物力的分配等，进而总结工作，交流及推广经验。

1. 健康教育评价的方式　包括过程评价和效果评价。

（1）过程评价：是对健康教育程序中的每一步骤加以评价。其目的是监测、评价教育步骤的各项活动是否按计划执行，计划实施是否取得预期效果，以便及时发现计划执行中的问题，并有针对性地对计划中的干预方法和策略等进行修订，使之更符合客观实际，保证计划实施的质量和目标的实现。评价内容包括教育内容是否符合需要，教育对象是否能接受，教育的方法、时间和质量等是否符合计划要求，执行人员是否符合要求，教育材料的发放和教育对象的参与程度，教育是否建立信息反馈系统，教育是否按进度进行，有无重大环境变化或干扰因素的影响等。

（2）效果评价：包括近期效果和远期效果评价。近期效果评价指对学习对象在知识、态度、行为等方面的变化程度进行评价。远期效果评价是评价教育活动对计划目标实现的程度。包括环境状况的改变，社会效益和经济效益，疾病和健康状况的变化，生活质量的变化等。

2. 评价指标　在进行健康教育评价时，应注意使用恰当的评价指标。常用的评价指标有：

（1）反映个体或人群卫生知识水平的指标：

$$卫生知识均分 = \frac{受调查者知识得分之和}{受调查者总人数}$$

$$卫生知识合格率 = \frac{卫生知识达标人数}{受调查者总人数} \times 100\%$$

（2）反映个体或人群对卫生保健工作态度的指标：对某卫生保健行为的支持（反对）率，如：

$$对戒烟的支持（反对）率 = \frac{被调查范围内支持（反对）戒烟的人数}{被调查总人数} \times 100\%$$

（3）反映个体或人群卫生习惯或卫生行为形成情况的指标：

$$卫生保健活动参与率 = \frac{某范围内坚持参与某项卫生保健活动的人数}{该范围内有能力参与卫生保健活动的人数} \times 100\%$$

$$不良行为习惯转变率 = \frac{某范围内已改变或纠正某种不良行为或习惯人数}{该范围内原有某种不良行为或习惯的人数} \times 100\%$$

（4）反映健康教育深度和广度的指标：

$$卫生知识普及率=\frac{某范围内已达到卫生知识普及的人数}{该范围内总人数}×100\%$$

$$社区健康教育覆盖率=\frac{某范围内接受某种形式健康教育的人数}{该范围内总人数}×100\%$$

（5）反映人群健康状况的指标有发病率、患病率、死亡率、平均寿命、人均期望寿命及少年儿童的生长发育指标等。

（6）反映生活质量的指标有生活质量指数（PQLI）、主观生活质量（LSI）、社会适应性和社会支持等。

第三章　社区护理程序

社区护理程序是指在社区护理工作中，以社区人群为护理对象，为增进和恢复他们的健康而进行的一系列有目的、有计划的活动，包括社区健康评估、社区护理诊断、社区护理计划、社区护理实施和社区护理评价5个步骤，给予护理对象的生理、心理、社会文化、发展及精神多个层面进行系统的整体护理，使其达到最佳的健康状态。社区护理程序为社区护士在从事社区护理工作时，提供了一个理论指引。护理人员通过社区护理评估，可了解社区功能形态、社区居民的健康信念和价值观，确认社区的健康需求；发现有利于或有害于健康的相关因素，做出符合社区特点的护理诊断；制定适合的社区护理计划；并实施相应的护理措施，以促进社区整体的健康；同时护士应持续不断地评价护理对象对护理措施的反应、护理效果及预期目标达成情况。

第一节　概　　述

一、概念

社区健康护理（community health nursing）是以社区为单位，以社会学、管理学、预防医学、人际交流与沟通等知识为基础，运用护理程序的方法，对社区的自然环境和社会环境以及社区人群的健康进行管理的过程。

社区护理程序是科学的确认问题和解决问题的一种工作方法，它是一个综合的、动态的、具有决策和反馈功能的过程。是指在社区护理工作中，以社区的人群作为护理对象，为增进和恢复他们的健康而进行的一系列有目的、有计划的活动，包括社区健康评估、社区护理诊断、社区护理计划、社区护理实施和社区护理评价5个步骤，给予护理对象的生理、心理、社会文化、发展及精神多个层面进行系统的整体护理，使其达到最佳的健康状态。这5个步骤是紧密相连的，每个步骤都有赖于前一步的正确性。

二、社区护理程序的特征

Spracdley（1990年）认为，为达到社区健康的目标，社区护理人员应与社区居民形成伙伴合作关系，同时应注意社区护理程序审慎（deliberative）、可改变（adaptable）、循环（cyclical）、以个案为中心的（client-focused）、互动的（interactive）、以社区需求为导向（need-oriented）的6个特征。

1. 审慎　社区护理程序作为一个较好的工作程序，使社区护士在为居民进行护理指导或健康服务时，可系统地进行科学的决策和判断，因而是一个审慎的程序。

2. 可改变　社区护理程序又是一个动态的工作过程，在实际工作中可灵活运用各步骤，以满足不同人群的健康需求，是一个可改变的程序。

3. 循环　社区护理程序又是一个循环的过程，如果其中某个环节无法按计划实施时，应不断修改或重复护理程序的评估、诊断、计划、实施、评价步骤，以保证护理正常有效地进行。

4. 以个案为中心　社区护理程序还是一个以个案即患者个人、家庭或整个社区为中心的工作方法，以维持或促进健康。

5. 互动　在工作中，护理人员应和护理对象建立良好的合作伙伴关系，共同分析探讨，分析存在的健康问题、制订预期目标和护理计划，并一起完成各项措施，是一个互动的程序。

6. 以社区需求为导向　社区护理程序不是以护理对象的"问题"而是以"需求"为导向的工作方法，护理人员应启发引导护理对象以发现其对护理的需求，从而制定个体化的护理目标和计划，恢复、维护、促进社区居民的健康状况，保证社区护理的成功。

三、社区作为服务对象的护理模式

安德逊、麦克法林与赫尔登于1986年以纽曼的系统模式为基础，提出了"与社区为伙伴"的概念框架，即"社区作为服务对象"的模式。该模式的护理目标是维持和促进一个平衡健康的社区；主要对象是社区人群，包括家庭和个人；护士的角色是协调和控制不利因素（压力源）对社区人群健康的影响；护理实施的重点是调整现存或潜在的社区系统的不平衡，通过三级预防，提高社区对不良因素的防御和抵抗能力，减少对社区人群健康的影响。该模式有两个核心内容，其一是社区健康受多方面因素的影响；其二是社区健康护理活动是应用护理程序这一科学方法。

如图3-1所示，第一步是社区健康评估，以人口为中心，从影响人群健康（社区健康）的物理环境、政治与政府、经济、教育、安全与交通、医疗保健与社会服务系统、娱乐、信息传递八个方面收集资料，对社区健康进行评估。第二步是依据以上收集的资料分析社区现状，从中找出压力源和推断压力反应的程度，从而确定社区护理诊断。第三步是遵循三级预防的原理制定社区护理计划。一级预防（促进健康）是作用于最外层的弹性防御线，目的是强化弹性防御线和预防压力源。如通过居民各种健康活动增强弹性防御线的作

31

用等。二级预防（早期发现和早期治疗）是作用于中间层的正常防御线，是在压力源已超出防御线并刺激社区的情况下，把压力源控制到最小限度。也就是社区健康状态，即社区对健康问题正常反应。三级预防（重症化预防）是作用于最里层的抵抗线，其目的是改善现存的不均衡状态，预防不均衡状态再次发生。抵抗线的强弱主要取决于影响社区健康的因素。第四步实施计划，调整已存在的或潜在的社区系统的不平衡，通过三级预防，提高社区对不良因素的防御和抵抗能力，减少对社区健康的影响。实施计划需要社区和个体的积极参与，并充分利用各种资源。第五步是对干预效果进行评价。

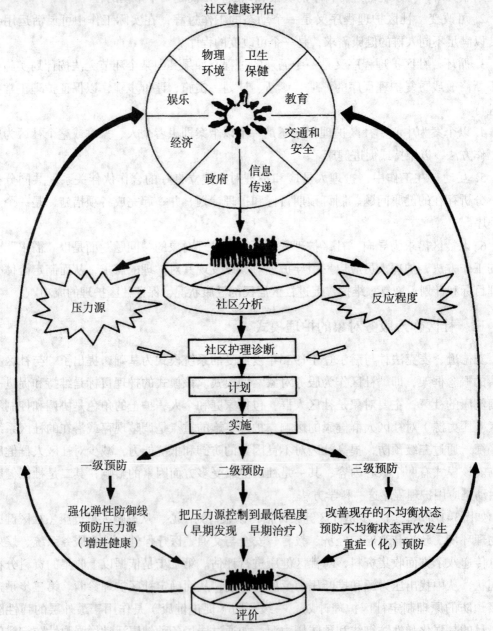

图3-1 以社区为服务对象模式

第二节　社区护理程序

社区护理程序以社区护理模式为指导思想，应用护理程序的五个步骤对社区整体的健康进行护理的科学方法。社区护理程序包括社区护理评估（社区健康评估）、社区护理诊断（社区诊断）、社区护理计划（社区健康规划）、社区护理实施和社区护理评价。

一、社区健康评估

社区健康评估（community health nursing assessment）是收集与社区整体健康状况相关的资料，并对资料进行整理和分析的过程。其目的是为社区护理诊断提供依据。

（一）收集资料的内容

Lynd（1939）认为社区具有3个特征：地理环境特征、人口群体特征和社会系统特征。对社区健康评估应从这3个方面着手。

1. 社区地理环境特征　评估生活圈和生活环境是否安全、健康。每个社区所处的地理环境是特有的，环境为人们提供资源，也给予人们一定的威胁。一个健康的社区能合理地利用资源，并做好应对威胁的准备。在评估社区时，不仅有必要收集与地理特征相关的资料，同时还要收集与之关联的社区活动。如社区是否为居民提供有关资源和危险的资料？卫生组织是否有应对洪水或地震的准备？

（1）地理特点：地理条件与气候，包括社区位于都市还是乡村、是否靠近山川河流或重工业区等地理位置，气候是寒冷还是炎热等。

（2）人为环境：包括居住条件，小区的空间和绿化以及垃圾处理，邻居、卫生服务设施和商店，噪声、工业废气和污水排放等。

2. 社区人口群体特征　评估社区群体的构成、分布和群体健康状况，寻找有共同健康问题的社区群体是社区护理的重要工作。

（1）人口状况：包括人口数量，性别和年龄构成，人口密度，人口变化，民族特征，婚姻状况，家庭形态，价值观、宗教信仰和社会规范，文化和历史。

（2）群体健康状况：包括出生、死亡、平均寿命和疾病构造。还包括发病率、患病率、罹患率、各种死亡率（孕产妇死亡率、新生儿及婴幼儿死亡率等）、传染病、精神障碍者和残障者数、老年痴呆者数、未婚母亲及酒精中毒者等具有潜在健康问题的人数。

3. 社会系统特征　社区人口群体的健康体现出社区的健康。一个健康的社区应包括保健、教育、政治、经济、福利、娱乐、宗教、沟通、安全与运输九大系统，以满足人们在社区生活互动过程的不同需要。

（1）政治系统：包括政府对居民健康的关心程度，与健康相关政策的制定，社区公共设施的建设等。政治环境稳定和法律健全可使社区得到持续而稳定的发展，政府重视健康的程度决定社区卫生资源分配情况。通常，政治对卫生政策的制定和社区问题的解决有重大影响。

（2）经济系统：包括社区内产业的性质和社区居民的生活水平，医疗保险情况、收入

33

和职业特征，从事职业分布、失业率、低收入阶层等。经济可以反映出一个社区的贫富状况，社区的经济发达有利于卫生保健机构设备更新和社会福利事业的发展。

（3）教育系统：包括教育资源（如学校、老年大学和各种继续教育机构的数量、分布以及设备状况等），社区人群接受教育的状况，居民学历构成，卫生保健知识宣传情况等。教育不仅有利于提高社区居民的生活质量和整体素质，还能启发居民的健康认识，重新审视自己的健康状态，对影响健康的因素有所认识，并能改善健康状态而付诸行动。

（4）保健和福利系统：包括医院、急救中心、公共卫生机构（防疫站、妇幼保健院、眼病、牙病防治所等）、社区卫生服务机构（社区卫生服务中心、社区卫生服务站、诊所等）、养老机构（老年公寓、老人院等）的数量，各种卫生服务机构的功能和人力资源、经费来源以及转诊制度等情况。另外还有社区提供的各种健康服务被社区居民接受和利用的程度，包括门诊服务、住院服务和预防保健服务的利用程度。

（5）交通与安全：社区安全与否和社区有什么样的交通工具有关。完善的交通安全对策可以预防因交通事故造成的死伤，便利的交通条件能使社区的残障人生活丰富多彩，有利于维持和增进健康。

（6）娱乐系统：运动和休息是维持健康必不可少的活动，社区的娱乐设施、运动和休息场所的种类、数量以及利用情况，晨练和晚练活动、运动会和节日庆祝活动等与社区居民的健康状况和生活质量相关。

（7）沟通系统：包括社区的信息如何传递给需要的居民，社区的居民如何了解和收集与健康相关的信息，健康照顾或援助的供需双方如何沟通和联系等。

（8）宗教系统：宗教信仰与社区居民的生活方式、价值观、健康行为及疾病的发生状况有关。应注意社区内有无宗教组织、有无领导人、有无活动场所等情况。

（二）收集资料的方法

社区健康资料比个人健康资料复杂，如何用最短的时间收集到较全面的资料取决于是否使用了恰当的收集方法。以下是收集社区健康资料常用的方法。

1. 查阅文献（二手资料的利用）　主要是查看已有的社区健康相关资料及各种记录数据。可以从很多途径获得已有资料。如区政府、居民委员会或派出所等机关存储的资料，全国性及地方性普查获得的资料，医疗、卫生防疫、社区卫生服务等机构提供的资料，卫生主管部门的统计报告和会议记录，卫生年鉴和有关期刊、杂志、报纸等资料。

2. 实地考察（实地观察）　其目的是收集客观资料。社区护士直接深入到社区，观察人们的居住环境、设施、交通手段、服务机构的种类和位置、垃圾处理情况、居民的生活方式和互动方式等。社区护士通过观察能认识社区现象及其本质，分析其发展及变化趋势。这对于深入研究居民的行为、健康与疾病间的关系有重要的应用价值。

3. 社区调查　①社区访谈法。与社区内了解相关事项或起决定作用的人进行访谈，在了解情况的同时，也能获得他们对社区的看法及其健康观念和价值观念方面的资料。用访谈法获得社区居民认识、态度等非常有价值的主观资料，有时可以找出社区健康问题的焦点。②现状调查法。通过问卷的方式进行普查或抽样调查。如对社区高血压、糖尿病、乳腺癌的患病率的普查或抽样调查等。抽样调查包括单纯随机抽样调查、系统抽样调查、分层抽样调查，整群抽样调查。③回顾性调查。如若干年来卫生人力资源情况调查等。④前瞻性调查。如社会因素与疾病健康关系的调查等。

4. 社区讨论会　社区护士可以通过讨论会的形式了解居民的需求和居民对社区问题的态度及看法。另外还可了解居民参与社区活动的积极性以及获得解决社区健康问题的方法和途径。社区讨论会主要有两种形式。

（1）专题小组讨论：是一种应用于社会调查研究的质性研究方法。其具体方法是将参加讨论者分成若干个专题小组，每组由6~12人组成，在讨论主持人的引导下，就所调查的问题广泛、深入、自由地交换意见和观点。社区护士依此获取资料，并进行归纳、分析、总结。专题组讨论主要用于收集调查对象（讨论参加者）的思想、意识、信仰、行为和处事态度等方面的资料。

（2）选题小组讨论：是一种程序化的小组讨论，其目的是把发现的问题按其重要程度按顺序排出来。选题小组一般由6~10人组成，在主持人列出问题清单后，每位参加者根据自己的观点按优先顺序对问题进行排列，主持人按参加者的意见（分值）汇总，再反馈给参加者，参加者若有不同意见，即不同意新的问题清单顺序，可提出书面意见或现场讨论，直至达成一致意见（问题排列顺序）。选题组讨论常用于确定问题的严重程度及工作的优先顺序等，主要的优点是：每位参加者都有平等、独立表达自己意见的机会，受他人的影响较小，并且每次讨论都有一个肯定的结果。缺点是要求参加者具备一定的文化知识，讨论内容受参与者文化水平的制约。

（三）整理资料的方法

1. 资料分类　社区护士将收集的资料按社区环境特征、人群特征和社会系统分类。

2. 整理资料　可以用定量研究（量性研究）的统计学方法和定性研究（质性研究）的文字分析法对获得的社区健康相关资料进行归纳整理。一般情况，二手资料的数据和问卷调查的结果以通过计算平均数、率、百分比、构成比等统计指标归纳整理，并将统计结果运用统计图、统计表的形式表示；观察、访谈和讨论获得的资料可以通过文字分析的方法进行归纳整理，从中了解社区健康状况。

社区护士按以下步骤对社区健康进行评估：①文献查证。②实地考察社区。③访谈社区主要人物并在社区进行参与性观察和评估。④对收集到的相关资料进行归纳和整理，进行分类。⑤再次检查资料有无不足、不明确或互相矛盾之处。⑥综合并分析所收集一手及二手资料，为下一步确定社区健康问题做好准备。

（四）分析资料

分析资料是对已归纳和分类整理出来的资料和数据进行解释、确认和比较，分析社区存在的健康问题和影响因素，为确定社区健康诊断奠定基础的过程。

1. 资料分析步骤　主要有三个步骤。

（1）资料复核：可通过由社区评估小组或其他人员对资料进行复核，以确定所收集资料的有效性及准确性。

（2）资料分析：运用计算机统计软件对所收集的资料进行统计学分析。资料可分定量资料和定性资料。对定量资料，如发病和死亡等通常按年龄、性别、年代及其他有关死亡的变量分组后进行分析，计算标化率，并与相类似社区、省市和全国资料进行比较。对定性资料按内容进行分类，按问题提出的频率确定问题的严重程度。

（3）报告评估结果：将资料分析结果向社区评估小组的成员及领导、社区居民、社区相关机构等报告，并寻求反馈。

2. 资料分析整理原则　去粗取精，去伪存真；立足于护理，所提出的问题应是护理能够干预或解决的问题。

二、社区护理诊断

社区护理诊断（community health nursing diagnosis）是对收集的社区资料进行分析，推断现存或潜在的社区健康问题的过程。社区护理诊断包括分析资料，作出诊断，确定优先顺序。在具体工作中，往往须综合各种评估方法得出社区护理诊断。

社区护理诊断为制定卫生政策、合理配置卫生资源提供了重要依据。其目的是：①发现社区存在的健康问题。②明确社区内居民的卫生服务需求。③确定社区中需要优先解决的健康问题。④为实施社区护理提供依据。⑤为社区开展其他工作奠定基础。⑥动员和争取社区各方面的力量参与社区健康护理。

（一）确定社区护理诊断

确定社区护理诊断是从分析的资料中找出社区现存的、潜在的问题，并找出产生该问题的原因（即诊断依据）的过程。

1. 社区护理诊断的陈述　包含护理诊断的三要素，即社区健康问题、引起社区健康问题的相关因素以及可以推断问题的主观和客观资料。可采用PES公式：健康问题（Problem，P）、原因（Etiology，E）、症状体征或有关特征（Sign & Symptoms, Define Characteristics，S）。例如：

（1）P——社区应对能力失调：社区高血压患病率高于全国平均水平；

　　E——社区没有办班的地点，社区护士相关知识缺乏，社区护士人员少，顾及不到健康教育，社区群体缺乏高血压病的相关知识；

　　S——社区健康教育薄弱；

（2）P——社区应对能力失调：社区空气污染指标超出正常范围；

　　S——紧靠社区力量不能阻止工厂废气排放，社区表现出脆弱性；

　　E——有关部门与社区矛盾不能解决（社区内工厂排放有害气体超标）。

2. 寻找诊断依据　诊断依据是分析问题的原因和决定对策的基础，依据一般来自于"社区作为服务对象"模式的影响因素。

（二）确定优先顺序

当社区里有多个健康问题时，社区护士需要按问题急缓程度确定优先顺序，需要判断哪个问题最重要、最需要优先予以处理。遵循的原则通常采用Muecke（1984）与Stanhope & Lancaster（1996）提出的优先顺序予以处理。

1. 问题的严重性　问题愈严重，愈应优先处理。社区护士可通过以下几个方面来判断健康问题的严重性：①影响人数愈多，愈需优先处理；②致死率愈高，愈需优先处理；③遗留残障的比例愈高，愈需优先处理；④经济损失愈大，愈需优先处理。

2. 预防的效果　当问题是可以防患于未然时愈需优先处理。无论从经济效益还是减少对人群的伤害来看，预防问题的发生永远比事后的补救有效。

3. 护士解决问题的能力　社区护士工作范围内的、并通过社区护士能解决和能协调的，或者通过社区护士能减少社区危害的问题。

4. 健康政策和目标　当社区的健康需要与政府机构的健康政策和目标配合时，便容易获得相辅相成的效果。同时，配合大环境政策的改变，护理人员在社区健康问题的解决中，更容易获得经费、人力、物力的支持。

5. 可利用的资源　社区健康问题的解决涉及面广而且复杂，社区护士在考虑问题的解决时，首先要进行可行性评估，需要考虑解决问题的资源是否可获得。

6. 社区对解决问题的动机　当社区居民期待解决所存在的问题时，社区护士在解决问题时较容易得到居民的配合和支持。

7. 社区对问题的了解　只有社区居民对社区存在的问题有充分的了解和认识，才能产生动机、寻找办法来共同解决问题。

8. 解决问题的快速性与其持续的效果　为解决社区问题，常需庞大的人力、物力的配合。依据社区的特性不同，对于较被动的社区，先执行一些较快速且持续能解决问题的护理措施，以引发社区居民的信心。以点带面，能带动解决社区其他健康问题的问题。

（三）社区与个人健康护理诊断步骤的区别（见表3-1）

表3-1　社区与个人护理诊断的比较

项目	个人健康护理诊断	社区健康护理诊断
1.对象	1.个人	1.社区=人群+环境
2.主客观资料	2.症状、体征和健康史	2.社区事件和群体健康状况等
3.资料来源	3.询问病史 体格检查 实验室检查 心电图和X线检查等	3.居民自发反映 健康档案记录 日常医疗活动日志 社区文献资料
4.收集资料方法	4.视、触、叩、听法 各种物理诊断检查法	4.人口统计方法 流行病学方法 卫生统计方法 行为测量法 社区调查 社区筛选
5.结果	5.确定个人护理诊断找出原因制定护理计划	5.发现社区主要健康问题和可利用资源，找出问题的主要影响因素，确定解决问题的优先顺序，制定社区卫生服务计划

37

三、社区护理计划

社区护理计划（community health nursing plan）是为解决社区健康问题所制定的计划，具体内容包括确定护理对象和活动目标、制定具体的措施方案。社区护理计划的步骤如下：

1. 选用一种模式 在进行社区护理计划时，选用一种概念框架或模式，可明确干预的目标人群特征、干预目标、干预措施和预期效果，同时保证护士能监测干预措施，在实施干预前进行适当调查，还可促进护理服务的有效性以及护理实践的标准的发展。一般有健康计划程序和Omaha系统两种模式可选择。

（1）健康计划程序：健康计划程序是在社区中制定与健康相关的项目或服务时应用的4步程序系统，即评估、分析和设计、应用、评价。健康计划程序与护理程序的评估、诊断、计划、实施、评价5个步骤十分相似。

（2）Omaha系统：Omaha系统的概念框架是以个案为导向的分类系统，由护理问题分类表、干预策略表和结果评定表三部分组成。Omaha系统是社区卫生护理业务、记录与资料管理的一种结构性、综合性的处理方法，具有以下优点：促进了社区卫生护理业务的科学化，提供了社区护理服务量化的空间，符合社区卫生应用的实际性，能配合护理程序的运用，可减少个案记录的重复和时间。

2. 确定计划的优先顺序 与社区护理诊断相似，可按Muecke与Stanhope & Lancaster提出的优先顺序和量化8项原则，把影响社区居民健康的最重要的问题排在首位，以便制定出合适的社区护理计划。

3. 制定预期目的和目标 预期目的和目标是通过各种护理干预后希望个人、家庭、群体所能达到的结果。预期目标包括宏观的目的（goal）和具体的行为目标（objective）。宏观的目的是希望达到的最终结果，也可以是不能完全达到的结果，没有具体数字，不能测量，如降低婴儿死亡率。具体的行为目标，可由多个目标组成，每个目标均应做到SMART（specific、measurable、attainable、relevant、timely），即特定的、可测量的、可达到的、相关的、有时间期限的，以便于护理计划的落实和护理评价的实施。

4. 制定实行计划 预期目的和目标确定后，社区护士应与个人、家庭或群体协商，选择合适的、具体的实施措施，以保证计划的完成。应考虑以下问题：确定目标人群，确定护理计划实行的小组，可利用的资源（人、财、物），确定达到目标的最佳的干预方法和策略（时间、地点、具体措施）等。其中护理措施可以是一级预防、二级预防、三级预防或综合性的措施，以达到预防疾病、治疗疾病和促进健康的目的。

5. 记录社区护理计划 将所收集的主客观资料、护理诊断、目的和目标、具体护理措施、预期结果和测量方法等完整地记录下来。以便和护理对象共同探讨，及时发现问题并进行修改。

6. 评价护理计划 对社区护理计划的评价，一般采用RUMBA准则或5W原则叙述。

（1）RUMBA指真实（realistic）、可理解（understandable）、可测量（measurable）、

行为目标（behavioral）、可达到（achievable）5个准则。

（2）5W指明确参与者（who）、任务（what）、时间（when）、地点（where）以及完成任务的方法（how），即：Who is doing what by when？ Where and how to do it?

四、社区护理实施

为完成社区护理计划，社区护士应针对特定的个人、家庭和群体，根据护理计划的要求和具体措施开展护理实践活动。根据不同对象的特点，可进行人群健康教育、传染病防治、免疫接种、人员健康培训、家庭护理、健康咨询等活动。

（一）计划实施的步骤

（1）计划实施前准备　在正式实施计划前，护士与护理对象再次明确服务的参与者、服务的时间、地点、方法、预期结果以及各自的责任。

（2）为护理对象创造一种安全、舒适的氛围　如地点、环境、室温、设备等均应考虑。

（3）完成护理计划　与其他卫生工作人员进行合理的分工协作，共同完成护理计划。

（4）记录护理实施情况　及时、如实、准确地记录护理计划实施情况以及服务对象的反应，以便为今后工作提供参考。

（二）社区护理干预的内容

1. 政策和环境支持　社区护士向相关部门提案，促使某些法律法规的制定。如环境保护相关法律法规的制定，国家和食品营养餐等相关政策的建立等。

2. 公共信息　选择适合社区的教育方法，为预防疾病、增进健康、治疗疾病、减少疾病或伤残带来的影响提供信息。如运用社区板报、举办各种学习班等多种形式向社区居民进行健康教育。

3. 增加社区的自助能力和社区的自信　提高社区成员解决问题的技能以及强化沟通和联合协作解决问题的方法。

4. 个人技能发展　社区护士举办各种学习班，如举办烹调学习班培训居民合理制作膳食的方法。

5. 相关护理活动　对社区居民进行促进健康、预防疾病、维持健康和提高社区人群的健康水平等相关护理活动。

（三）社区护理实施的影响因素

护理计划能否及时贯彻执行，与社区动力学有关，即与社区居民的参与意识、交流沟通形式以及领导决定模式有关。社区护士和居民间是相互合作的关系，应鼓励居民参与制定、实施护理计划，并帮助他们增强维持机体健康的责任心；同时保证交流沟通的渠道健全通畅，沟通分纵向沟通（社区与社会、居民与领导者间的沟通）和横向沟通（社区与社区间、各社会系统间的沟通）。此外，还需要良好的领导与决策模式，即社区及上级领导人与非官方的社区中重要人物及专家的推动也是计划实施的保证。

39

五、社区护理评价

社区护理评价（community health nursing evaluation）是社区护理程序5个步骤中的最后一步，是总结经验，吸取教训，改进和修正计划的过程。由于社区护理活动时间长，覆盖面广，效果不如个人和家庭护理突出，所以评价显得尤其重要。

（一）社区护理评价的内容

1. 健康目标的进展　重温护理目的和目标，评价护理计划是否满足对象的需求，是否达到预期效果，达到程度如何，是否有未完成的内容、为什么，是否按时完成目标，有无需要改进的方面等。

2. 护理活动的效果　评价护理干预后是否能达到预期目标，取得促进健康、维持健康、预防疾病的效果。

3. 护理活动的效率　综合护理活动的人力、物力、财力、时间与活动效果，评价活动的效率。总的原则是用最经济的途径获得最大的收益和效果。

4. 护理活动的影响力　评价护理活动为社区居民健康带来的社会效益，以及护理干预对人群健康影响的持久性和范围的广泛性。

（二）社区护理评价的形式

护理评价有两种形式，即形成性评价和终结性评价。形成性评价也称过程评价，指在护理程序的各个阶段进行评价，以指导护理活动的不断完善。终结性评价也称结果评价，在服务对象经过各项按计划的护理后，针对护理活动的近期和远期效果进行评价。也可按照时间顺序分为事前评价、中期评价和事后评价。

1. 按活动性质分类　包括过程评价和结果评价。

（1）过程评价：过程评价是对社区护理过程中5个步骤的评价。①评估阶段。社区护理要对收集的资料进行评价。评价内容有收集到的资料是否可靠，能否反映现实情况，是否涵盖社区居民关心的健康问题，通过整理分析这些资料能否确定社区健康问题，收集资料的方法是否恰当等。②确定问题阶段。也就是进行社区健康诊断时期的评价。评价内容包括确定的社区护理问题是否存在，问题是否反映了社区居民的健康需求，问题是否以社区健康服务为中心，而不是以社区护理人员工作需要为目的，是否能明确地找出问题的原因和相关因素，问题是否可通过社区护理得到解决等。③计划阶段。对制定的计划进行评价。评价内容有目标和措施是否以服务对象为中心，是否明确、具体和可行，计划是否有社区居民的参与并共同制定，计划是否考虑有效利用社区资源等。④实施阶段。是计划付诸行动阶段的评价。内容包括是否按照计划加以实施，除社区护士外其他相关人员是否也能按计划实施，服务对象是否获得所需的支持与帮助，实施中是否记录服务对象对护理措施的反应，护理措施是否按预期规定目标进行，实施中是否花费最少人力、物力和财力等。⑤评价阶段。对评价阶段进行评价的内容包括是否制定评价标准、是否进行了过程评价，对评价过程中发现的各种问题是否及时修正，评价是否有服务对象、社区护士和其他相关人员的参与，评价是否实事求是等。

（2）结果评价：结果评价是针对计划项目实施情况所达到的目标和指标的总评价，分为近期结果评价和远期结果评价。近期结果评价主要包括护理对象的知识、态度和行为改变情况，政策出台情况，费用等。远期结果评价包括疾病及其危险因素的变化情况，经费效益比等。

2.按时间顺序性质分类　包括事前评价、中期评价和事后评价。

（1）事前评价：即做社区护理规划时的评价。实际上是通过模拟或者预测方法对社区护理的方案进行预评估，以确定社区护理各方案以及实施计划的取舍。

（2）中期评价：按照预定计划完成短期目标时，或者实施到短期目标的中途时，对社区护理的进展情况进行评价，确定是否按照预定计划进行，结果如何，今后发展如何，方案是否需要修订等。

（3）事后评价：当社区护理达到预定目标后进行的评价，以确定是否已经达到预期目标。

（三）社区护理评价指标

1.社区卫生服务需求评价指标　包括：发病率、患病率、死亡率、总人口健康者百分率、两周每千人患病人数、两周每千人患病日数、两周每千人患重病人数、两周每千人卧床14天人数、每千人患慢性病人数、每千成人患一种以上疾病人数。

2.社区卫生服务数量和质量的评价指标　社区卫生服务包括医疗服务、预防服务、保健服务、康复服务、健康教育服务和计划生育技术指导服务。具体评价指标有：①医疗服务的相关指标。主要有两周就诊率（住院率）和两周未就诊率（未住院率）、慢性病管理率、医疗服务当日及时率指标等。两周就诊率（住院率）是指每一百名社区居民两周内因病就诊（住院）的人数；两周未就诊率（未住院率）是指每一百名社区居民两周内因病未就诊（未住院）的人数。②预防服务。主要指标有四苗覆盖率、单苗接种率、乙肝疫苗接种率、疫苗接种及时率、传染病访视率、传染病的隔离消毒率和疫点处理及时率等。③保健服务。评价指标主要有保健咨询满意率、60岁以上老年人得到社区卫生服务率、孕产妇系统管理覆盖率、高危孕产妇系统管理覆盖率、孕产妇家庭自我监护率、母乳喂养指导率、4个月纯母乳喂养率、0～6岁儿童系统管理覆盖率、14岁以下人群龋齿填充率等。④康复服务主要评价指标有失能老年人康复指导率、残疾人社区康复覆盖率、院外精神病人家庭访视率等。⑤健康教育和计划生育技术指导服务。其指标有社区人群健康知识知晓率和基本健康行为形成率，生育、节育、人工流产和婚姻状况的相关指标。

3.社区卫生资源的评价指标　卫生资源包括人力、物力、财力、技术、信息等方面。最常用的评价指标是每万人口医生数、每万人口护士数、每万人口药剂师数、每千人口床位数和卫生经费占国民总产值的百分率等。

4.态度评价指标　例如：对社区人群进行居家护理社会功能认知情况的调查，主要涉及卫生管理人员正性和负性认知率、居家护理医务人员正性和负性认知率以及社区居民正性和负性认知率等。

5.费用和效益评价指标　投入的费用一般包括直接费用和间接费用。直接费用包括社区卫生服务中心或服务站的医药费以及设备费等实际消耗费用；间接费用包括因疾病造成劳动能力丧失等理论消耗费用。常用的评价方法有费用与效益分析、费用与效果分析和最小费用分析。

6. 效果和结果评价指标 评价社区护理服务结果的指标可以用死亡（death）、疾病（disease）、丧失劳动力（disable）、不适（discomfort）和不满意（dissatisfaction）进行衡量，在卫生服务评价中称之为5Ds。

7. 社区卫生读物影响力评价指标 影响是指社区卫生健康护理服务对社区居民健康水平和居民健康质量所起的作用，对社会经济和社区文明事业的贡献，可以用质量调整生命年等指标表示。

8. 生活消费模式指标 生活消费模式指公众消费量及各种消费所占比例，可通过政府统计数据获得。生活消费模式指标有年纯收入、消费构成和居民消费水平等。

9. 社会发展与社会公正指标 社会发展离不开健康的个体，社会发展又是关于社区健康状况的重要间接指标。社会发展程度再高，若无社会公正作保障，社会居民的健康状况也得不到改善。

（1）经济发展方面：包括①社会总产值和国民生产总值（GNP）。社会总产值是指物质资料生产部门包括工、农、建筑、运输、商业等在一定时间内生产的总成果，包括了转移的价值和创造的新价值。而GDP还包括全部非物质资料生产部门创造的价值，但不包括生产资料转移的价值。二者均能反映社会发展情况。为了便于比较，可用人均社会总产值或人均GDP。②人均国民收入（GNI）。指一定时期内由物质资料生产部门创造的人均新价值。反映一个国家经济发展水平，比GDP更有说服力，因为它不包含成本在内。

（2）文化发展方面：包括①在校学生数和每万人口在校学生数。这是群体智力水平的重要标志之一。②文化事业。文化事业为人民提供精神食粮，是重要的间接反映健康状况的指标。我们选择了公共图书馆数、广播电视事业发展等几项指标。

（3）社会公正：对医学来说，这是近代才触及的一个问题。我们在这方面研究得少，但有些问题是很明确的。如种族歧视国家健康水平必然差，社会发展程度低（如原始社会）的国家社会健康水平也差。社会主义制度以广大公民的利益为自己的根本目标，向社会最大的公正方向而努力，这或许可以部分说明我国为什么能以较少的投资，获得较高的健康效益了。

（四）社区护理评价方法

1. 干预活动的快速评价法 包括①定性调查法，即专题小组讨论、个别访谈法和观察法。②定量调查法，即抽样问卷调查法和特殊调查法。

2. 利用监测系统的监测结果评价 包括①行为危险因素监测，即评价护理对象的知识、态度和行为的变化情况。②人文环境监测，即评价政策和社区环境因素的改变。③死亡监测，即评价护理对象疾病死亡率的变化。④发病监测，即评价护理对象发病率的变化。

第三节 社区健康档案的管理

健康档案（health record）是记录与社区居民健康有关的文件资料，它包括以问题为向导的病史记录和健康检查记录，以预防为主的保健卡，以及个体、家庭和社区与健康有关的各种记录。科学、完整和系统的居民健康档案，是全科医生和社区护士评估社区健康状况和掌握居民健康状况的基本工具，是为居民提供连续性、综合性、协调性社区卫生服务的重要依据。建立健康档案和动态管理健康档案是社区护士主要工作之一。

一、建立社区健康档案的目的

1. 掌握居民的基本情况和健康现状 健康档案中记载着居民个人和家庭的基本情况和健康状况，尤其注重记录健康问题的形成、发展和转归过程中健康危险因素和干预效果，从健康档案中可以获取居民的基本情况和健康现状。

2. 为解决居民主要健康问题提供依据 分析健康档案资料中个人、家庭和社区的健康状况，找出存在的健康问题，为制定临床预防和诊断治疗、社区护理提供可靠的依据。

3. 开展社区护理 相关机构可以定期对不同群体进行体检、发放健康服务卡、开通急救呼叫系统等服务，可以使居民享受24小时的居家护理照顾；老年人还可以享受多种优惠和优质服务，提供健康教育处方；还可以与医院合作，开展定向转诊、病人选择医护人员等服务，方便每位服务对象。

4. 开展全科医疗服务，进行居民健康动态管理 建立健康档案可以将服务对象健康根据病种进行分类管理，提供优质、方便、快捷的医疗、保健和护理服务。每年一次或两次将健康检查的数据通过录入计算机，运用统计学指标，随时进行个人健康情况的前后对比，通过分析连续记录的资料，对居民健康进行动态监测和管理。

5. 为全科医学和社区护理的教学与科研提供信息资料 健康档案是医学和护理学研究的基础。经过计算机管理的健康档案，不仅能动态管理和观察个人健康指标，也是医学及护理科研和教学的重要资料。

6. 为评价社区卫生服务质量和技术水平提供依据 健全的健康档案能观察到居民连续动态的健康状况，在一定程度上反映社区卫生服务的质量和技术水平。

7. 为司法工作提供依据 健康档案是一个服务记录的完整资料库，健康档案的原始记录具有全面、客观和公正的特点，可以为解决医疗护理纠纷或某些司法问题提供客观依据。

二、居民健康档案的基本内容

居民健康档案包括个体健康档案、家庭健康档案和社区健康档案。个人健康档案和家庭健康档案采用以问题为导向的记录方式，社区健康档案则需要通过社区健康调查将社区卫生服务状况、卫生资源以及居民健康状况进行统计分析后才得以建立。

（一）个人健康档案

个人健康档案包括以问题为中心的个人健康问题记录、以预防为导向的周期性健康问题记录和保健记录（保健卡）。主要用于社区慢性病和残障者等居家护理或在社区卫生服务中心（站）治疗者。

1. 以问题为中心的个人健康问题记录　档案内容包括封面一（见表3-2）、封面二（见表3-3）、个人基本资料、健康问题目录、病情流程表、问题描述及进展记录。

表3-2　个人健康档案封面一

□自费	□公费	□合作医疗	□基本医疗保险

个人健康档案

档案编号　2005-012-0015-04

身份证号　□□□□□□□□□□□□□□□□□□

姓　名		出生日期	
性　别		职　业	
婚　姻		民　族	
文化程度		联系电话	
详细地址			

社　区	
建档人员	
建档日期	

表3-3　个人健康档案封面二

1. 血型
2. 变态反应史
3. 药物过敏史
4. 残疾
5. 严重疾病
6. 特殊病史
7. 计划生育（手术）史
8. 免疫接种
9. 其他

（1）个人基本资料：①既往健康状况，包括医疗、生活事件，如住院史、手术史、失恋、丧偶、失业等。②个体特征，如气质类型、个性倾向、语言表达能力、记忆力、注意力、想象力和思维能力等。③健康行为资料，如吸烟、饮酒、饮食习惯、运动、就医行为、健康信念、爱好、社区适应能力、精神状况评价等。④家庭生活史，包括家族史、成员患某种遗传病史、家庭成员的主要疾病以及目前的健康状况、家庭生活主要事件等。⑤临床资料，包括各种测量及检查结果、心理评估资料等。

（2）健康问题目录：所记录的问题是指过去影响、现在正在影响或将来还要影响病人健康的异常情况，可以是明确的或不明确的诊断，可以是无法解释的症状、体征或实验室检查结果，也可以是社会、经济、心理、行为问题，如失业、丧偶、异常行为等。

问题目录通常置于健康档案之首，以便使医生、护士对病人的情况一目了然。问题目录常以表格的形式记录，将确认后的问题按发生的年代顺序逐一编号记入表中，分主要问题目录和暂时性问题目录，前者多列入慢性问题及尚未解决的问题（见表3-4），后者则列入急性问题表（见表3-5）。

表3-4 慢性问题

问题序号	发生日期	记录日期	问题名称	解决日期和内容	转归
1	2004.6	2004.6	脑出血		
2	2004.7	2004.7	进食自理缺陷		
3	2005.10	2005.10	丧偶		

表3-5 急性问题

序号	问题名称	发生日期	就诊日期	处理及结果
1	关节扭伤	2004.6	2004.6	热敷并治愈
2	腹泻	2005.8	2005.8	抗菌素治愈

（3）病情流程表：病情流程表是某一主要问题在某一段时间内的摘要，它以列表的形式概括地描述了与该问题有关的一些重要指标的变化过程。包括症状、体征、生理生化指标和一些特殊检查结果，用药方法和药物副作用、饮食治疗、行为与生活方式改变，以及心理检测结果等（见表3-6）。

表3-6 病情流程表

问题1		高血压		
日期与时间	血压/mmHg	心率/（次·min^{-1}）	用药及建议	备注
2004/05/20 9:00	170/110	98	心痛定 10mg.tid	
2004/05/27 9:00	150/100	94		
……	……	……		
……	……	……		
2005/06/15 10:00	140/80	80	心痛定10mg.tid	
……	……	……		

流程表通常是在病情（或问题）进展一段时间后，将资料做一图表化的总结和回顾，可以概括出清晰的轮廓，以便及时掌握病情，修订治疗计划，制定病人教育计划等。病情流程表并非用于所有病人，它主要用于慢性病或某些特殊疾病的观察和处理记录。

（4）问题描述及进展记录：问题描述是将问题表中的每一问题依序号逐一以"S-O-A-P"的形式进行描述。SOAP中的S代表病人的主观资料，O代表客观资料，A代表评估（包括作出诊断），P代表计划，相当于医学中的收集病例资料、作出医学诊断、制定治疗方案，护理学中收集主客观资料、作出护理诊断/问题、制定护理计划（见表3-7）。

表3-7 POMR※健康问题记录方式SOAP书写范例

问题1	高血压
S	头痛、头晕1月余 饮酒史20年，近十年来每天2餐饮（白）酒，每次2盅（约2两） 菜肴味咸 父亲65岁死于脑卒中。
O	面红体胖，性格开朗 血压180/110mmHg，心率96次/分 眼底动脉节段性变细缩窄，反光增强
A	根据病人主诉资料和体格检查结果，初步印象：原发性高血压（Ⅱ期） 结合其家族史和可能出现的并发症，应采取措施控制血压，并随访观察。
P	诊断计划： 1.心电图检查、X线胸片 2.血糖、血脂测定、肾功能检查 治疗计划： 1.口服降压药物 2.低盐饮食，逐步控制食盐量至不超过6g/d 3.低脂饮食，减少富含胆固醇食物，增食膳食纤维 4.控制饮酒 5.控制体重，增加运动量 健康教育计划： 1.有关高血压知识指导、高血压危害因素评估 2.生活方式和行为指导 3.自我保健知识指导 4.病人家属的教育
问题2	2型糖尿病
S	
O	
A	
P	

※POMR是以问题为导向的健康档案记录方式，英文为 problem oriented medical record。

2. 以预防为导向的周期性健康问题记录 定期体检是运用格式化的健康检查表，针对不同年龄、性别和健康危险因素的个人而设计的健康检查，其目的是早期发现、早期诊断。记录内容包括健康普查，如测血压、乳房检查、胃镜检查、尿液检查；计划及预防接种和健康教育等（见表3-8）。

表3-8 周期性健康检查计划表（档案号：2009-01-0027-3）

姓名：王××年龄：40性别：女

年龄 项目	40	41	42	43	44	45	46	47	48	49	50	…
血压	④	④	④	④	④	④	④	④	④	④	④	
心率	④	④	④	④	④	④	④	④	④	④	④	
血糖、血脂	①		①		①		①		①		①	
乳房检查	①	①	①	①	①	①	①	①	①	①	①	
宫颈涂片	①	①	①	①	①	①	①	①	①	①	①	
……												
……												

3. 以预防为导向的保健记录（保健卡） 它是国家卫生法规对某些特定人群实行的初级卫生保健记录，包括围生期保健、儿童保健、青少年保健以及各种计划免疫和预防接种记录卡。保健记录是根据建档对象，以附录活页的形式附在个人档案后。

（二）家庭健康档案

家庭健康档案（family health record）包括封面、家庭基本资料、家系图、家庭卫生保健记录、家庭健康相关资料、家庭主要健康问题目录和问题描述、家庭各成员健康资料（其形式与内容如前述个人健康档案），是全科医生和社区护士以家庭为单位实施医疗护理的重要参考资料。

1. 封面 包括档案号、户主姓名、社区、建档护士、家庭住址、电话等内容。

2. 家庭基本资料 包括家庭住址、人数及每个人的基本资料，建档医生和护士姓名，建档日期等（见表3-9）。

表3-9 家庭基本情况（一）

家庭位置	离医疗站____m	距离公路____m		距离商店____m				距离派出所____m		
居住环境	住房结构	楼房（层_间_m²）平房（间_m²）		采光		好□ 一般□ 差□				
				通风		好□ 一般□ 差□				
	人均面积	_m²		保暖		好□ 一般□ 差□				
	个人隐私房面积	_m²		空气湿度		干燥□ 一般□ 潮湿□				
厨房及卫生设施	厨房生熟食品饮用水源	独用□ 混用□分开□ 不分□自来水□ 井水□河水□ 其他□		排烟卫生水质		好□ 一般□ 差□好□ 一般□ 差□安全□ 一般□污染□ 严重污染□				
	燃料	管道煤气□液化气□煤炭□ 其他□				厕所户外公厕□户内坑式□户内坐式□ 其他□				
家庭设施	电灯□	电话□	电视机□	电冰箱□		空调□		淋浴□		
家庭经济	时间（年）	总收入（元）		人均收入（元）			总支出（元）			
家庭生活周期	阶段	新婚	子女出生	有学龄前儿童	有学龄儿童	有青少年	子女离家	空巢期	退休	丧偶
	时间									
	时间									

3. 家系图 家系图以绘图的方式表示家庭结构及各成员的健康和社会资料，是简明的家庭综合资料，其使用符号有一定的格式。详见第四章家庭健康护理。

4. 家庭卫生保健记录 记录家庭环境的卫生状况、居住条件、生活起居方式，它是评价家庭功能、确定健康状况的参考资料。

5. 家庭健康相关资料 包括家庭结构、功能、家庭生活周期等资料。详见第四章家庭健康护理。

6. 家庭主要健康问题 目录中记载家庭生活压力事件及危机的发生日期、问题描述及结果等。家庭主要问题目录中所列的问题可依编号按POMR中的SOAP方式描述。

7. 家庭成员健康资料 同个人健康档案。

（三）社区健康档案

社区健康档案（community health record）是由全科医生和社区护士提供的、以社区为基础的、协调性的医疗保健服务的必备工具，是了解社区卫生工作状况、确定社区中主要健康问题及制定卫生保健计划的重要文献资料。社区档案内容主要包括社区基本资料、社区卫生服务资源、卫生服务状况、居民健康状况四个部分，它是全科医生和社区护士以社区为单位实施保健的重要参考资料。

1. 社区基本资料　包括社区地理及环境状况以及影响居民健康的危险因素，社区产业及经济现状以及影响居民的健康因素，社区动员潜力（指可以动员起来为居民健康服务的社区人力、财力和物力），社区组织的种类、配置及相互协调等情况。

2. 社区卫生服务资源

（1）卫生服务机构包括：①医疗保健机构，如医院、保健所、防疫站、社区卫生服务中心（站）、私人诊所等。②福利机构，如福利院、敬老院、老年公寓等。③医学教育机构，如医学院校和护理学校等。每个机构的服务范围、优势服务项目，地点等均有必要记录在社区档案中。医生可根据以上情况进行转诊、咨询等，从而充分利用卫生资源，为居民提供协调性保健服务。

（2）卫生人力资源包括：本社区卫生服务人员的数量、构成和结构等状况。

3. 社区卫生服务状况　①每年的门诊量、门诊服务内容种类。②家庭访视和居家护理的人次、转诊统计。转诊统计包括转诊率、患病种类及构成、转诊单位等。③住院统计包括住院病人数量（住院率）、患病种类及构成、住院起止时间等。

4. 居民健康状况　①社区人口资料。包括人口数量、年龄和性别构成（见表3-10），各年龄组性别比，文化构成（见表3-11），职业构成，家庭构成（见表3-12），婚姻状况（见表3-13），出生率，死亡率，人口自然增长率。②患病资料。如社区疾病谱、疾病分布（包括年龄、性别分布与职业分布等）。③死亡资料。包括年龄、性别、职业和社区死因谱等。

表3-10　社区人口年龄、性别构成表

年龄组	男性		女性		合计	
	人数	占比/%	人数	占比/%	人数	占比/%
0~1						
2~4						
5~9						
10~14						
……						
合计						

表3-11　社区文化构成表

文化程度	男性		女性		合计	
	人数	占比/%	人数	占比/%	人数	占比/%
文盲						
小学						
初中						

续表

文化程度	男性		女性		合计	
	人数	占比/%	人数	占比/%	人数	占比/%
高中						
中专						
大专及以上						
合计						

表3-12　社区家庭结构构成表

家庭类型	户数	%
单亲家庭		
核心家庭		
主干家庭		
联合家庭		
其他		
合计		

表3-13　社区婚姻状况构成表

婚姻状况	男性		女性		合计	
	人数	占比/%	人数	占比/%	人数	占比/%
未婚						
已婚、再婚						
离婚（单身）						
丧偶						
合计						

三、社区健康档案管理

（一）我国建档方式的现状

完整的社区居民健康档案包括个体健康档案、家庭健康档案和社区健康档案。其实实际工作中三种档案并不是完全独立分开的，许多社区在建立个体健康档案的同时，也收集了个人家庭的资料，个体健康档案又是社区健康档案的基础资料。

1.个体和家庭健康档案的建档方式　建档方式有个别建档和普遍建档。

（1）个别建档：是居民来社区卫生服务中心（站）就诊或建立家庭病床时建档，然后通过诊疗接触、家庭访视和居家护理等方式，逐渐完善个体健康档案和家庭健康档案。这种建档对社区病人健康管理起到重要作用，但由于仅局限于对来就诊和申请居家护理者的健康管理，不能代表社区群体健康状况。

（2）普遍建档：是由全科医生和社区护士在一段时间内访问社区中的每一个家庭成员及家庭整体做一次全面评价而建立档案。这种建档方式能收集辖区所有家庭和家庭成员的基础资料，能针对普遍存在的健康问题和其危险因素开展健康教育、健康检查和增进健康等活动。但是需要大量的时间、人力和物力，目前社区卫生服务机构正努力开展这项工作。

49

2. 社区建档 社区卫生工作者，主要是社区护士每半年或一年将社区健康相关资料和数据定期输入计算机，对社区健康进行动态监测和管理。可以利用个人和家庭普遍建档的数据资料，进行统计分析获得社区群体健康相关资料，另外还可以利用居民委员会和街道办事处、派出所、区政府、卫生防疫站和妇幼保健院等相关资料。这样可以节省人力、物力和时间。

（二）建立健全相关制度

为使健康档案完整、准确、全面地反映个人、家庭和社区的健康状况，有必要制定有关健康档案的建立、保管、使用及保密的制度，完善相应的设备，配备专职人员，妥善保管健康档案。

（三）有效利用健康档案

健康档案建立后，要定期或不定期地分析有关内容，及时发现个人、家庭和社区的主要健康问题，有针对性地提出防治措施；做到物尽其用，充分发挥健康档案在提高居民健康水平中的作用。建档后，可以实现资源共享，合理使用，避免重复登记、重复检查造成的资源浪费。

（四）健康档案的保管和使用

健康档案要统一编号，集中放在社区卫生服务中心（站）或门诊部，并由专人负责保管。档案在装订时，以户为单位，家庭健康档案在前，个人健康档案附后。

居民每次就诊时须凭就诊卡向档案室调取个人健康档案，就诊后迅速将档案归还档案室，换回就诊卡。如果建立微机化管理的单位，就诊卡使用的是IC卡，病人就诊时只需在打卡机上刷卡，就能调出病人的健康档案。社区健康档案由专人填写，档案的借用应有审批制度。

（五）计算机在健康档案管理中的作用

随着信息科技的进步，计算机在医疗卫生领域的应用越来越普及，目前我国各大医院都建立了不同种类的医疗信息管理系统。社区卫生工作者利用计算机软硬件技术、网络通信和数据库等现代化手段，建立个人、家庭和社区的连续性、全方位计算机健康档案管理系统，并以此系统为基础，开展医疗、预防、保健、康复、健康教育和计划生育"六位一体"的社区卫生服务。同时对医疗活动各阶段产生的数据进行采集、存储、处理、提取、传送和分类，汇总成各种新的信息，不断丰富健康档案的内容，从而实现社区居民健康档案的有效管理和信息的综合利用。

1. 计算机健康档案管理系统的优点

（1）操作更简便、快捷。

（2）灵活的输出功能，可随时按使用者要求获得所需资料。

（3）多职能团体使用达到资源共享，避免内容重复，提高工作效率。

（4）利用统计分析功能，方便地统计出居民就诊原因分类、居民健康问题分类、医生干预内容分类、社区的人口和家庭构成等资料。

（5）决策辅助功能可以依据个人、家庭和社区健康的相关资料，制定提供相关服务的内容。

（6）随访提醒功能可以从健康档案资料中自动查询出需要做预防保健服务、康复治疗的自我保健指导、慢性病的随访观察等项目的服务对象和时间安排。

2. 计算机健康档案管理中存在的问题

（1）计算机健康档案尚处于开发阶段，目前软件类型没有统一，带来不便。

（2）电子资料和传统人工资料并存，影响资料的利用和管理标准，给交流和资源共享带来不便。

（3）健康档案中包含个人隐私，记录内容涉及社会、心理和家庭等问题。电子资料内容管理不善容易造成泄密和修改。目前开发健康档案管理系统的软件，应多从技术上加强用户权限和密码管理设计，使所有操作和使用者在获得认可后，才能登录，以增加使用的安全性。

第四章 家庭健康护理

家庭健康护理是以家庭为单位的护理模式。家庭是个人生活的场所，个人的价值观、生活习惯、卫生习惯和性格的形成以及解决问题的方式等在很大程度上受家庭环境的影响。因此，个人健康与家庭健康密切相关。同时，家庭是介于个人和社会之间的一种社会组织，它是构成社区的基本单位。每个家庭生活是否健康直接影响到社区整体的健康，所以给予家庭健康援助和关注是社区护理的重要工作之一。

第一节 概 述

一、家庭和家庭类型

（一）家庭

家庭是人类生活中最基本、最重要的一种组织，凡个人的生存、种族的繁衍、社会的安定、国家的建立，无不以家庭为根据与重心。Burgess、Locke及Thomas于1963年提出家庭的4个特征是：①因婚姻、血缘或收养关系所组成的小团体；②家庭成员通常居住在一起；③家庭成员彼此相互沟通与互动，并分别扮演家庭中的社会角色如父、母、子、女等；④家庭成员彼此分享同一文化和某些独有的家族特征。这个定义包含了大部分传统类型的家庭，但仍有部分的传统类型家庭及非传统类型的家庭无法涵盖在内。20世纪80年代以来，学者们对家庭有不同的认识和理解，并从不同的角度解释家庭。Clements和Robert（1983年）对家庭的定义为，家庭是由有血缘或婚姻关系的人组成的群体，它们可住在一起，也可分开居住。Bentler（1989年）及其同事们认为，家庭是一个独特的社会群体，血缘、感情、相互照顾、明确的目标、利他主义、扶养关系把这个人群连在一起。Strong和Devanlt（1992年）的定义为，家庭是由经济上互相合作的人组成的，它们可享用同一居室，并抚养孩子。Hanson和Boyd（1996年）指出，家庭是在感情上、生理上相互依赖，在经济上相互支持的两人或多人组成的群体，家庭成员可以自己选择。Johnson认为，家是有两个或多个个体组成的，组成家庭的个体可来源于相同的或不同的家族，他们有长期的生活安排，经常生活在一起，感情把他们结合起来，并且相互之间有尽义务的责任。Neuman的系统模式对家庭的定义是：家庭是一个系统，由关系协调的家庭成员组成——有相关人生意义和价值观的一组人统帅家庭，并在不断变化的环境中保持家庭的生存；家庭由两人或多人组成，这些人创造和保持共同的文化，其中心目标是延续。

虽然家庭定义多种多样，但目前较公认的定义（广义的家庭）认为，家庭是一种重要的关系，它由一个或多个有密切血缘、婚姻或朋友关系的个体组成，包括同居者（异性或同性同居）、单亲父母和他们的孩子、继父母家庭、典型的核心家庭。这一定义不涉及代辈关系和住所，它可以是单亲家庭，也可以是单身者和他的亲密朋友。这一概念突出了家庭系统的动态性和内部的关联性，避免了把家庭局限于法律关系和居住范围内。护理学者们认为广义的家庭概念较适合于社区护理，因为家庭是社区护士的工作对象，它包括传统的家庭和非传统的家庭。

（二）家庭的类型

家庭大体分为三种类型，即婚姻家庭、单亲家庭和非婚姻家庭。

1. 婚姻家庭　是指被法律承认的家庭。有两种分类方法，一是常用的分类方法，分为核心家庭（由父母及未婚的子女组成）、主干家庭（由父母和已婚子女及第三代人组成）、联合家庭（由父母和几个已婚子女及其孙子女居住在一起）。二是特殊分类方法，分为双职工家庭、夫妻分居家庭、丈夫或妻子离家家庭、继父母家庭、领养或抚养家庭、计划不要孩子的家庭。

2. 单亲家庭　包括父母离异有孩子的家庭、自愿单身领养孩子的家庭、非自愿单身有孩子的家庭。

3. 非婚姻家庭　同居家庭、享用同一居室的人组成的家庭、非亲属关系的人组成的家庭等。

随着改革开放和对外交流的不断扩大，人民生活水平的提高，我国家庭发展趋向于小规模和多样化，以核心家庭为主，老夫妇单独生活的家庭增多。由此带来的问题是年轻家庭的育婴经验不足和老夫妇孤独并缺少人照顾。与此同时，在大城市中，单亲家庭、一方抚养孩子的家庭、同居家庭有逐渐增加的趋势，由于家庭关系不完整、不稳定或者个人的孤独带来的与此相关的社会心理问题比较普遍，这些已成为影响家庭健康的因素。

近年来出现了家庭类型的变迁，老夫妇一方丧偶和子女一同生活的家庭增多，另外子女婚后建立的核心家庭与父母家庭距离较近，两个家庭之间保持相当密切的关系，在精神、生活、经济负担、健康照顾等方面家庭之间承担着相互帮助的责任，可以在一定程度上完成对老人的赡养、对隔代的抚育等，有利于家庭健康的发展。

二、家庭结构与家庭功能

（一）家庭结构

家庭结构（family structure）是指构成家庭单位的成员及家庭成员互动的特征，分为家庭外部结构和家庭内部结构。家庭外部结构主要指家庭人口结构，即家庭的类型。家庭内部结构指家庭成员间的互动行为，其表现是家庭关系。家庭内部结构包括四个方面，即家庭角色、家庭权利、沟通方式和价值系统。

1. 家庭角色　是指家庭成员在家庭中所占有的特定地位。一般家庭成员依照社会规范和家务工作性质、责任，自行对家庭角色进行分配，成员各自履行其角色行为。

2. 家庭权利　是指家庭成员对家庭的影响力、控制权和支配权。家庭权利分为：①传统权威型。是由家庭所在的社会文化传统规定而来的权威。如男性主导社会，父亲是一家之主，家庭成员都认可他的权威，而不考虑他的社会地位和职业等。②情况权威型。负责供养家庭，主宰家庭经济大权的人是家庭的权威人物，可以是丈夫，也可以是妻子或子女。③分享权威型。是指家庭成员分担权利，共同协商作出决定，由家庭成员的能力和兴趣决定所承担的责任。

3. 沟通方式　是指家庭成员之间在情感、愿望、需求、价值观念、意见和信息等方面进行交换的过程。

4，家庭价值系统　是家庭在价值观念方面所特有的思想、态度和信念。

（二）家庭功能

家庭功能（family function）是指家庭本身所固有的性能和功用，家庭功能决定是否满足家庭成员在生理、心理及社会各方面、各层次的要求。家庭具有以下五种功能：

1. 情感功能　家庭成员以血缘和情感为纽带，通过彼此的关爱和支持满足爱与被爱的需要。情感功能是形成和维持家庭的重要基础，它可以使家庭成员获得归属感和安全感。

2. 社会化功能　家庭可提供社会教育，帮助子女完成社会化过程，并依据法规和民族习俗，约束家庭成员的行为，给予家庭成员以文化素质教育，使其具有正确的人生观、价值观和信念。

3. 养育功能　家庭的功能之一是生养子女，培养下一代。它体现了人类作为生物世代延续种群的本能与延续种群的需要。

4. 经济功能　家庭的主要功能之一是经营生活。维系生活需要一定的经济资源，包括金钱、物质、空间等，以满足多方面的生活需要。

5. 健康照顾功能　通过家庭成员间的相互照顾，可以抚养子女，赡养老人，维护家庭成员的健康，并且在家庭成员生病时，能提供多方面的照顾。家庭健康照顾的主要内容是提供适当的饮食、居住条件和衣物，维持适合于健康的居家环境，有足够的维持个人卫生的资源，进行患者的照顾和康复锻炼以及家庭成员的健康保健，配合社区整体健康工作。

三、家庭生活周期及家庭面临的发展任务

人有其生命周期，家庭也和人一样，具有家庭生活周期。家庭也存在着由诞生到成熟乃至最终衰老死亡和新的家庭诞生的周期循环，称之为家庭生活周期（family life cycle）。一般来说，家庭生活周期从夫妻组成家庭开始，到孩子出生、成长、工作、结婚、独立组

成家庭，而夫妻又回到了二人世界，最后夫妻相继去世。如此循环，新的家庭诞生，旧的家庭终结，形成家庭的周期循环。

家庭发展任务（family developmental task）是指家庭在各发展阶段所面临的、普遍出现的、正常变化所致的与家庭健康有关的课题。如在家庭生活周期的形成期，家庭出现的常规变化是"婚姻与妻子怀孕"，家庭面临的发展任务是"如何计划与适应新婚生活、如何适应性生活和如何计划生育等"问题。家庭的每个发展阶段，家庭成员都有其特定的不同角色和责任，健康的家庭会妥善处理各阶段的发展任务，使家庭逐渐成熟。相反，问题家庭就会在各发展阶段出现矛盾，在家庭成员中产生相应的健康问题。社区护士的主要工作之一是帮助家庭和家庭成员预防和克服各发展阶段的健康问题，促进家庭完成发展任务，引导家庭向成熟健康的方向发展。

关于家庭生活周期的学说有多种，角度各有差异。例如：夏理（Haley）以丰富家庭生活和促进家庭发展为中心将家庭发展过程分为六个阶段。鲍曼（Berman）和莱夫（Life）以夫妻关系为主轴将家庭发展过程分为七个阶段。罗兹（Rhodes）从家庭体系的角度入手把家庭发展过程分为七个阶段。杜瓦（Duvall）以核心家庭为主将家庭发展过程分为八个阶段，这是我国目前常用的学说。

金川克子将家庭发展分为四个阶段（1972），其特点是详细阐明了各阶段家庭出现的常规变化和面临的相应发展任务，以下（见表4-1）介绍的家庭生活周期是在此基础上添加了重点保健服务项目。

表4-1 家庭生活周期的常规变化和发展任务及重点保健服务

家庭发展阶段	家庭出现的常规变化	家庭面临的发展任务	重点保健服务项目
形成期	结婚、妻子怀孕	1.新婚生活的计划与适应 2.性生活的适应与计划生育 3.经济基础的确立 4.健康保健与家务活的适应 5.妊娠与生产的准备	1.婚期健康检查 2.性生活指导 3.计划生育指导 4.新婚期与孕期保健指导 5.心理咨询
扩张期	子女的出生	1.保持正常的家庭生活 2.经济基础的维持与强化 3.养育子女社会化 4.建立健康的父子或母子关系 5.夫妻感情的维护 6.减轻母亲育婴负担	1.母乳喂养、新生儿喂养、婴幼儿营养 2.检测和促进生长发育 3.良好习惯的形成 4.意外事故的防范 5.哺乳期性指导 6.预防接种 7.引导正确应对学习压力，合理进行社会化 8.健康生活指导 9.青春期教育及性教育 10.防止早婚早恋

续表

家庭发展阶段	家庭出现的常规变化	家庭面临的发展任务	重点保健服务项目
收缩期	子女独立	1. 家庭生活的重新计划和适应 2. 独立结婚的孩子与父母关系 3. 中年夫妻关系 4. 中年期的保健管理	1. 定期体检 2. 更年期保健 3. 消除孤独感 4. 心理咨询
衰弱期	退休、夫妻一方去世	1. 退休生活的适应 2. 经济变化的应对 3. 生活范围缩小所致社会孤立感的应对 4. 家庭角色变化的应对	1. 定期体检 2. 改变不良生活方式 3. 防治慢性病 4. 防止药物成瘾 5. 意外事故防范 6. 孤独心理照顾 7. 提高生活自理能力 8. 丧偶期照顾 9. 提高社会生活能力 10. 临终关怀

四、家庭健康

健康家庭（healthy family）是指家庭中每一个成员都能感受到家庭的凝聚力，能够提供满足身心健康需要的内部和外部资源的家庭。家庭资源（family resources）是指维持家庭的基本结构和功能、应对各种危机事件、满足家庭成员发展需求的物质和精神方面的支持。分为内部资源和外部资源。内部资源有家庭成员间的关爱与支持、信息交流、社会化教育和保健活动等。外部资源有社会、经济、教育与文化、医疗、环境、宗教等。

健康家庭能够满足家庭成员成长的需要，维系家庭成员共同面对生活中的各种挑战。家庭还需适应各种角色改变，并有促进健康成长的潜能。决定家庭健康与否的主要因素包括角色关系的规律性及弹性，个体在家庭中的自主性和参与家庭内外活动的能动性，坦诚沟通的程度，支持和关心的温馨气氛及促进成长的家庭环境。家庭是由家庭成员组成的，但是家庭健康并非是家庭每个成员健康的总和，它强调的是家庭整体功能的发挥。一个健康的家庭必须具备以下5个特征：

1. 良好的交流氛围　健康家庭中的成员能彼此分享感觉、理想，相互关心，使用语言或非语言的方式促进相互间的了解，并化解冲突。

2. 增进家庭成员的发展　健康家庭给各成员足够的自由空间和情感支持，使成员有成长机会，能够随着家庭的改变而调整角色和职务分配。

3. 能积极地面对矛盾及解决问题　当面对矛盾时，健康家庭会主动承担各种责任，并寻求方法积极解决问题。遇到有解决不了的问题时，不回避矛盾并寻求外援帮助。

4. 有健康的居住环境及生活方式　健康家庭能为成员提供安全和卫生的生活环境，能认识到家庭内的安全、营养、运动、闲暇等对每位成员的重要性。

5. 与社区保持联系　健康家庭能有规律地参加各种活动，不脱离社会，充分运用社会网络，利用社区资源满足家庭成员的需要。

五、家庭危机与家庭压力应对理论

（一）家庭危机

按Selve的观点，压力事件（stressor）是会造成人心理失衡的刺激性事件，而家庭是一个系统，个人或家庭的压力事件都会对整个家庭产生冲击。Hill认为，家庭资源的多少决定家庭对压力的调试，若资源不足、调适不佳，引起家庭失衡，即称家庭危机。家庭危机包括意外事件引发的危机、家庭发展所伴随的危机、与照顾者有关的危机及家庭结构本身造成的危机。

1. 意外事件引发的危机　这一类危机是指由意外事件造成的家庭失衡，一般无法预料，是各类危机中最不常发生、最单纯的一种，如天灾、车祸、死亡等。

2. 家庭发展所伴随的危机　此类危机是由于对家庭发展过程的非意外事件不能很好的调适造成的，具有可预见的特点。一类是无法避免的，如结婚、生子、退休、更年期综合征、丧偶等；另一类是可以预防的，如青少年子女的性行为、中年时的离婚、通奸等。

3. 与照顾者有关的危机　这是由家庭因某些原因而单方面的长期依赖外部力量造成的危机。如家庭靠福利机构救济生活、家庭内有慢性患者长期需要照顾等。当家庭想要摆脱依赖，或家庭希望一次性治好患者，或外部力量发生改变而未作出解释时常会发生危机。

4. 家庭结构本身造成的危机　这类危机的根源埋伏在家庭结构内部，可以造成家庭矛盾的突然恶化。发生时，可伴有或不伴有压力事件，并且具有反复发作的特点。常见于酗酒家庭、暴力家庭、通奸家庭及反复用离婚、自杀、离家出走等应付普通压力的家庭。在处理这类危机时，社区护士应避免局限于表面现象，而应找出问题存在的根本原因。

（二）家庭压力应对理论

家庭压力应对理论主要阐述当家庭第一次出现或反复出现危机时，护士要掌握此危机处于哪一阶段，以利于援助该阶段的家庭成员，促进他们提高应对问题的能力，增强其生活能力。另外还要选择适当的援助方法，挖掘成员中能促进家庭健康的各种潜力，促进发挥其作用。

1947年希尔（Hill）发表了著作《压力下的家庭》，这是对第二次世界大战中有出征人员的135个家庭进行跟踪调查。研究结果提出了ABCX模式。A表示压力源事件。B表示家庭应对危机所具有的资源。C表示家庭对事件的认识。X表示家庭危机。该模式主要强调的是家庭产生压力或发生危机取决于两个变量，即家庭资源和家庭成员对事件的认识，并不是某些事件直接导致的结果。（见图4-1）。

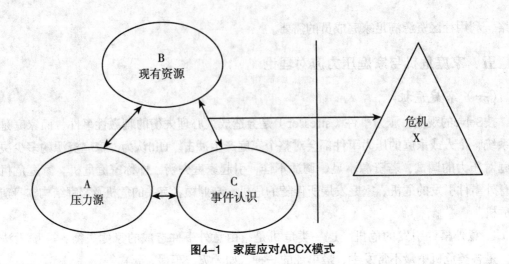

图4-1　家庭应对ABCX模式

第二节　家庭健康护理程序

家庭健康护理程序是运用护理程序对出现健康问题的家庭进行护理的一种方法。有健康问题的家庭包括成员生病或发生意外而出现健康问题的家庭、未完成发展任务的家庭等。遗传、社会、环境和情感反应等影响家庭成员的健康，家庭某成员的健康也可影响其他成员的健康乃至整个家庭结构和功能发生改变。当家庭健康出现问题时，社区护士可通过家庭健康评估判断家庭健康问题，提出家庭健康护理诊断和护士需要援助的项目，并根据其诊断制定相应的家庭护理援助计划，进行实施和评价，通过评价判断家庭健康问题是否得到解决，此决定是修改计划还是终止计划。

一、家庭健康护理评估

家庭健康护理评估（family health nursing assessment）是为确定家庭存在的健康问题而收集主观和客观资料的过程，其目的是为进行有针对性援助提供可靠依据。要求社区护士对家庭的健康状况和影响健康的因素进行整体评估，以了解家庭的功能、发展阶段、家庭成员的互动情况、家庭健康需求、家庭健康问题以及现存或潜在的家庭压力危机，并针对这些问题和危机制定完整的家庭护理计划，协助家庭采取适当的措施，以解决问题，摆脱困境。

（一）家庭健康护理评估内容

家庭健康护理评估的目的是收集与家庭健康相关的资料，明确健康问题给家庭带来的影响和家庭自身应对问题的能力以及家庭应对问题采取的方式和方法。家庭健康评估的内容包括：①家庭人口组成；②家庭结构；③家庭生活周期；④家庭资源；⑤家庭功能水平；⑥家庭危机。

1. 家庭系统刺激源——优势评估表（FS3I）　应用FS3I评估表收集定量和定性两种资

料，其评估的重点是家庭刺激源和家庭优势。从收集的资料中可发现家庭发生的事件、家庭用以保持其健康运转或消除困境的优势。FS3I包括三个方面的内容：①综合的家庭系统刺激源。②具体的家庭系统刺激源。③家庭系统的优势。

2. 弗里德曼（Friedman）家庭评估模式　该评估模式是在结构功能框架和发展理论及系统理论的基础上建立起来的，其中心结构是家庭结构、家庭功能和家庭与社会系统之间的关系。

以下介绍的评估内容是以Friedman家庭评估模式为基础制定的评估项目（见表4-2）。

表4-2　家庭健康护理评估的内容

评估项目	评估具体内容
家庭一般资料	1. 家庭结构和家庭地址 2. 家庭成员职业 3. 家庭成员健康状况 4. 家庭健康管理状况 5. 家庭成员生活习惯（饮食、睡眠、家务、育婴、休假） 6. 家庭经济（主要的收入来源、医疗保险等） 7. 住宅环境（住宅面积、交通便利情况等） 8. 社区环境（与邻居和友人的交往、社会保健设施有无） 9. 家庭文化背景、宗教信仰、社会阶层
家庭中患病成员的状况	1. 疾病的种类和日常生活受影响的程度 2. 愈后情况的推测 3. 日常生活能力 4. 家庭角色履行情况 5. 疾病带来的经济负担
家庭发展阶段 家庭发展任务 家庭结构	家庭目前的发展阶段、目前的发展任务以及家庭履行发展任务的情况 1. 家庭成员间的关系（患者与家庭成员间、家庭成员间） 2. 沟通与交流（思想交流、情感交流、语言交流） 3. 原有角色和变化后角色（家庭主要角色、次要角色、起决定作用者、有无代替者） 4. 家庭权利分配（传统权威型、情况权威型、分享权威型） 5. 家庭与社会的交流（收集和利用社会资源的能力） 6. 价值观与信仰
家庭功能	1. 家庭成员间的情感 2. 培养子女社会化的情况 3. 家庭的自我保健行动
家庭与社会关系	家庭应对和处理问题及危机的能力和方法；家庭的适应能力和解决问题的能力 家庭与亲属、社区和社会的关系，家庭利用社会资源的能力 1. 家庭成员对健康问题的认识（疾病的理解和认识等） 2. 家庭成员间情绪上的变化（不安、动摇、压力反应） 3. 家庭战胜疾病的决心（家庭成员参与护理等情况） 4. 应对健康问题的方式（接受、回避、逃避、交换意见与达成共识、角色转化与调整、收集资料、有效利用社会资源） 5. 生活调整（饮食、睡眠、作息时间） 6. 对家庭成员健康状况的影响（疲劳、失眠、精神压力性疾病） 7. 经济影响

（二）家庭结构图与社会关系标志

在家庭健康评估中，家庭结构一般用家庭结构图和社会关系标志表示。它的特点是直观、综合、简单地展示家庭的结构、关系、家族史和家庭成员健康状况等信息。

1. 家庭结构图（family genogram） 是提供整个家庭的构成及结构、健康问题、家庭人口学信息、家庭生活事件、社会问题和信息的图示。通过家庭结构图可以了解家庭的疾病史及家庭成员间的相互关系。因此卫生工作人员可以根据家庭结构图迅速了解家庭的状况，对家庭进行评估，识别及判断家庭中的危机因素和高危人员，对患者进行管理，指导其改变生活方式。（见图4-2和图4-3）。

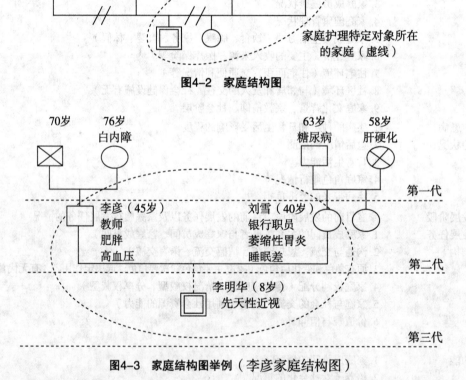

图4-2　家庭结构图

图4-3　家庭结构图举例（李彦家庭结构图）

2. 家庭社会关系标志 是表示家庭成员、各成员间的关系和关系程度、健康状况、社会问题的标志。（见图4-4）。

3. 社会支持度 体现以护理对象为中心的家庭内、外的相互作用。社区护士通过有无社会支持和支持的程度可以了解和判断家庭目前的社会关系以及可利用的资源。（见图4-5）。

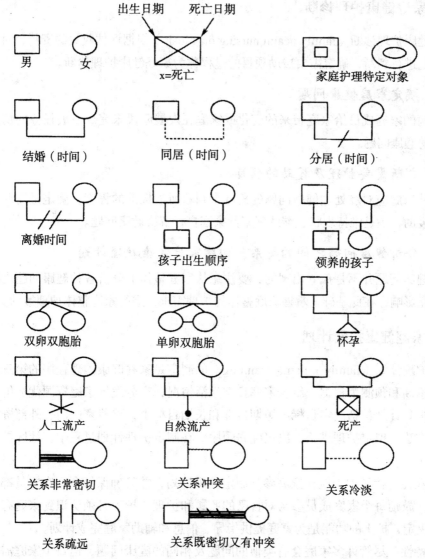

图4-4　家庭社会关系标志

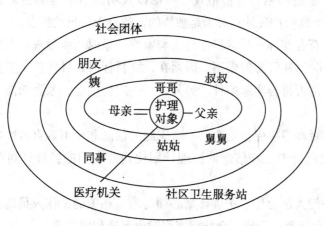

图4-5　社会支持度

二、家庭健康护理诊断

家庭健康护理诊断（family health nursing diagnosis）根据评估收集的资料，对家庭存在的健康问题进行判断，确定需要援助项目的过程称为家庭健康护理诊断。

（一）确定家庭健康问题

从患病的家庭成员给家庭带来的变化或家庭在发展阶段未完成发展任务的情况来判断家庭存在的健康问题。

（二）判断需要护理及援助的项目

护士从家庭应对和处理健康问题的角度来判断所需援助的程度，确定是需要社区护士提供紧急援助，还是维持现状、继续观察待家庭自行解决健康问题。

（三）分析健康问题之间的关系、构建家庭健康护理计划

家庭健康问题并不是孤立出现的，要注意从家庭整体上分析各种健康问题之间存在的联系和相互影响，在此基础上掌握家庭整体的护理需求，进行家庭整体护理援助。

三、家庭健康护理计划

家庭护理计划（family nursing planning）的制定是家庭健康护理程序的第三步，应以家庭护理诊断和预测为根据，结合家庭日常生活情况，充分发挥家庭资源优势解决健康问题。家庭护理计划包括制定目标（短期目标和长期目标），寻找家庭内、外部资源，确认可运用的方法，拟定护理措施，决定优先顺序。在制定护理计划过程中，社区护士应注意以下的原则。

1. 相互性　社区护士应让家庭参与制定护理计划，并且确保每个家庭成员都参与家庭护理活动，鼓励每个家庭成员参与对自己的照顾和护理。护士必须认识到家庭有权作出自己的健康决定，护士的功能是为家庭提供指导、信息和辅助家庭完成计划。

2. 独特性　尽管许多家庭会有类似的问题及相同的健康问题，但每个家庭需要的护理干预可能不尽相同。家庭的结构、价值观、资源以及功能水平等都会影响护理活动的选择。因而，对于每个家庭的护理计划必须是独特的，适合于各自的特点。

3. 设立的目标应符合实际　社区护士初次与家庭联系时可能发现很多问题，但并不意味着都能解决。由于时间和资源的限制，因而在设立目标时，社区护士需要考虑是否有解决这些问题的资源，是否符合实际条件。另外，在一定程度上，家庭功能水平也影响目标的层次。

4. 结合家庭价值观和卫生保健信念　一个家庭的信念和价值观直接影响他们对任何形势的反应，结合了家庭价值观和信念的护理计划比违背它们的护理计划有更大的成功机会。

5. 与其他卫生保健人员合作　护理计划必须与所有相关的工作人员的活动相结合，充分有效利用资源，避免重复。否则，会妨碍家庭健康促进和维护。

四、家庭健康护理的实施

家庭健康护理实施（family health nursing implementation）是将家庭健康护理计划付诸行动的过程。在此需要注意的是家庭健康护理的主要实施者和责任者是家庭成员，这与医院护理不同。

（一）护士实施家庭健康护理的主要任务

1. 援助家庭成员　①增强家庭成员应对健康问题的基本能力，促进其掌握与疾病相关的基础知识。②通过教育改变家庭成员的认识，指导家庭成员促进健康、预防疾病的具体方法，促进家庭成员正确判断和认识家庭的发展任务和家庭功能，帮助患者及其家属理解相关疾病和护理方面的知识，支持他们自己学习，指导家庭成员掌握克服困难的技巧、日常生活技巧、简单的护理技术。③给予患者和家庭成员心理支持，使他们安心、放心和有信心在家庭中生活，增强战胜疾病的信心。

2. 促进家庭成员间的互动　促进家庭成员间的相互理解，调整家庭成员间的情绪和成员间的关系，促进家庭成员间的交流，协助家庭成员自身调节和改变角色功能。

3. 促进家庭与社会的关系　促进家庭成员的决策力，调整社会资源，使家庭成员重视调整环境。

（二）护士提供的具体帮助

（1）介绍和强化有效的家庭交流方式，应对技巧和行为。

（2）为家庭营造或指导家庭营造一个安全的具有教育性质的交流环境和场所。

（3）指导各家庭成员的行为要和计划的目标、需求、活动相一致。

（4）为家庭成员提供感情支持，分担忧愁，给予安慰和鼓励。

（5）为缺乏自我护理能力的家庭提供直接的照顾和护理。

（6）对家庭进行健康教育，并与家人交流信息。

（7）排除影响落实计划的障碍，促进家庭功能完善。

（8）帮助家庭对其生活重新安排。

（9）与家庭建立长期的合作关系。

五、家庭健康护理评价

家庭健康护理评价（family health nursing evaluation）建立在家庭健康护理的全过程中，它包括过程评价（阶段评价）和结果评价（总结性评价）。过程评价是对家庭健康护理的评估、诊断、目标、实施等不同阶段分别进行评价，根据评价结果随时修改各阶段的计划和内容，以此达到高质量家庭健康护理，促使家庭发挥正常的健康功能。结果评价是依据制定的目标对实施的结果进行客观公正的评价，以此决定是终止家庭援助，还是修改计划或补充计划给予继续援助。

（一）评价的目的

家庭健康护理评价的目的有两点：一是客观地判断计划所制定的目标以及援助方法是

否恰当和切实可行，为修改护理计划提供依据。二是在结束护理时，评价是否达到预期护理目标，为推广有效的援助方法提供依据。

（二）评价的内容

1. 对家庭成员援助的评价　①患者和家属日常生活质量提高的程度。其中包括患者或残疾人以及他们的家庭成员是否能够逐渐过上有意义而充实的生活；家庭成员在照顾患者时，是否保持了生活乐趣，是否因护理影响了自身的健康。②患者和家属对家庭健康问题的理解程度。患者和家属是否获得了应对发展任务和健康问题的基本知识；是否增强了自我保健的意识。③患者和家属情绪稳定的程度。患者和家属是否存在不安和恐慌，乃至于妨碍问题的应对和处理；是否有不亲近感和孤独感；家庭成员能否使自己的情绪趋于稳定并参与解决家庭的健康问题。

2. 促进家庭成员相互作用方面的评价　①家庭成员的相互理解。所有家庭成员能否相互理解并考虑对方的需求。②家庭成员间的交流。家庭成员是否开始思考最佳的交流方法。③家庭成员的亲密度和爱心。家庭成员是否有决心和信心相互合作应对已经出现的问题。④家庭成员判断和决策问题的能力。家庭成员是否能以自己为主体判断和应对问题，家庭成员是否为此收集了相关资料并在家庭内部商讨解决办法。⑤家庭的角色分工。在出现家庭健康问题而使家庭成员原有的角色发生改变时，家庭成员是否自觉履行和承担了改变后的角色和责任。

3. 促进家庭与社会关系方面的评价　①社会资源的有效利用。为解决问题，家庭是否积极地利用了相应的社会资源，提供的护理服务是否与家庭的需求相一致，是否向这个方向努力。②环境条件。家庭成员是否积极地把家庭环境向利于健康的方向改善、是否能够得到近邻的帮助和鼓励。

（三）快速检验家庭功能的问卷

常用的快速检验家庭功能的问卷有APGAR问卷，该问卷是斯密克汀（Smilkstein）于1978年设计的快速检测家庭功能的主观评价问卷。该问卷的特点是涉及问题少、易于回答和评分简单，适合社区护士初次家访时对家庭功能的简单了解。APGAR问卷名称的含义：

A/适应度（adaptation）：表示家庭面临危机或压力时，内在与外在资源的使用情况，以及使用后解决问题的力度。

P/合作度（partnership）：表示家庭成员对问题的决定权和共同作出决定的程度。

G/成熟度（growing）：表示家庭成员间通过相互支持而达到生理、心理和社会适应方面的成熟与自我实现的程度。

A/情感度（affection）：表示家庭成员间相互关爱的情况和程度。

R/亲密度（resolve）：表示家庭成员彼此间享受共同的时间、空间和经济资源的承诺。

APGAR问卷共分两部分，第一部分测量个人对家庭功能整体的满意度，共测量五个方面，有三个备选答案，分别赋予2、1、0分。计算总分时，将五个问题答案的分数相加，7~10分表示家庭功能良好，4~6分表示家庭功能中度障碍，0~3分表示家庭功能严重障碍。第二部分用于了解个人和家庭其他成员间的关系，分为关系良好、一般和不好（见表4-3和表4-4）。

表4-3　家庭APGAR问卷（第一部分）

家庭档案号：　　　　　　填表人：　　　　　　年　月　日

借助于下列几个问题，我们希望能对您及您的家庭有更好的了解。如果您对问卷中的人和项目有意见或问题时，请随时提出。如果您对这些问题还有更多的话要说，或有更多的资料要提供，请您写在"补充说明"空白处。在这里，"家庭"是指通常与您住在一起的人。如果您是一个人住的话，请把目前与您感情联系最密切的人当作您的家人。每个问题请选择一个答案在空格内打"√"。

维度	问题	经常	有时	几乎很少
适应度	1. 当我遭受困难时，可以从家人处得到较满意的帮助 补充说明：	□	□	□
合作度	2. 与家人讨论问题时，以分担问题的方式，我较满意 补充说明：	□	□	□
成熟度	3. 当我希望从事新的活动或发展时，家人都能接受且给予支持，我较满意 补充说明：	□	□	□
情感度	4. 我满意家人对我表达情感的方式以及对我情感的反应 （如愤怒、悲伤、爱） 补充说明：	□	□	□
亲密度	5. 我很满意家人与我共度时光的方式 补充说明： 6. 开放性问题：	□ □	□ □	□ □

以下部分由医务人员填写

问卷分数：
家庭功能评估：
　　　　　　　　　　　　　　　　　　　　　　　　　　　签字：

表4-4　家庭APGAR问卷（第二部分）

按密切程度将与您住在一起的人（配偶、子女、重要的人、朋友）排序			跟这些人相处的关系（配偶、子女、重要的人、朋友）排序		
关系	年龄	性别	好	一般	不好

如果您和家人不住在一起，您经常求助的人（家庭成员、朋友、同事、邻居）			跟这些人相处的关系（家庭成员、朋友、同事、邻居）		
关系	年龄	性别	好	一般	不好

（四）影响评价的因素

1. 资料的可靠性　如果按步骤仔细而严格地收集资料，并能顺利获得相关资料，则评价结果的准确性会增高。

2. 可利用的资源 在资源丰富的社区，多数家庭的健康需求能够得到满足。如社区卫生保健站服务项目多、质量好，社区的健康福利待遇较高，社区环境好、空气新鲜等。

3. 家庭期望值的高低 如果某家庭能够对预期达到的目标、对预期结果有正确的认识，则该家庭对护士援助的最终结果可能会感到满意，否则相反。

4. 与家庭成员间的信赖关系 在良好信赖关系的基础上，社区护士才能收集到真实可靠的资料，家庭成员才能相信护理效果。

（五）评价结果

评价结果有以下三种情况，一是修改计划：当新问题出现或实施方法不符合实际情况时，护士应和家属一起修改计划，并付诸实施。二是继续执行计划：目标定的过高或实施时间定的太短，到了设定的时间还有尚未实施的措施或未达到的目标时，可以将计划继续实行一段时间。三是终止计划：问题得到解决并达到预定目标时，护士可解除对该家庭的援助。

第三节　家庭访视

一、家庭访视的概念与目的

家庭访视（home visit）是指在服务对象家庭里，为了维持和促进个人、家庭和社区的健康而对访视对象及其家庭成员所提供的护理服务活动。家庭访视是家庭健康护理的重要方法，是其主要服务形式，是社区护理工作的重要工作方法。

社区护士通过访视管辖地区的家庭，宏观上能了解和发现该社区的健康问题和潜在健康问题，了解和掌握该社区的新生儿、传染性疾病患者、残疾人、精神病者、因患慢性病而生活需要照顾者、体弱多病且需要照顾的老年人的家庭现状。微观上可了解家庭环境、家庭结构、家庭功能和家庭成员的健康状况，了解家庭成员和家庭整体存在的健康问题，依据实际需求和现有的资源合理地制定家庭护理的援助计划，确定家庭护理的优先顺序，实施护理活动，解决家庭及其成员的健康问题，以维持和促进家庭健康。

家庭访视时，服务对象在自然、熟悉的环境中讨论其担忧与需求，有利于他们接受信息，同时也有利于社区护士针对患者和其家属进行个体化服务，鼓励和指导家庭成员积极参与护理。虽然长期的家庭访视对家庭受益较大，有潜在的经济效益，但是，家庭访视所需时间和费用较多，因此社区护士要合理安排家访，首选最需要社区护士援助的家庭给予访视。

家庭访视的目的是用科学的方法了解情况，明确社区居民的健康需求，发现问题，依据实际需求和现有的内在、外在资源合理地制定和实施家庭护理计划，以减少危险因素，解决家庭健康问题，达到促进健康的目的。具体目的如下：

（1）早期发现家庭健康问题：通过家庭访视，了解家庭以及家庭成员的健康状况，收集家庭生活环境中关于个人、家庭和社区健康相关的真实资料，正确评估家庭结构、家庭环境及在家庭环境中的行为；提高资料的可信度，做出明确的护理诊断。

（2）确认阻碍家庭健康的相关因素：了解家庭支持系统的状况，提供切实可行的家庭援助计划。

（3）寻求在家庭内解决问题的方法：收集家庭成员间的相处关系、家庭环境及经济状况等资料，直接与服务对象合作，依据现有资源采取适当措施。根据其家庭的特点，进行有针对性的护理援助。

（4）为在家居住的患者或残疾人提供适当、有效的护理服务。

（5）促进家庭功能：调动护理对象及其家庭成员积极参与，提高家庭及成员的自我健康管理能力，促进家庭及其成员正常成长和发展，提供有关促进健康和预防疾病的健康教育，协助家庭充分发挥家庭功能，促进家庭成员间关系和谐融洽。

（6）为判断社区健康问题（社区诊断）提供线索。

（7）促进建立足够而有效的援助支持系统，鼓励家庭充分利用现有的可促进健康的资源。

（8）社区护士与访视对象建立良好的信赖关系：由于深入到访视对象的家庭中，社区护士可以与访视对象进行充分的交谈，消除其紧张情绪，从而获得真实的资料。

二、家庭访视对象、类型与内容

（一）家庭访视对象

虽然家庭访视对象是社区护士管辖的所有家庭成员，但由于社区护士分担管辖的人口和家庭较多，在进行社区护理工作时，社区护士很难对所有的家庭进行访视。家庭访视的对象往往是存在健康问题或潜在健康问题的个人及其家庭成员，他们是在社区内的弱势群体。这些弱势群体主要生活在特困家庭、健康问题多发家庭、不完整家庭、具有遗传性危险因素或有残疾者的家庭、家庭功能不完善家庭、具有慢性病患者且缺少支持系统的家庭。

（二）家庭访视类型

1. 评估性家庭访视 评估个体、家庭的需求和状况，为制定护理计划提供依据。常用于有年老体弱患者的家庭和有健康问题的家庭。根据其具体情况进行追踪性护理干预。

2. 预防、保健性家庭访视 主要进行疾病预防、保健方面的工作。如产后的新生儿访视等。

3. 急诊性家庭访视 解决临时性的、紧急的情况或问题。如外伤、家庭暴力等。

4. 连续照顾性家庭访视 其对象包括需要在家接受直接护理的患者、某些急性病患者、行动不便的患者、慢性病患者、临终患者及其家属。在我国，连续照顾性家庭访视称为家庭病床或居家护理。

（三）家庭访视次数

访视的次数可根据家庭的具体情况而定，即家庭存在的问题和需要援助的程度。决定访视次数时应考虑的因素有社区护理工作人员数量、护理对象和社区护士的时间、护理对象需要解决问题的轻重缓急程度以及预算等。

（四）家庭访视内容

（1）制订援助计划：判断家庭存在的健康问题，制订援助计划，进行家庭成员的健康管理。

（2）提供直接护理：直接护理是指在家庭访视中实施的实际护理活动，包括评估服务对象的健康问题，实施护理操作和健康指导。如评估一个家庭成员的心血管系统的健康问题，为居家患者的伤口更换敷料，指导糖尿病患者及家属有关饮食和用药知识等。

（3）健康教育：家庭访视过程中要实施的健康教育不仅是为家庭提供信息，而且是帮助家庭成员有效地应用保健知识，能够进行自我健康管理。内容包括有关家庭健康的行为，如父母角色的技巧、家庭生活周期、家庭内部有效交流、家庭自理能力等方面的知识和技能及指导如何营造安全、卫生的家庭环境。

（4）提供咨询指导：提供如何利用各种社会健康福利资源的咨询指导。

（5）进行协调、合作服务：在解决问题和实施计划过程中，家庭访视护士应具备与相关部门（如医疗保险机构、区政府及街道办事处、医疗机关、福利部门等）进行协调和联络的能力。

三、家庭访视的过程

（一）访视前的工作

访视前的准备工作是关系到访视成功与否的重要环节。准备工作主要包括访视对象的选择、确定访视的目的和目标、准备访视用品、联络被访家庭、安排访视路线。

1. 选择访视对象　当社区护士负责访视家庭的数量较多时，应在有限的时间、人力、物力的情况下，有计划、有重点、有目的地安排家庭访视的优先顺序。首先要考虑对有严重健康问题的家庭进行访视，其次是对那些易产生后遗症和不能充分利用卫生资源的家庭进行访视。排列优先顺序时应以群体为先，个体为后；以传染性疾病为先，非传染性疾病为后；以急性病为先，慢性病为后；生活贫困、教育程度低者为先；有时间限制的为先。上述顺序也可根据不同情况做出具体调整。例如：可以根据访视对象的安全情况和希望访视的时间、社区护士的交通情况、援助内容，如新生儿访视在先，传染性疾病患者访视在后等进行调整。

2. 确定访视的目的和目标

（1）在第一次访视之前，要对所访视家庭的环境有一定的了解，熟悉访视家庭的情况，明确访视的目的，制定初步的访视计划，包括要运用的交流方式、各种应变措施等。熟悉访视家庭情况的途径有患者住院的治疗和护理资料、健康档案记录资料、家属到社区卫生服务中心（站）寻求帮助或进行某些健康咨询时提出的问题和困难等。

（2）对家庭做连续性健康护理时，在每次访视前要根据前次家庭资料、患者住院资料和家庭记录等，制定出明确具体的访视目标。并依据目标评价结果，对计划进行调整。在制定措施和目标时要与社区卫生服务相关人员讨论（如全科医师、康复医师、出院的医院等），并注意不要漏掉可利用的资源。

3. **准备访视用品**　社区护士要对访视包进行保管并在访视前对物品进行准备和核对。访视包内的物品应按访视目的和家庭的具体情况进行准备。访视物品分两类：一类是访视前应准备的基本物品和根据访视目的增设的访视物品。基本物品包括常用体检工具（体温计、血压计、听诊器、手电筒、量尺）、常用消毒物品和外科器械（酒精、棉球、纱布、剪刀、止血钳）、隔离用物（消毒手套、塑料围裙、口罩、帽子、工作衣）、常用药物及注射用具、记录单和健康教育材料以及联系工具（地图、电话本）等。增设的访视物品如对新生儿访视时增加的体重秤、有关母乳喂养和预防接种宣传材料等。另一类是可利用的家用物品，如浴巾、利用家庭的材料制作的床上洗头器、训练开发婴儿智力的各种玩具等，在确认家庭具备的情况下可不用准备。

4. **联络被访家庭**　具体访视时间原则上需要事先与访视家庭预约，一般是通过电话预约。如果因为预约使家庭有所准备而掩盖了想要了解的真实情况时，可以安排临时性突击访视。

5. **访视路线的安排**　社区护士应根据具体情况安排一天内的家庭访视路线，确认地址，并准备简单的地图。并在访视机构留下访问目的、出发时间及预定回归的时间和被访家庭的地址、路线及联络方式，以便有特殊情况时，访视机构能尽早与访视护士取得联系。

（二）访视中的工作

访视分为初次访视（first home visit）和连续性访视（subsequent home visits）。初次访视是比较困难的，因为护士进入的是一个陌生的环境，初次访视的主要目的是建立关系，获取基本资料，确定主要健康问题。连续性访视是社区护士对上次访视计划进行评价和修订后，制定下次的访视计划并按新计划进行护理和指导。同时不断地收集资料，为以后的访视提供充分的依据。以下是访视中进行的具体工作。

1. **确定关系**　与服务对象及家庭建立信任、友好、合作的关系。实际上，关系的建立涉及整个访视时期，可以是长期的。目标的达成依赖家庭成员的配合，否则会影响资料的真实性。

（1）自我介绍：初次访视时，社区护士要向访视对象介绍所属单位的名称和本人的姓名，向访视对象确认住址和姓名。通过简短的社交过程使访视对象放松。

（2）尊重对象，提供有关信息：家庭可以拒绝访视，以及决定什么时候、什么人访视家庭。护士要分析拒绝的原因，是误会还是不了解服务，应向访视对象解释访视目的和必要性、所提供的服务、所需时间等。在对象愿意接受的情况下提供服务和收集资料，还可以向访视对象明确他的权利，必要时可签订家访协议。

2. **评估、计划和实施**

（1）评估：包括初步的个人评估、家庭评估、环境评估，对资源设备、知识水平、社区资源的评估等。掌握现存的健康问题或自上次访问后的变化情况。初次访视不一定要求获取所有资料。

（2）计划：根据评估结果与护理对象共同制定或调整护理计划。

（3）实施护理干预，进行健康教育或护理操作：护理操作过程中，注意防止交叉感染，严格执行无菌技术操作原则和消毒隔离制度。操作后还要妥当处理污染物，避免污染，整理用物并洗手。同时要注意排除其他干扰（如电视等），及时回答护理对象的提问，必要时向其介绍转诊机构。

3. 简要记录访视情况　在访视时，要对收集到的主、客观资料以及进行护理援助和指导的主要内容进行记录。记录时注意只记录重点内容，不要为了记录而忽略了访视对象的谈话。

4. 结束访视　与访视对象一起复习总结，在需要和同意的基础上共同决定是否需要下次访视。如果需要，则一起决定在下次访视前患者和家属应做些什么，与访视对象预约下次访视的时间和内容。要告知其有问题该如何联系护士，给家庭留下访视者的有关信息，如联络电话、工作单位地址等。

（三）访视后的工作

1. 消毒及物品的补充　访视回来后，要洗手，漱口，整理和补充访视包内的物品。把所使用的物品进行必要的处理。

2. 记录和总结　整理和补充家访记录，包括护理对象的反应、检查结果、现存的健康问题、协商内容和注意事项等，分析和评价护理效果和护理目标达成的情况。最好建立资料库或记录系统，建立家庭健康档案和病历。

3. 修改护理计划　根据收集的家庭健康资料和新出现的问题，修改并完善护理计划。如果访视对象的健康问题已解决，即可停止访视。

4. 协调合作　与其他社区工作人员交流访视对象的情况，商讨解决办法，如个案讨论、汇报等。如果现有资源不能满足访视对象的需求，而且该问题在社区护士职权范围内又不能得到解决时，应与其他服务机构、医生、设备供应商等联系，对访视对象做出转诊或其他安排。

（四）家庭访视时的注意事项

1. 着装　要注意穿着适合社区护士身份的职业服装，要求整洁、协调、便于工作。

2. 态度　要求合乎礼节，大方且稳重，能表示出对访视家庭的关心和尊重。

3. 掌握技巧　利用人际关系和熟练的沟通技巧，获得护理对象的信任，更好地收集主观资料，在操作的同时也要注意进行相应的观察和测量，收集客观资料，同时进行指导和咨询。

4. 灵活机动，因地制宜　在家庭访视过程中会面临各种复杂的情况，应根据当场收集的资料，做出判断，适当修改计划。可利用家庭和社会的资源建立相应的对策。

5. 尊重　应尊重被访视对象及其家庭的交流方式、文化背景、社会经历等，不要让家庭有被检查的感觉，要保守被访问家庭的秘密。要与访视对象共同制定计划、实施和评价，确保决策的自主性。

6. 保持一定界线　护士注意不要让自己的态度、价值观、信仰等影响访视对象做决策，要与易受感染的家庭成员保持一定界线，以免影响其家庭功能。

7. 访视时间　一般在一小时以内，应避家庭的开饭时间和会客时间。如果与访视对象的上班、上学时间发生冲突，可尽量利用早、晚的时间。最好在家庭成员都在的时候进行家访。

8. 服务项目与收费　护患双方要明确收费项目与免费项目，一般家访人员不直接参与收费。访视护士不应接受礼金、礼物等。

9. 签订家庭访视协议（home visit contract）　当访视家庭确定后，社区卫生服务机构应与被访家庭签订家庭访视协议，确认家庭是否同意被访、访视的方式、内容、时间，以及双方的责任与义务、任务等，以利于社区护理工作的管理及家访工作的顺利开展。家庭访视协议是一种互动合作的形式，可以鼓励家庭成员参与，促进家庭成员共同努力，提高家庭功能。协议包括问题、目标、计划、责任、期限、措施及评价等内容。

10. 安全问题及对策　社区护士在家访整个过程中必须考虑的安全问题。

（1）社区卫生服务机构应建立安全制度，访视护士按照有关规定进行工作。

（2）机构其他人员应知道访视护士家访的行程计划，包括家访的时间和走访家庭的姓名、地址、电话及交通工具等。

（3）访视前尽可能用电话与访视对象取得联系，确认被访家庭的地址及行程，尽量了解访视对象和家庭的情况。

（4）尽量在计划时间内进行访视，如有特殊情况应得到机构的同意。去偏僻的地方需要有陪同人员同行。仔细观察周围环境，如有不正常的聚众等可疑情况，可迅速离开。尽可能要求访视对象的家属在场。

（5）路途注意交通安全。

（6）对于突发事件应灵活应变，如果在家访时遇到有敌意、发怒、情绪异常的访视对象，而且对周围环境陌生，不能控制环境时，社区护士提供急需的护理后可立刻离开现场。在访视对象的家中看到一些不安全因素，如打架、酗酒、有武器、吸毒等，可立即离开。

（7）穿舒适的鞋子，利于行走方便。随身带上身份证、工作证、手机及零钱，以备急用。不要佩戴贵重的首饰。

（8）保护家庭成员的安全。在访视家庭中，如果认为有人可能有危险，或正在受伤，必须立即给予适当处理，同时报警或通知急救中心。利用熟练的专业技术，保证护理对象的安全。访视包应放在护士的视野范围内，不用时把它盖上，以免小孩或宠物好奇玩弄。

（9）做好相关记录和文件的签署，掌握职业范围，避免医疗纠纷，慎重对待无把握或没有定论的信息。

（五）与访视对象建立良好的关系和保持良好的沟通

1. 与访视对象建立良好的关系　首先，应用沟通交流技巧，与访视对象达成共识并引起情感共鸣，取得对方信任，要接受和理解对方的认识，不要简单判断或下结论。要给予访视对象充分的自主性，护士只能建议他体检，鼓励自己做决定而不应强迫。其次，要让对象感觉到自信，对好的行为或想法要给予表扬，对不良行为或观点要用正确的方式和诚恳的态度进行讨论。另外，社区护士可以将访视对象的知识和经验，如一些较好的护理方法等作为教育资源，介绍给其他有相应需求的人。

2.家庭访视中与访视对象沟通的技巧

（1）说话技巧：要注意语速、语调；语言要生动形象，富有感染力，通俗易懂，简短明了。对一些比较重要或比较难理解的概念要适当重复；要注意双向的交流，鼓励讨论和提问，鼓励提出个人的观点。

（2）问话技巧：要注意问话的时机和间隔，要能鼓励对方继续深入交谈："可不可以详细一点呢？"或者重复她的叙述："噢，你觉得体检很麻烦？"。注意不要诱导或暗示对方，如不应问"是不是经常觉得乳房胀痛？"而要问"平时乳房有什么感觉吗？"。

（3）听话技巧：倾听在交流过程中非常重要。要专心地倾听，勿轻易打断对方的叙述；在倾听的时候要恰当地引导、有恰当的反应，用简短的插话或点头、面部表情变化等表示关注对方的谈话内容，明确对方要表达的内容；当对方离题时要将对象的叙述带回主题："你刚才说到……"。注视对方，让她感到受到尊重和重视；在谈及性生活等隐私时，可调整姿势，拉近距离；在对方叙述结束可给予一些简单小结，确认掌握了对方讲述的主要问题。

（4）反馈技巧：对教育对象正确的、积极的想法和良好的行为要有积极的反馈，当谈及一些痛苦不安的事情要有同情等消极的反馈；对一些不便立刻判断的观点应做出模糊的反馈，等了解清楚之后再做评价。

（5）观察技巧：在交流的过程中要注意观察对方的表情、动作等，以评价交谈内容的真伪、是否掌握所传递的信息内容等。

第四节　居家护理

居家护理是利用家庭资源使患者在熟悉的家庭环境中接受医疗和护理，是为充分地满足患者的医疗和护理需求而提供的服务。居家护理是适应大众需求的一种主要的社区护理工作方法，是住院服务的院外补充形式，在提高社会效益和经济效益方面发挥着重要作用。

一、居家护理的概念与目的

（一）居家护理的概念

居家护理（home care）是在有医嘱的前提下，社区护士直接到患者家中，应用护理程序，向社区中有疾病的个人即出院后的患者或长期家庭疗养的慢性病患者、残障人、精神障碍者，提供连续的、系统的基本医疗护理服务。在我国多数以家庭病床的形式进行居家护理。

（二）居家护理的目的

（1）患者得到连续性的治疗和护理，使患者在出院后仍能获得完整的照顾，增进了患者及家属的安全感。

（2）患者的生活更为方便，增强其自我照顾的意识和能力，维护尊严，提高生活质量。

（3）增进家属照顾患者的意识，使他们学会相关的护理知识与技能，并维持家庭的完整性。

（4）减少家庭的经济负担，防止并发症的出现，延缓疾病的恶化，降低复发率及再住院率。

（5）扩展护理专业的工作领域，促进护理专业的发展。通过以护理为主导的工作方式，提高护理人员的成就感，肯定护理人员的专业形象，促进护理走向企业化经营。

（6）缩短患者住院日数，增加病床的利用率，降低患者的医疗费用。

二、居家护理的对象

1. 在家疗养的慢性病患者　如冠心病、高血压、肺心病、糖尿病、溃疡性结肠炎、先天性畸形、慢性肾功能衰竭、骨和关节病变需要牵引和卧床者等。

2. 出院后病情已稳定但还需继续治疗或康复的患者　如术后患者、脑血管意外和高位截瘫患者等。

3. 重症晚期在家中的患者　如癌症晚期不希望住院，而在家中进行化疗和缓解疼痛等支持疗法的患者。

4. 残疾人　需要康复护理的残疾人，如高位截瘫的人、先天畸形或后天伤病造成的功能障碍或残疾者。

三、居家护理的形式

居家护理主要有两种形式，即家庭病床和家庭护理服务中心。家庭病床是我国常用的居家护理形式，国外如美国和日本等国家常从家庭护理服务中心派遣社区护士进行居家护理。

（一）家庭病床

目前我国的居家护理多数是以家庭病床的形式存在。家庭病床出现于20世纪50年代，首先出现的是专科家庭病床，随后很快扩展到各类疾病的家庭病床。1958年卫生部在天津市召开了家庭病床现场会议，家庭病床得到一定的发展，但由于各种原因，未能很好坚持。20世纪80年代第二次全国范围内家庭病床的建立是作为一项城市医院改革措施而蓬勃兴起的，同年卫生部制定了家庭病床暂行工作条例，并在天津市召开了家庭病床会议。目前家庭病床在全国各地展开，但我国没有统一的要求，各省市根据本地区的特点和需要，制定了相应的政策和制度，部分地区把家庭病床列入医疗保险的范围。

家庭病床的建立促进了医疗资源的有效利用和重新分配，医院可以加快病床的周转率，患者可以降低住院费用、减轻经济负担、保持治疗的连续性，避免住院造成的交叉感染。但由于分别到各家庭进行护理需要大量护士，紧急情况抢救受限，经费支出开销较大，所以在开展上存在一定的困难。目前多数家庭病床侧重于治疗，而预防疾病、促进健康和增进健康的工作开展得不够。

1. 家庭病床的机构设置　目前家庭病床的机构设置在综合医院的较多。近年来出现了设置在社区卫生服务机构的家庭病床，并有逐渐增多的趋势。综合医院设立的家庭病床其患者诊疗费由基本医疗保险承担，但其经营费用并非独立核算，一般是纳入医院的整体规划。社区卫生服务机构的家庭病床经费来源多数由服务对象个人承担；最近有部分地区加入当地的医疗保险，诊疗费按医疗保险规定承担，巡诊手续费等由服务对象自理，每次15~20元不等，由中心独立经营。

2. 家庭病床的工作人员　工作人员不固定，由医院派遣病房或门诊的医师和护士到服务对象的家中进行诊疗和护理。

3. 家庭病床的服务方式　门诊就诊或病房住院的患者经医师的判断建立家庭病床。有的地区是本人到特定医院申请，医师到家中进行评估后，经医保部门审批，办理登记手续，就可以建立家庭病床。一般每周进行居家护理2次，3个月为一疗程。

（二）家庭护理服务中心

家庭护理服务中心（family nursing care center）是对家庭中需要护理服务的人提供护理的机构。目前我国还没有，但在一些发达国家已有这种机构，美国称之为家庭服务中心，日本又把它称为访问护理中心。世界先进国家正积极推广和利用这种方式，它是居家护理的发展方向。

1. 家庭护理服务中心的机构设置　机构是由社会财团、医院或者民间组织等设置。其经费独立核算，经费来源主要是护理保险机构，少部分由服务对象承担。

2. 家庭护理服务中心的工作人员　其工作人员固定，由主任1名，副主任1名，医师1~2名，社区护士数十名，护理员和家政服务员数十名，康复医师数名，心理咨询医师1名，营养师1名组成。中心的主任和副主任多数是由社区护士担任，也有的地方由医师担任。

3. 家庭护理服务中心的服务方式　利用该机构的服务，首先由利用者到服务中心申请，服务中心接到申请后，由社区护士到申请者家中访视，进行评估。评估内容包括需要进行哪些护理，是否需要医师的诊查，家庭环境情况如何，是否需要改建患者的生活环境，是否需要社区市政的帮助，是否需要康复医师的服务，是否需要心理咨询医师的介入，是否需要护理员进行生活护理，是否需要家庭服务员家务服务等。无论是哪种形式的居家护理，都需要满足以下条件，才能得到良好的发展。

（1）患者的家中必须有能负担起照顾责任的人：因为护士只能定期到家中进行护理和指导，24小时的照护主要依靠患者自己和家人。

（2）护理费用纳入相关的保险：是居家护理的基本保证。

（3）有明确的经营方向和资源管理方法：这样才能使居家护理得到发展。

（4）建立健全转诊制度：要有明确的制度规定，如居家患者病情变化需要住院时如何住院，需要继续治疗和护理的患者出院后如何获得居家护理等相关制度。

四、居家护理程序

（一）居家患者的评估

居家患者护理评估一般在患者建立家庭病床或得到居家护理中心批准的服务时开始，并在实施护理的过程中不断地完善。社区护士依据患者的病情变化，拟订和修改护理计划，指导患者和家属进行护理。对于居家患者，只有在护士全面了解患者的情况后，才能够准确提出护理问题，有效地为患者提供全面的护理服务。

1.评估内容　包括病史、临床表现、体检及治疗情况。

（1）病史：现病史、既往史、预防接种史、用药情况以及申请居家护理的主要原因；主要临床症状和体征；实验室检查结果；并发症；有无感觉、知觉障碍等。

（2）日常生活情况及心理社会史：生活史；生活习惯，如饮食、睡眠、运动、嗜好、每日时间安排等；日常生活能力，如更衣、饮食、清洁、排泄、活动、各种用具的使用能力等；性格、兴趣及爱好；个人信仰；认知及判断能力；工作性质及内容；疾病对工作的影响程度。

（3）家庭环境情况：家庭成员的构成和数量、年龄、性别、健康状况、成员间的关系等；家庭成员的护理能力，承担患者护理的家庭主要成员的意愿、理解力、判断力、掌握护理知识的程度和护理能力；如为单身居住者，有无其他的支持系统；患者的居住条件及居住环境，如有无医疗护理设备的空间，卫生间及浴室，家庭环境中有无进一步危害患者身心健康的因素等。

（4）社会经济情况：所在社区的卫生医疗组织情况，对患者的医疗护理服务是否完善；邻里关系；利用社会福利资源的情况；是否有经济困难，能否继续接受居家护理服务等。

（5）资源使用情况：所在社区的资源，如卫生、福利、人力等；家庭资源，如人力、物力、支持系统等。

（6）对疾病及居家护理的认识：患者和家属如何认识及看待患者所患的疾病；患者及家属对居家护理的看法及要求；患者及家属对医务人员的看法及要求等。

2.评估方法　包括与患者、家属、亲友、其他医务人员及居家服务人员交谈，查阅患者的医疗护理记录、体检及其他仪器或实验室检查的结果等。

3.居家患者护理需要评价　可以用以下量表评价居家患者是否需要进行居家护理。此时应注意家中有患者需要进行居家护理并不等于患者和家属有其需求，居家护理要在患者申请，患者和家属愿意配合的情况下进行（见表4-5）。

75

表4-5　居家患者护理需要评估量表

| 日期 | 姓名 | 患者电话 | 责任医生和护士 |

分值	评估情况	分值	评估情况
	年龄		用药数量
4	>85岁	4	>10种药物
3	75～85岁	3	6～10种
2	65～75岁	2	3～5种
1	65岁以下	1	<3种
	家庭照料（可多选）		服药安排
4	不可信赖的护理照料者	3	每日3次及以上
3	一人独自生活	2	每日2次及以下
3	依赖护理照料者提供一切资源及护理	0	没有对用药的作用和副作用不理解
3	有很多护理照料者	3	有
1	与家人或其他人同住	0	无
	认知状态（可多选）		用药的不良反应
3	不安定/焦虑		有
3	认识紊乱/遗忘		无
3	精神病		
3	抑郁		
0	无异常		
	活动状态（可多选）		
4	经常跌倒		家庭外资源的需求已使用和/或有需要
4	不能动		1.个人护理（如洗澡、修饰、换床单等）
4	在护理照料者帮助下能移动躯体		2.家务（如清洁房屋、买菜）
4	在医疗辅助物的帮助下能移动躯体		3.用餐服务（一日多餐、一日三餐等）
1	平稳/姿势良好		4.急诊服务（如急救电话、护理员）
	感觉状态（可多选）		5.交通工具
2	视觉丧失		
2	听觉丧失		说明：
2	瘫痪		3分需要4个以上需求
1	失语		2分3～4个需求
1	视物困难		1分1～2个需求
1	听觉障碍		0分没有需求
0	没有障碍		
	伴随症状（可多选）		其他指标
3	疼痛	3	反复入院或急诊
2	体重减轻/增加	3	可疑吸毒/遗弃
2	恶心/呕吐	3	否认自己患病的事实
2	大小便失禁	2	多种疾病并明确医疗诊断
2	呼吸困难		
2	便秘/腹泻		
2	皮肤受损/水肿		
0	无症状		得分结果说明：
			1.总分在50分以上，有高度护理需求
	遵医行为		2.总分在40分以上，有中度护理需求
3	不能遵从医疗护理措施		3.总分在30分以上，有低度护理需求
0	能遵从医疗护理措施		

（二）居家患者的健康问题

健康问题是服务对象生命历程中所遇到的，能在护理范围内得到解决的生理、精神、心理、社会文化等方面的问题，健康问题可能是现存的、也可能是潜在的，但必须是通过护理手段即基础护理、康复护理、心理护理、生活照顾等能解决的问题。可从以下几个方面考虑解决健康问题的优先顺序。

（1）患者本人感到最困难、最需要援助的问题。

（2）家庭中感到最困难的问题。

（3）患者和家属观点有差异的问题。

（4）从护理专业角度考虑到的护理问题。

（5）护士提供的护理与家属和本人需要相一致的问题。

（三）居家患者护理计划的制定

护理计划是对服务对象所存在的健康问题、护理目标及护士所要采取的护理措施的一种书面说明。通过制定护理计划，可以使护理活动有组织、有系统地满足居家患者的具体需要。护理计划包括决定护理活动的先后顺序、制定预期目标、选择适当的措施等几个部分。

1. 决定居家护理活动的先后顺序　护士收集患者的相关资料后，经过认真的归纳、整理、分析后，会发现患者有许多不同的护理需要，但在具体实施护理的过程中往往不能在同一时间内满足患者的全部需要。因此，护士应根据患者具体情况及患者意愿等，按照人的基本需要理论，首先对患者最紧急、最重要的问题进行护理，以使护患双方达成共识。

2. 制定预期目标　护理目标是对希望达到的护理效果的准确描述。目标的设定必须以服务对象的功能、行为改变、知识的增加、情感的稳定等为中心，并且必须是可测量的。居家护理目标通常分为近期目标和远期目标。近期目标是针对某一护理诊断，患者分阶段所能达成的目标，是一系列具体护理活动所引起的患者行为的具体改变。远期目标是对某一护理诊断患者所能达成的最佳护理效果的描述，是一系列分阶段的近期目标的最终结果。对于居家患者，在设定护理目标时要注意近期目标与远期目标的结合，这样不仅保证护理目标明确，而且增加了患者达到目标的信心，有利于患者的康复。

3. 选择护理措施　护理措施是护士为帮助护理对象达到预定目标所采取的具体方法。护士应在科学的基础上有针对性地选择护理措施。护理措施要具体、有指导性，护士和居家患者均能准确、容易地执行。

在制定护理计划阶段，应注意计划要建立在充分评估的基础上，符合患者及家属的意愿、需要、风俗习惯及兴趣；鼓励患者及家属充分参与计划，使护士与居家患者、家属及相关人员密切配合，以确保护理计划的实施。

（四）居家患者护理计划的实施

在实施护理计划的过程中，不仅要求护士具备丰富的专业知识，还要有熟练的操作技能和良好的人际沟通能力，并注意充分调动居家患者及家属的积极性，让患者充分参与护理过程，才能保证患者得到高质量的护理。

77

1. 各类型患者居家护理的重点

（1）慢性病和出院后需要恢复的患者居家护理：预防和减少身体残疾的发生，维持机体或器官的功能，促进患者保持正常生活及社会功能。

（2）临终患者居家护理：控制疼痛，对其他症状进行相应的护理，提高患者的舒适度和生命质量，做好各种基础护理，尊重患者的权利和维护其尊严。

（3）残疾人居家护理：以借助各种康复辅助用具进行功能训练，为达到生活自立的目的进行相应的护理及康复训练。

2. 护理实施内容

（1）保持良好的体位及防止压疮：促进患者保持良好的体位及姿势，维持关节的功能位，避免易引起关节畸形或强直的姿势，通过主动及被动运动以维持肌肉的张力，防止肌肉萎缩。定时帮助患者翻身，对于受压的骨隆突部位，做局部按摩或使用气垫等预防压疮。

（2）增进患者的心理健康：居家护理人员应以热情周到的服务，培养患者对生活的乐趣，尽可能帮助患者与外界保持联系，增加患者对未来生活的信心。鼓励患者根据自己的具体情况，选择恰当的衣着及服饰，引导患者采取积极的生活态度，努力适应病情带来的不适及变化，向患者介绍减轻心理压力的方法，应用灵活的沟通与交流技巧，让患者发泄及倾诉自己患病后的生活体验，以达到心理健康。

（3）促进患者的营养：在食物烹调时，应注意患者的口味、习惯及牙齿状况，使食物的色、香、味俱全；安排适宜的进餐时间及环境，鼓励患者自行进餐。对于过度肥胖的患者，协助患者做好饮食计划，并根据患者的具体情况适当增加运动量，以控制患者的体重。促进患者摄取足够且均衡的营养，特别是长期卧床患者应注意钙的平衡，以预防骨质疏松的发生。

（4）对生活自理有障碍者，鼓励和锻炼其自立：应鼓励他们从最简单的日常生活做起，并着力于对患者进行功能训练，使患者增强信心，恢复日常生活能力，尽可能地让患者保持自己的家庭、工作及社会角色，使患者感受到自己的能力并体验到生活的意义及乐趣。增强患者的自理能力，根据患者的具体生活情况帮助其在适当的范围内尽量自理或谋生。

（5）对畸形和残障的患者应实施功能康复训练：尽最大努力恢复患者的功能，防止畸形或残障的进一步加重，预防并发症的发生。对长期缺乏运动及锻炼的患者，应指导患者从最细微的锻炼开始，采取各种被动及主动的运动方式，使患者保持活动状态。患者的运动应由被动到主动，从简单到复杂，由短时间到较长时间的活动，并逐渐增加活动的次数。康复也包括身体各主要系统及器官的功能康复，如心肺功能的康复训练、排泄功能的康复训练等。对其他的身体缺陷或功能障碍者，应请相应的康复医师等协助患者进行康复训练，以促进患者的康复。

（6）健康教育：对患者进行健康教育是实施居家护理的主要内容。健康教育立足于引导和促使居家患者建立自我保健意识，掌握基本的保健知识和技能，养成有利于健康的行为和生活方式，对居家患者的康复具有重要意义。

（7）进行家庭环境适应性改变的指导：指导居家患者及家属根据患者的病情及家庭居住现状，改变家庭的居住环境，如卧室、卫生间、厨房等以满足患者的需要。如患者需要借助轮椅活动，患者活动空间的门应加宽以保证患者在室内有足够的活动空间；对有残疾的患者，护士要协助患者及家属处理好患者居家的环境安全，家庭应有安全防范设施，清除有危险的物品，调整日常生活设备，使患者虽有残疾，但仍然能在相对安全的环境中达到最大限度的自理。

（8）指导医疗护理器械的使用：根据居家患者的病情及家庭经济能力，向患者介绍急需的居家医疗护理器械。当患者购入医疗器械后，向患者及家属说明器械的使用方法，详细讲解应用过程中的观察要点，发生紧急情况时的应急措施，器械的消毒方法，定期检查使用效果，以及常见故障的排除方法等。

（9）发生紧急情况时的处理方法：向患者及家属介绍居家护理的局限性，使患者和家属了解当患者的病情突然发生变化时，应与谁联系、如何联系、转诊体系是什么等。

（10）建立完善的居家护理记录及档案：一般护理记录一式三份，社区卫生服务机构一份，患者保留一份，主要的病案负责人保留一份。

（五）居家患者护理评价

1. 随时评价　随时评价是每次进行居家护理时的评价。重点是测量日常护理活动和功能，强调及时收集和分析资料，可随时发现问题，及时修改护理计划，不断完善护理活动。

2. 定期随访性评价　每隔1~2个月对接受居家护理的患者进行一次全面的评价，以评价每个患者接受居家护理后有无改善。评价内容包括：①主观资料。如患者的主诉、自理能力及日常生活能力等。②客观资料。如患者的一般情况、生命体征、体重、机体的功能状态、行为、康复治疗的进展情况、实验室检查资料、医师会诊的报告、其他人员的汇报资料等。根据所收集的资料重新评估患者的情况，包括以前的护理措施是否有效，病情的稳定情况，对治疗的反应情况，药物治疗的效果，是否出现新问题等，根据评价的结果修订护理计划。

3. 年度总结性评价　对长期接受居家护理的患者，至少每年要进行一次回顾性总结评价。评价的内容包括：①患者病情的总结性评价。包括对一年内患者病程的描述、各种症状及体征的评价、各种化验结果的分析、各种治疗护理措施及效果的总结、药物治疗效果及副作用的总结、健康教育效果的评价等。②患者身心的全面回顾与总结。包括对患者各种功能、生活能力、饮食与营养、自护能力等方面的总结，对患者康复能力的总结及评价，对社交情况、家庭情况、家庭支持方面的回顾及总结。③对其他情况的总结评价。包括评价患者是否需要持续性的居家护理，是否需要转诊服务，是否需要经济援助等。

第五章 社区儿童和青少年健康保健

社区儿童、青少年健康保健是指社区卫生服务人员根据儿童、青少年不同时期的生长发育特点，以满足其健康需求为目的，以解决社区内儿童、青少年的健康问题为核心，为他们提供的系统化服务。我国现阶段，儿童保健的主要对象是0～6岁的学龄前儿童，尤以3岁内婴幼儿为重点对象。

青少年期（adolescence）包括学龄期和青春期。因其覆盖整个青春期发育过程，而具有鲜明的过渡性和特殊性。因此，青少年期是卫生保健知识需求量较大的时期。目前，我国青少年保健工作主要是以学校为主体，社区护士在协助学校做好青少年卫生保健的同时，应不失时机地对青少年及家长进行保健指导，使青少年在家长、学校及全社会的共同努力下健康成长。

第一节 概 述

一、儿童保健的重要性

儿童是祖国的未来和希望。1990年9月在纽约召开了世界儿童问题会议，会议发表了《儿童生存、保护和发展世界宣言》和行动计划，确定了1990—2000年各国应该为之奋斗的目标：①婴儿和5岁以下儿童死亡率下降1/3；②孕产妇死亡率下降1/2；③5岁以下儿童中度营养不良下降1/2；④普及清洁用水和卫生排污设施；⑤普及基础教育，使至少80%的学龄儿童完成小学教育；⑥将成人文盲率减少一半；⑦加强对生活在极其恶劣的情况下儿童的保护。包括中国在内的159个国家的首脑和政府代表签字并做出了承诺。几年来，我国各级政府在落实《90年代中国儿童发展规划纲要》方面给予了极大的重视，做了大量的工作。

我国儿童占全国总人口的1/3，他们的身心健康直接关系到民族的素质和国家的前途。保证儿童健康和素质是对发展社会生产力的一种投资。科学技术的进步，国家经济的发展，乃至整个社会文明的高度发展，从根本上讲都取决于人口素质的提高。不健康的儿童很难成为精力旺盛且有创造力的人才。

了解关于儿童健康的全球观点，全球婴幼儿、学龄前儿童人口统计范畴的变化和目前他们的健康状况会使我们更清楚地认识到我们在何处、更需要做些什么。

二、儿童保健的基本措施

1.定期健康检查

（1）小儿体格发育和神经心理发育状况，通过问诊了解家庭在喂养、教养和护理等方面有无知识缺乏，及时予以指导。

（2）小儿有无营养性疾病和遗传性疾病，发现情况给予积极治疗。

（3）督促按时进行预防接种。

（4）进行优育、优教的健康指导。

（5）定期检查的时间：新生儿每周访视1次，满月后每2周访视1次，至2个月为止。以后前半年每个月1次，后半年每2个月1次，1～3岁每6个月检查1次，3～6岁每年检查1次。

2.神经心理发育检查

（1）评估小儿的神经心理发育情况，如检查有无行为异常（心理障碍）、智能迟缓的儿童应及时进行干预。

（2）对高危儿（如出生时有窒息者等）进行检查，有利于判断预后。

（3）对采用干预措施的小儿进行随访，评估干预的效果。

3.体格锻炼
体格锻炼能促进儿童生长发育，获得适应自然环境的耐受能力，增强体质。社区护士应根据小儿的解剖生理特点，对体格锻炼的内容、用具、环境设施等提出相应的安全要求、卫生要求，预防运动性创伤。

4.生活安排
建立合理的生活制度，培养良好的饮食等生活习惯。选择合适的服装和合理的玩具。

5.其他保健措施

（1）婴儿喂养指导：提倡和鼓励母乳喂养，合理添加辅食。

（2）预防疾病：督促家长按时预防接种，提高小儿对常见传染病的免疫能力。疾病流行季节，少带小儿去人多拥挤的公共场所，减少感染机会。

（3）健康指导：居室环境清洁、安全，房间经常开窗通风，保持空气新鲜。生活规律、适当户外活动。注重早期教育，多与小儿交流，促进小儿身心健康。

三、我国儿童保健工作的组织机构

为了开展儿童和妇女保健工作，国家在卫生行政组织和卫生业务部门均设立了各级妇幼保健机构，建立了妇幼保健网，为此项工作做了大量卓有成效的工作。（见图5-1）。

81

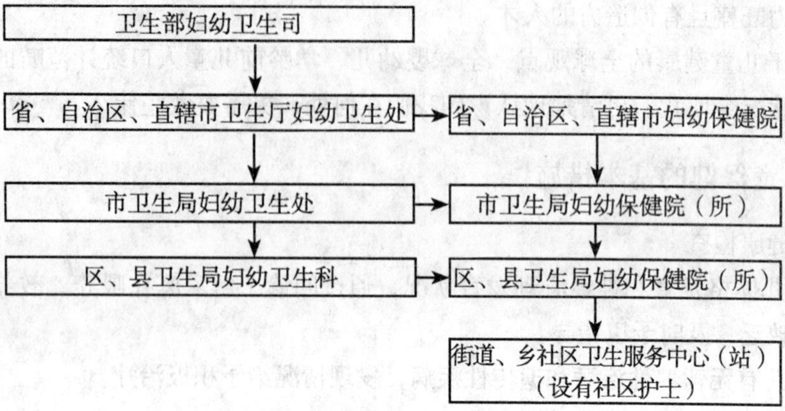

图5-1　儿童（妇幼）保健组织机构

第二节　儿童和青少年生长发育

生长（growth）是指随儿童年龄的增加，身体和各器官、各系统的长大，可用相应的测量值来表示其量的变化。生长主要以形态变化来体现。生长是发育的物质基础。发育（development）是指细胞、组织、器官功能上的分化与成熟。二者密不可分，共同表示机体的动态变化。

儿童、青少年时期是人类生命周期中身心发展最快的特殊时期，此期的生长发育处于动态变化过程中。生长发育遵循由上而下、由近到远、由粗到细、由低级到高级、由简单到复杂的规律。儿童、青少年生长发育水平虽按一定规律发展，但在一定范围内受遗传、性别、疾病、营养、教养、孕母情况及生活环境等因素的影响，存在着相当大的个体差异。因此，生长发育水平有一定的范围，所谓的正常值不是绝对的，必须考虑个体的不同影响因素，并进行生长发育监测，纵向观察评价后才能作出较正确判断。

一、儿童和青少年生长发育特征

每个儿童和青少年的生长发育都有其特殊性，又都遵循着一些普遍规律。了解各年龄所具有的生长发育特征（见表5-1），是社区护士对儿童、青少年及其家长进行生长发育方面保健指导的前提。

表5-1　各年龄期儿童和青少年的生长发育特征

年龄分期		各年龄期生长发育的特征
婴儿期	新生儿期（0~28天）	新生儿脱离母体转为独立生存，体内外环境发生巨大变化，其适应能力较弱。另外，受分娩过程中的损伤、感染等影响较大。此期需要观察和护理的特有现象为：①生理性体重下降。②新生儿黄疸。

年龄分期	各年龄期生长发育的特征
	③脐带脱落。 ④呼吸40~60次/分，心率90~160次/分。 ⑤胸围略小于头围1~2cm。 ⑥新生儿初期体温波动较大，环境温度过低易发生低体温；环境温度过高、进水少及散热不足可使体温增高，发生脱水热。 ⑦食管下部括约肌松弛，胃呈水平位，幽门括约肌较发达，易溢奶。 ⑧胎便的排出。 ⑨觅食、吸吮、握持、拥抱等条件反射。
1~2个月	体格增长较快，尤其是体重增长显著，体重是衡量健康的重要指标。第2个月起可注视事物，头可跟随水平方向移动的物体转动90°，可以用追视来判断视觉，用同他说话时苦闹停止及表情变化来判断听觉。
婴儿期　3~4个月	到4个月时，体重可超过出生时的两倍。颅骨骨缝一般约在3~4个月时闭合。此期具有的行为特征为： ①3个月时抬头较稳，4个月很稳，并转动自由。 ②喜看自己手，头眼协调好，可随物体水平转动180°。 ③握持反应消失，可胸前玩手。3个月时能短时间握玩具，到4个月就能短时间摇晃玩具或把玩具放到嘴边，常自吮手指。 ④3~4个月已能区别愉快和不愉快的气味。 ⑤头能转向声源，听悦耳声时出现微笑。 ⑥4~10个月乳牙开始萌出。2岁以内乳牙数目为月龄减4~6。
5~6个月	①能逐渐翻身，6个月时能双手向前撑住独坐。 ②能自己伸手拿东西，6个月可出现换手与捏敲等探索性动作。 ③6个月时开始发出"呷""呀"等单音。
7~8个月	①可用手撑胸腹，使上身离开床面，有时可在原地转。8个月坐稳，可扶站片刻。 ②能自己接近感兴趣的东西，不断地用手玩东西。喜鲜艳明亮的颜色。可以表现出"认生"，逐渐产生对母亲的依恋。 ③能听懂自己名字，能发出"妈妈""爸爸"等无意识复音。 ④目光可随上下移动的物体转动90°，可改变体位协调动作，能看到下落的物体。8个月开始出现视深度感觉。
9~12个月	婴儿期是出生后体格生长的第一个高峰期，接近1岁时，体重约为出生时的3倍、身高为出生时的1.5倍。1岁左右胸围约等于头围，1岁至青春前期胸围大于头围（约为头围+年龄-1）。 ①9~10个月可用拇指和食指拾物。10个月扶走。11个月可独立站片刻。12个月会爬行。也有的孩子不会爬，就开始行走起来。 ②记忆、模仿和思维开始萌芽。有时可出现自我扮演，如"假装喝水"。 ③能听懂简单的词，如"再见""欢迎"，10个月可有意识叫"妈妈""爸爸"。能叫出物体的名字。

年龄分期		各年龄期生长发育的特征
幼儿期	1～1.5岁	①前囟出生时约为1.5～2.0cm，1～1.5岁闭合。 ②15个月可独自走稳。 ③喜欢玩"藏猫猫"的游戏。 ④很想用语言表达自己的需求，但词源有限而出现乱语，能表示是否同意。 ⑤可寻找不同响声的声源。
	1.5～2岁	此期如果还不能独立行走，要去医院进行神经发育系统检查。2岁时体重为出生时的4倍。 ①幼儿可被扶着上下楼梯。 ②能区别各种形状，可叠2～3块积木，能写潦草字，用勺吃饭。 ③能说2～3个字。 ④能按简单的命令做事。
幼儿期	2岁	①2～2.5岁乳牙出齐。 ②能跑步、上下楼梯和并足跳。2.5岁时能单足跳1～2次。手指的灵活性增加，可叠6～7块积木，会翻书。 ③能说有语法的句子，如"我的鞋"等。 ④能自我表现，即以自己为中心的表现。
	3岁	①能独立的进行骑童车，洗手等全身运动。 ②能巧妙的使用剪刀、系纽扣等精细动作。 ③能充分说出自己的需要，能说自己的名字、短歌谣、数几个数。 ④情绪开始逐渐趋向稳定。能和其他小朋友一起玩耍。表现出有自尊心、同情心等。 ⑤3岁儿童的生长发育显著。但此期受养育和环境影响，个体差异较大。
学龄前期	4～6岁	①几乎已经完全建立了排泄、饮食、更衣、清洁等生活习惯。 ②语言发育已经基本形成，能讲述简单的故事。4岁时听觉发育完整。 ③开始有初步抽象思维，想象的萌芽。记忆力好，好发问。 ④对周围人和环境的反应能力更趋于完善。
学龄期	7～12岁	除生殖系统外各器官外形均已接近成人，智能发育更成熟，可接受系统的科学文化知识。 ①6～12岁乳牙逐步被同位恒牙替换。 ②能较好控制自己的注意力。 ③小脑发育达成人水平。 ④视觉发育完善。 ⑤6～11岁以后，逐渐学会综合分析、分类比较等抽象思维方法，具有进一步独立思考的能力。
青春期	13～20岁	①女孩青春期开始年龄和结束年龄均比男孩早2年左右。 ②体格生长出现婴儿期后的第二个高峰。 ③开始出现第二性征。 ④自我意识发展突出，体现在成人感和独立意向发展迅速；自我意识不断增强；自我评价逐渐趋于成熟；但对自己、对他人、对社会认识不够成熟，易得出错误的判断。 ⑤性意识发展迅速，开始意识到两性差别，从最初感到害羞、不安、对异性疏远或厌恶，逐渐转换到对异性好奇、朦胧眷恋、向往和接近。有时因对异性产生爱慕而引起情绪不稳定。

二、儿童和青少年生长发育的检测与评价

（一）儿童和青少年体格生长检测与评价

儿童体格生长检测项目通常为身高、体重、坐高、头围、胸围等形态指标。中、小学校对青少年生长发育状况的健康检测项目还包括某些功能指标和身体素质指标，如肺活量、50米跑等。

体格生长发育评价是将儿童和青少年各项生长指标的实测值与标准参照值进行比较，判断个体或群体儿童和青少年生长状况的过程。常用的评价方法有指数法、离差法、相关回归法、生长速度及发育年龄评价法等。为客观准确评价个体或群体儿童和青少年生长发育现状及发展趋势，在进行体格检测和评价时应注意以下几点：

（1）进行体格测量时必须应用准确、统一的测量用具和方法。婴幼儿测量时多不能很好配合，所以要想办法快速准确地测量。

（2）根据不同的对象选用合适的标准参照值。此标准由国家、省、市卫生部门通过对儿童和青少年体质进行一次大量的横向调查，然后按年龄、性别计算出各种统计指标作为本地区的标准参照值。一般5年或10年重新修订一次。

（3）评价时应根据评价目的选择适当评价方法，再结合体格检查、生活环境、健康和疾病状况进行综合分析，得出较准确的评价结果。

（4）评价体格发育时，不能仅凭一次测量结果就下结论，而应定期作体格测量，进行动态纵向连续性观察，才能客观、正确地评价。

（5）为了全面评价儿童青少年体格生长状况，形态指标评价内容须包括发育水平、生长速度及匀称程度三个方面。

（二）儿童和青少年神经心理发育检测与评价

儿童和青少年神经心理发育水平表现在感觉、运动、语言及心理过程等各种能力及性格方面，对这些能力及特征的检查称心理测试。心理测试方法是用一定的实验手段，较精确的数量化方法研究人的心理发育。儿童和青少年在生长发育过程中，可产生因各种原因的单纯功能性的或继发于脑器质性损伤的神经–精神发育障碍。如学习能力障碍、注意力不集中、智能迟缓等。这些发育障碍性疾病所表现的症状常常相互交错，心理测试仅检查障碍的程度，没有诊断疾病的意义。目前国内采用的心理测试方法主要包括丹佛发育筛查法、绘人测试等筛查测试方法和Gesell发育量表、Bayley婴儿发育量表等诊断测试方法两大类，须由专业人员进行评价。

85

第三节　社区儿童和青少年保健工作内容

一、儿童保健工作内容

为了更好地保障社区儿童的健康，儿童保健工作应采取主动且系统的管理。目前我国儿童保健系统管理要求儿童保健主要工作有新生儿家庭访视、定期健康检查、生长发育监测及计划免疫等。在保健工作中发现的体弱儿须设专案管理，待患儿疾病痊愈后，转入儿童保健系统管理。

（一）新生儿家庭访视

新生儿家庭访视是新生儿保健的重要措施，社区与医院之间应建立连续性的护理体系，社区护士与医院产科护士之间密切合作，以便在新生儿自医院回家后，社区能够及时对新生儿登记注册，并建立新生儿健康管理卡，按时进行家庭访视、预防接种等一系列儿童保健管理工作。社区护士应在新生儿出院回家后24小时内，一般不超过72小时进行家庭访视。

1. 访视目的　访视目的是定期对新生儿进行健康检查，早期发现问题，及时指导处理，降低新生儿发病率、死亡率或减轻发病程度，同时进行科学育儿的保健指导。

2. 访视次数　新生儿出生后28天内一般需访视3~4次，即初访、周访、半月访、满月访。如发现异常情况应增加访视次数。

3. 访视内容　可归纳为一观察、二询问、三检查、四宣教、五处置。每次访视的重点内容为：

（1）初访重点（生后3天内）：①观察新生儿居室内的环境，如温湿度、通风状况以及安全、卫生状况等。观察新生儿一般情况，如面色、呼吸、吸吮能力等。②询问母亲新生儿在出生前、出生时及出生后的情况，包括孕母情况、分娩方式、有无窒息、出生时体重和身长，喂养情况、睡眠情况、大小便情况、是否接种卡介苗和乙肝疫苗等。③测量体重、身长、体温。注意检查有无黄疸、脐部有无感染、出血等。检查有无听觉障碍和其他先天畸形。④宣教母乳喂养、婴儿抚触的益处和方法，普及科学育儿知识。⑤发现异常问题及时给予指导和处理，做好记录，预约下次访视时间。

（2）周访重点（生后5~7天）：①观察新生儿一般情况。②询问新生儿吮奶、哭声、大小便情况及喂养和护理中是否遇到新问题并给予指导。③检查脐带是否脱落，若已脱落，检查脐窝是否正常；检查臀部有无红臀，皮肤皱褶处有无糜烂等。④对存在的问题给予必要指导。

（3）半月访重点（生后10~14天）：①检查生理性黄疸是否消退。②测量身长体重。判断生理性体重下降的恢复情况，如未恢复应分析原因给予指导。检查新生儿听力。③指导给新生儿补充维生素D的方法，预防佝偻病。

（4）满月访重点（生后27~28天）：询问喂养、护理情况。测量体重和做全面体格检查，如发现异常，应找出原因并给予指导。

每次访视后，应认真填写新生儿访视卡，满月访结束时作出新生儿访视小结，并指导家长继续进行婴幼儿生长发育监测和定期健康检查。每次访视时应根据新生儿、家长及家庭具体情况进行有针对性的指导。

（二）定期健康检查

0~6岁的散居儿童和已入托幼机构的集体儿童按各年龄期保健需求定期到辖区内社区卫生服务中心进行健康检查。通过这种连续纵向观察可获得个体儿童生长趋势及心理发育的信息，以便早期发现问题，及时给予指导。

（1）定期检查时间：根据儿童生长发育的规律，新生儿每月访视4次，满月后每两周访视1次，至2个月为止。以后前半年每个月1次，后半年每2个月1次，1~3岁每6个月检查1次，3~6岁每年检查1次。但视力、听力及牙齿还应坚持每半年检查一次。如发现异常应增加检查次数。

（2）定期检查的内容：①体格测量与评价。②询问个人史和既往史。包括出生史、喂养史、生长发育史、预防接种史、疾病情况、家庭环境与教育等。③全身各系统检查。④常见病的定期实验室检查，如缺铁性贫血、寄生虫病等。对临床可疑佝偻病、发育迟缓等疾病应作进一步检查。

（3）督促按时进行预防接种，进行优育、优教的健康指导。

（三）生长发育监测

生长发育监测是一项重要的婴幼儿保健措施，可以在家庭和社区卫生服务中心及托幼机构开展此项工作。其工作步骤：由社区护士、托幼机构的医务人员或儿童家长定期、连续的为儿童测量体重，然后把历次体重值标记在卫生部推荐的儿童生长发育监测图上，观察体重曲线的增长趋势，动态观察婴幼儿生长发育趋势，以利于尽早发现生长缓慢儿童，找出原因，采取相应干预措施。目前我国卫生部规定测量体重的时间分别为：生后一年内测量5次，即生后1、3、5、8、12个月。第二年3次，即生后15、20、24个月。第三年2次，即生后30、36个月。

二、青少年保健工作内容

目前，我国青少年期保健主要由各学校保健医生负责具体工作，各级教育机构和防疫站负责监督指导。青少年保健工作内容包括按时预防接种，有针对性地对学生进行保健知识的教育，定期对学生的生长发育进行检测和评价等。社区护士有责任对辖区内的青少年和家长进行青少年保健知识的宣传指导。

第四节　社区儿童和青少年保健指导

一、新生儿期保健指导

新生儿期（neonatal period）身体各器官的功能发育尚不成熟，生理调节能力和对外界变化的适应性差，抵抗感染的能力弱，是儿童期发病率和死亡率最高的时期。第一年婴儿死亡中有2/3死于出生后28天内的新生儿期，尤以第一周最高，占新生儿死亡数的70%。对新生儿家长的保健指导主要是在家庭访视时完成，访视时主要从以下几方面进行健康指导。

（一）保暖与衣着

新生儿居室应阳光充足，空气新鲜，足月儿最适室温为22℃～24℃，相对湿度为55%～65%。如冬季室温过低，可指导家长正确使用热水袋等方法保暖，预防发生新生儿硬肿症。为防止发生脱水热，夏季应避免室温过高、新生儿衣被不宜过厚。衣着和尿布须选用清洁、柔软、吸水性好、浅颜色的布料。注意包裹不要太紧，更不能用带子捆绑，以便四肢自由屈伸。

（二）营养与喂养

1. 鼓励母乳喂养　世界卫生组织提倡婴儿至少要保持4～6个月纯母乳喂养。指导母亲正确的哺乳方法与技巧，以维持充足的乳汁分泌。

母乳喂养注意事项：①因婴儿的吸吮能刺激母体产生泌乳激素，因此，应尽量做到分娩后30分钟内吸吮。②从最初的按需哺乳逐渐养成每3～4小时哺乳一次的习惯。③每次哺乳开始部分为前奶，最后部分为后奶。后奶脂肪含量高达7%～8%，虽然前奶中含丰富的蛋白质，但脂肪含量低于1%。因此，母亲应注意使婴儿吃空后奶。在婴儿腹泻、消化不良时，不必中断母乳，可给婴儿只吃前奶。④多吸和频吸可以促进乳汁分泌。另外，由于夜间哺乳催乳素分泌是白天的10倍，因此，夜间哺乳也是促进乳汁分泌有效方法。⑤纯母乳喂养儿，母亲应适当补充维生素K，多吃蔬菜水果，以避免婴儿发生维生素K缺乏性出血性疾病。

2. 混合喂养与人工喂养　如由于乳汁分泌不足或其他原因不能按时哺乳，可指导母亲进行混合喂养，即用牛奶、配方奶粉或其他代乳品补充母乳不足。每次应先哺母乳，待乳汁吸尽后，再补充其他乳品；但每日母乳喂养不可少于3～4次。若由于其他原因不能喂养，则母亲仍应按时将奶挤出或吸出，否则会影响乳汁再分泌。

人工喂养是指婴儿出生后，不能母乳而只能用其他代乳品进行的喂养方法。目前较好的代乳品为配方奶粉。配方奶粉进行人工喂养的注意事项：①根据月龄选择奶嘴及奶瓶，调制奶粉前将洗净的奶具放入沸水中煮沸消毒5分钟，4个月后逐渐缩短至2～3分钟，6个月左右奶具洗净后可不必消毒，10个月左右开始练习用杯喝水，为以后用杯喝奶打基础。②调制奶的浓度必须严格依照奶粉外包装上的说明进行，未经医生建议不可改变奶的浓度。每天喂奶次数和量可参考奶粉外包装上的说明，但更重要的是应根据婴儿的反应进行按需喂养。③喂奶前，母亲在自己手背上滴几滴乳汁以试温度，避免烫伤婴儿。④奶粉需现用现配。⑤两次喂奶之间需喂适量温开水以补充水分。

（三）排便护理

1. 粪便观察 正常母乳喂养儿大便为黄色、粥样、微带酸味，新生儿期每日3~5次左右。牛奶喂养的婴儿大便呈淡黄色，较母乳喂养儿的大便干燥。消化不良时大便为黄色或绿色，粪水分开，如蛋花汤样。饥饿时大便为绿色、量少、次数多。肠道感染时大便次数多、水样或带有黏液、脓性。如发现异常应及时咨询或就诊。

2. 排便后的护理 每次大便后用温水清洗臀部，勤换尿布，保持臀部干燥，使用氧化锌或5%鞣酸油膏涂抹局部，积极预防和及时治疗尿布疹。

（四）皮肤护理

婴儿皮肤娇嫩，且排泄次数多，应每日沐浴，保持皮肤清洁，减少病菌的繁殖。沐浴后可做婴儿抚触，以达到促进婴儿生长发育的目的。

1. 婴儿沐浴 婴儿沐浴的目的是清洁皮肤，增进婴儿舒适感；对婴儿一般情况进行观察与评估，早期发现问题，早期治疗；预防感染。

（1）用物：浴盆、小毛巾、大毛巾、衣服、尿布、包布、中性沐浴液或婴儿香皂、95%酒精、棉签。

（2）沐浴前的准备：沐浴的环境应避风，室温最好在26℃~28℃之间。沐浴前应洗净双手，预防交叉感染。澡盆内应先倒冷水再倒热水，并以手腕内侧测试水温，约38℃~40℃左右。沐浴时间勿选择喂奶后一小时之内。

（3）沐浴顺序：先洗面部、头、颈、上肢、躯干、下肢，最后洗腹股沟、臀部及外生殖器。

（4）沐浴时的注意：①清洁眼部时应由内眦往外眦擦。②清洗头部时要防止耳朵进水，切勿安压前囟门处。③注意清洁皮肤的皱褶处。④清洗腹部时注意不要沾湿脐部，每次沐浴后应对脐部进行消毒和包扎。

2. 婴儿抚触 即给婴儿进行全身的按摩，可以刺激婴儿的淋巴系统，增强抵抗力；增进婴儿睡眠，并改善睡眠质量；帮助平复婴儿情绪，减少哭闹；可以促进母婴情感交流，促进乳汁分泌；另外，还可以通过抚触促进婴儿饮食吸收和激素的分泌，达到体重增加、缓解婴儿胀气、结实肌肉的目的。

（1）用物：婴儿润肤油、毛巾、尿布、替换的衣物。

（2）抚触前的准备：选择安静房间，室温保持在25℃左右，播放柔和的音乐。婴儿不宜太饱或太饿，抚触最好在婴儿沐浴后进行。在抚触前将婴儿润肤油先倒一些于掌心，并相互揉搓使双手温暖。

89

（3）抚触的步骤与手法

1）脸部（舒缓紧绷脸部）。从前额中心处用双手拇指往外推压；眉头、眼窝、下巴，同样用双手拇指往外推压，均划出微笑状。

2）胸部（通畅呼吸促进循环）。双手放在两侧肋缘，右手向上滑向婴儿右肩，复原，左手以同样方法进行。

3）手部（增加灵活反应）。将婴儿双手下垂，用一只手捏住其胳膊，从上臂到手腕轻轻挤捏，然后用手指按摩手腕。用同样的方法按摩另一只手。双手夹住小手臂，上下搓滚，并轻拈婴儿的手腕和小手。在确保手部不受伤的前提下，用拇指从手掌心按摩至手指。

4）腹部（有助于肠胃活动）。按顺时针方向按摩腹部，但是在脐痂未脱落前不要按摩该区域。用指腹在婴儿腹部从操作者的左方向右按摩。

5）腿部（增加运动协调功能）。按摩婴儿的大腿、膝部、小腿，从大腿至踝部轻轻挤捏，然后按摩脚踝及足部。双手夹住婴儿的小腿，上下搓滚，并轻拈婴儿的脚踝和脚掌。在确保脚踝不受伤害的前提下，用拇指从脚后跟按摩至脚趾。

6）背部（舒缓背部肌肉）。双手平放婴儿背部，从颈部向下按摩，然后用指腹轻轻按摩脊柱两边的肌肉，然后再次从颈部向脊柱下端迂回运动。

（4）抚触的注意事项：①按摩以每天3次，每次15分钟为宜。②选择适当的时间进行按摩，当婴儿觉得疲劳、饥渴或烦躁时都不适宜按摩。③按摩最好在婴儿沐浴后或者穿衣服时进行，按摩时房间需保持温暖。④按摩前需温暖双手，将婴儿润肤油倒在掌心，轻轻按摩、随后逐渐增加压力以便婴儿适应。⑤不要强迫婴儿保持固定姿势，如果婴儿哭了，先设法让他安静，然后才可继续。一旦婴儿哭得很厉害应停止抚触。⑥不要让婴儿的眼睛接触润肤油。

（五）常见疾病预防与护理

1. 脐部感染　一般脐带在出生后5～8天自然脱落，脐带脱落前要保持脐部干燥。在使用尿布时注意勿使其超过脐部，以免尿、粪污染脐部。应每天用75%酒精棉签消毒脐带残端及脐轮周围1～2次，每次由内向外消毒三遍，然后用无菌纱布包扎。如脐部有分泌物则用酒精消毒后涂1%甲紫使其干燥；如脐部周围皮肤红肿、有脓性分泌物，则提示感染，应及时就诊。

2. 各系统感染　新生儿居室要空气新鲜，尽量避免接触外来人员，凡患有皮肤病、消化道、呼吸道感染或其他传染病者，不能接触新生儿。接触新生儿前要脱掉外衣、洗手、洗脸及漱口。母亲感冒时需戴口罩喂奶。

（六）早期教育

新生儿的视、听、触觉已初步发展，母亲可通过哺乳、怀抱、抚触、多与婴儿说话及用色彩鲜艳、摇曳发声的玩具刺激其视、听觉等方式促进婴儿神经心理发育，增进母子间的情感交流，从而促进婴儿智力发育。

（七）常见意外伤害预防与院前急救

意外窒息是3个月内婴儿最常见的意外伤害。母亲要注意哺乳姿势，避免乳房堵塞婴儿口鼻；切忌边睡边哺乳，提倡母婴分睡，避免熟睡时母亲肢体、被褥等压住婴儿口鼻而引起窒息；每次喂奶后要将婴儿竖立抱起，轻拍后背，待胃内空气排出后再使婴儿右侧卧位，防止发生呛咳而引起窒息；注意不要捏鼻喂药；冬季外出时不要将婴儿包裹得过紧、过厚、过严；使小动物远离婴儿，避免因小动物身体堵住婴儿口鼻而引起窒息。如果发现新生儿发生意外窒息，应迅速去除引起窒息的原因，保持呼吸道通畅，若婴儿心跳呼吸停止，立即作心肺复苏，同时送往医院抢救。

二、婴幼儿期保健指导

婴幼儿期（infant period and toddler's age）是儿童生长发育旺盛的时期，对能量和蛋白质的需要量高，但消化吸收功能发育尚不完善，如喂养不当，易患营养素缺乏性疾病。同时，来自母体的免疫抗体逐渐消失，而自身后天获得的免疫力很弱，容易患各种感染性和传染性疾病。婴幼儿心理、行为发展迅速，在正确的教养下，可培养坚强的性格、意志和养成良好的习惯。婴幼儿的好奇心增强、自主运动能力发育很快，逐渐能爬、站、握持和行走，但平衡能力较差且识别危险事物的能力不足，容易出现意外。

（一）营养与喂养

1. 婴儿期膳食　以高能量、高蛋白的乳类为主，注意维生素D的补充。4个月以内婴儿提倡纯母乳喂养，婴儿4个月左右，不论采取何种方法喂养，必须按由少到多、由稀到稠、由细到粗、由一种到多种的原则逐渐添加辅食，以补充营养。并为过渡到断奶后的饮食做准备。同时注意训练婴儿的咀嚼功能。指导家长添加辅食的具体步骤和辅食制作方法，每增加一种新辅食，都应注意观察婴儿的粪便，以判断辅食增加是否过量、婴儿胃肠道是否适应。如发现消化不良或腹泻，应暂停添加新辅食。

2. 断奶　WHO提倡母乳喂养至2岁。断奶季节选择秋、冬季较为适宜。断奶开始时，应逐步减少每天母乳的次数，以奶粉、粥等代替。断奶时不可采用骤然停止母乳或在乳头上涂苦、辣味等措施，要使之渐渐断奶，因为突然断奶会使婴幼儿难以承受食物突然变化造成的心理压力，而使其产生情绪变化。

3. 幼儿期膳食　此期处于断奶之后，牛奶仍为主要食品，1～2岁时每日需500ml，2～3岁时每日需250ml左右。膳食安排应以"三餐二点制"为宜。由于幼儿期生长发育较婴儿期减缓，营养需要量相对下降等原因，18个月左右可出现生理性厌食。因此，食物制作的要细、烂、软，且经常变换口味，以增进幼儿的食欲。指导家长掌握合理的喂养方法和技巧，膳食时间安排要规律，鼓励幼儿自己进食，以促进食欲。

（二）早期教育

婴幼儿期早期教育以感知、语言、动作训练为主，同时注意动作的发展及与周围人相互关系的培养等。

91

1. 培养良好的生活习惯，发展婴幼儿的独立性和自主性　①良好的睡眠习惯。如良好睡眠姿势、定时独立睡眠、睡眠时嘴不含东西等。②良好的饮食习惯。如逐步训练婴幼儿细嚼慢咽、自主进食、不偏食、不挑食、不边吃边玩等。③良好的卫生习惯。如婴幼儿饭前便后洗手、3岁以内婴幼儿饭后漱口、大于3岁幼儿饭后刷牙等。

2. 视、听、语言能力的训练　使婴幼儿多接触各种事物如玩具、图片及音乐等，启发婴儿用语言表达需要，促进感知觉发展，培养其观察力。幼儿期是语言形成的关键时期，应经常与他交谈，鼓励其多说话，锻炼幼儿丰富的语言表达能力。及时纠正错误发音，但切忌过于频繁纠正发音，尤其不能讥笑，否则会造成心理紧张，而引起口吃。

3. 及时训练动作　动作是心理的外部表现，动作的发展促进儿童心理发展。从婴儿期添加辅食时起，即可训练用勺进食，促进眼、手协调动作发展。指导家长按各月龄生长发育的特征并结合婴儿的实际能力适时训练其动作。通过拾豆、撕纸、画画等游戏活动发展精细动作。

4. 与周围人相互关系的培养　在玩耍中鼓励婴幼儿主动与他人接触，并建立友好的情感，培养良好的情绪和行为。同时应耐心限制其危险行为，注意培养集体观念、道德观念、懂得礼貌，以提高其环境适应能力。

（三）体格锻炼

婴幼儿要多做户外活动，进行空气、日光、水"三浴"锻炼，以增强体质，提高对外界环境的适应能力和抗病能力。婴儿进行户外活动的时间可由最初的5~10分钟，逐渐延长到1~2小时。但要避免阳光直射面部。

（四）常见疾病预防与家庭护理

婴幼儿腹泻、小儿肺炎、营养性缺铁性贫血和维生素D缺乏性佝偻病是儿童期常见的四种疾病。此外，在儿童心理发展过程中出现的社会心理问题日渐增多，严重影响儿童的健康和正常生长发育。

1. 儿童自闭症（infantile autism）　是一种神经系统发育障碍引起的精神障碍性疾病。病因不明，多在3岁前起病。男女患病率比为4∶1，我国男女患病率比例为（6~9）∶1。主要表现为对亲人不依赖、缺乏交流和目光对视、不喜欢拥抱、独自玩耍等交流障碍；语言发育明显落后或语言内容奇怪难以理解、模仿语言和"鹦鹉语言"等语言障碍；转圈、嗅味、玩弄开关、来回奔走、特别依恋某种无生命东西等刻板行为。

社区护理应对适龄儿童的家长进行自闭症相关知识的宣教，做到早发现、早就医、早确诊、早治疗尤为重要。目前自闭症无特效药物治疗，多采用以教育和训练为主、药物治疗为辅的方法，包括交流训练、语言训练、行为治疗、感觉统合训练、听觉统合训练和结构化教育等。应指导家长在生活中多与儿童沟通，多创造与儿童交流的机会，强化语言训练和良好行为的训练，帮助其克服异常行为。使患儿在集体生活中成长，在与正常儿童交往中接受帮助，使其精神活动得到发展，获得社会交往的能力。

2. 儿童多动症（hyperkinetic syndrome of childhood）　又称注意力缺陷障碍，主要表现

为注意力不集中或过于短暂，容易被周围无关紧要的事分散注意力、自我控制能力差、活动过多、情绪不稳，继发学习困难等。其发病与遗传、轻度脑损伤、工业污染、铅中毒、高糖食物及环境教育等因素有关。社区护士指导家长平时要注意保护儿童的注意力、不要粗暴干涉、训斥；要注意自己的言行，耐心解释儿童提出的问题。并常与儿童谈心，建立儿童的自信心。指导家长在生活中如何识别儿童异常行为，利于早期就医。

（五）常见意外事故院前急救与预防

由于婴幼儿运动能力逐渐增强，常用触觉和味觉探索周围环境，因此易发生气管异物、灼烫伤、中毒及溺水等意外事故。

1. 气管异物　常由于儿童在进食或口含小玩具时哭笑而深吸气将异物吸入气管引起，强迫喂药时也可发生。异物进入气管后引起呛咳、间歇性的青紫和窒息，进而使异物逐步进入支气管，严重者窒息死亡。

（1）院前急救：当发现气管异物时，如儿童可以呼吸，家长应保持镇静，鼓励其用力咳嗽以争取将异物咳出。除非能看见异物，否则不要盲目用手指取异物。但是，气管、支气管异物自然咳出的机会仅1%～4%，因此对未咳出异物者应立即送往医院急救处理。在立即呼救当地紧急医疗服务帮助的同时或在送往医院的途中，对呼吸困难患儿应立即进行紧急救护。

①1岁以下婴儿的救护。用前臂托住婴儿胸部让婴儿面朝下，头部低于躯干倒立，用几个手指在肩胛骨之间给予有力而不过分的冲击。②1～9岁儿童的救护。救护者坐下，将儿童面朝下横过救护者的双膝间，用手掌根部在肩胛骨之间给予有力的拍击，注意用力不可过大，如果阻塞物未去除，可重复进行。③大于9岁儿童的救护。从后面抱住儿童，让其处于直立位，用一个拇指向上面对腹部，用另一只手握住这只手用力向后向上冲击肋缘，如果异物未去除，可重复上述的手拳冲击法三次以上。如果阻塞物排出后呼吸未恢复，应进行口对口人工呼吸。

气管异物经现场急救处理时，若异物清除成功，呼吸道通畅，立即进行人工呼吸；如未成功，应重复拍背、手拳冲击、人工呼吸，直至取出异物，同时转送医院急诊，进行复苏后处理。

（2）预防：由于4岁以下儿童咀嚼功能低下，注意避免进食较小、较硬而光滑的食物，如花生、瓜子等；幼儿不宜吃口香糖及果冻。不要让儿童玩耍和打闹时进食，教导儿童在说话或大笑前咀嚼并咽下食物；选择玩具时注意玩具的零部件直径不小于3.5cm，长度不小于6.0cm。将硬币、纽扣、安全别针、糖果、饮料罐拉环和气球等物品放在婴幼儿接触不到的地方，防止误食、误吸的发生。

2. 灼烫伤　灼烫伤指因接触热油、热水、热汤和热蒸气等高温物质、腐蚀性化学物质或放射线引起的皮肤和组织损伤。

（1）院前急救：①热液烫伤。应立即脱去被热液浸湿的衣物，然后将受伤部位浸入冷清水中降温，如衣物与皮肤粘在一起，切勿撕拉，只须将未粘着部衣物剪去，也不要将水泡刺破，保护好创面，及早送医院治疗。②强酸或强碱灼伤。应马上用大量冷清水冲洗

93

至少20分钟。如果是生石灰烧伤皮肤，应先用手绢、毛巾揩净皮肤上的生石灰颗粒，再用大量清水冲洗。切忌先用水清洗，因为生石灰遇水会发生化学反应，产生大量热量灼伤皮肤。然后用清洁布品包好以保护创面，急送医院救治。

（2）预防：使家中或托幼机构内的儿童远离能够引起灼烫伤的危险物品。汤菜须温度适宜后方可给儿童进食；成人在端热水、热饭菜时应注意避开来回奔跑的儿童。

另外，为预防跌倒、中毒、溺水等意外伤害的发生，应指导家长不应将婴幼儿单独留在较高的位置上；将易吞的东西、有毒物品等危险物品放在婴幼儿触及不到的地方；注意使用有盖电源；经常检查玩具的安全性；不能将婴幼儿单独留在浴盆、水池及湖泊附近以保障儿童的安全。

三、学龄前期保健指导

学龄前期（preschool age）儿童体格发育速度减慢，独立活动范围扩大，智力发展快，求知欲及可塑性强，易发生意外事故。此期虽然机体抵抗力逐渐增强、免疫系统发育很快，但尚不成熟，仍易患儿童传染病。

（一）营养与饮食

学龄前期儿童的膳食结构接近成人，与成人共进主餐，另加一餐点心即可。每天饮牛奶200ml左右，以保证优质蛋白的摄入。避免食入过于油腻、辛辣、刺激性较大的食品。膳食安排力求多样化、粗细交替，以提供儿童生长发育所需的平衡营养。

（二）教育

1. 安全教育　学龄前儿童活泼好动，但机体发育尚不完善，动作协调性不好，且缺乏实践经验，易发生意外。因此，要适时对他们进行安全教育，如要遵守交通规则、不要玩电器或电源、不要去河边、池塘边玩耍等。儿童家长和托幼机构应定期且及时地检修活动场所、玩具等，预防意外事故发生。

2. 学前教育　学前教育是幼儿教育的继续。安排动静结合的活动内容，使儿童在游戏（时间以20～25分钟为宜）中增加学习兴趣、开发智力，学习关心集体、团结协作、遵守纪律及如何与人交往。培养分辨是非的能力，注意发展想象和思维能力。在日常生活中锻炼他们的毅力和独立生活能力，培养自尊、自强、自立、自信的品格。

（三）常见疾病与健康问题的预防和家庭护理

1. 龋齿（dental caries）　龋齿率与地区社会经济状况、生活习惯、饮食结构等密切相关。发达国家龋齿率较高，美国12岁儿童的龋患率达90%。据1995年第二次全国口腔健康流行病学调查，我国12岁儿童龋患率为45.8%；5岁儿童龋齿发病率达76.55%。预防龋齿主要有四点：①儿童必须养成良好的口腔卫生习惯。3岁前学会餐后漱口，3岁后学会正确的刷牙方法，做到饭后5分钟内刷牙。家长应注意给儿童选择适合其年龄的牙刷。②控制食物中的糖。③氟化物防龋。即用氟水漱口或含氟牙膏刷牙。④鼓励母乳喂养，饮食营养要均衡，特别注意含钙丰富食物的摄入及维生素D的补充。另外，学龄前儿童应每年进行1～2

次的牙齿检查，以便早期发现龋齿，早期治疗。

2. 弱视（amblyopic）　弱视是儿童常见眼病之一，指眼球无器质性病变而矫正视力不能达到正常者。我国儿童弱视患病率约为3%～4%。由于6岁前是治疗弱视的最好时机，如果错过治疗时机，将造成眼睛的终生残疾。因此儿童应每半年进行一次视力检查，以便及时发现视力问题，及时矫正。另外，从新生儿时期，家长就应注意儿童床周围放置的玩具及光源等要定期变换位置，教育儿童在读、写、看电视时要注意用眼卫生，预防弱视的发生。

3. 小儿肥胖症（obesity）　小儿肥胖症是指体重超出同性别、同身高参照人群均值的20%。95%～97%肥胖儿童属单纯性肥胖，不伴有神经、内分泌及遗传代谢性疾病。常发生于婴儿期、5～6岁的学龄前期和青春期。近年来小儿单纯性肥胖的发生率在我国呈明显上升趋势。肥胖不仅影响儿童健康，其中10%～30%还可发展为成年肥胖症，继而引起高血压、冠心病、糖尿病等疾病。小儿单纯性肥胖的常见原因有：①摄入过多。尤其是高脂肪、高热量食物摄入过多。②活动过少。有研究表明看电视和玩电子游戏与儿童肥胖的发生具有很强的相关性。③出生时体重超重。④儿童不良情绪。因此，应纠正家长不正确的营养观念，避免孕期营养过剩；指导家长培养儿童从小养成良好的饮食习惯，避免摄入过多油炸类和淀粉类食物、糖果、含碳水化合物多的甜饮料等；忌用食品奖励或惩罚儿童；不要在吃饭时训斥儿童；鼓励儿童经常体育锻炼，合理安排看电视、玩电子游戏的时间；坚持对婴幼儿生长发育进行监测，以利于早期发现体重增长过快的趋势，及时采取干预措施。

（四）常见意外伤害院前急救处理与预防

学龄前儿童活动范围逐渐扩大并有喜欢模仿成人活动的特点。因此，对于此期的儿童在预防婴幼儿期常见意外事故的基础上，还应注意对他们进行交通安全知识的教育，预防交通事故的发生。另外，由于此期儿童有一定的独自活动能力，加之城市中宠物增多等原因，儿童被宠物、毒虫等咬伤事件逐年增多。

1. 毒虫咬伤　常见陆生有毒昆虫如蜜蜂、大黄蜂、蜈蚣及毒蝎等，它们对人体的伤害多局限于叮咬部位，可出现局部红肿、疼痛、痒痛、起水疱等不同程度局部反应。全身反应常见于继发性的过敏反应，极少数年幼、体弱者被多只毒虫咬伤可能会造成死亡。

急救与处理：仔细检查被毒虫咬伤部位有无毒刺并予以拔除或刮除，并注意观察儿童的生命体征。如果被蜜蜂、毒蝎蜇伤或蜈蚣咬伤也可用弱碱性溶液如肥皂水清洗伤口；被黄蜂蜇伤可用弱酸性溶液如食醋清洗伤口。剧痛者可以冰块冷敷或激素软膏外涂。抬高患肢，以减少肿胀和疼痛。对有过敏反应者可口服抗组胺药。继续观察伤口和全身反应，如局部疼痛加剧、继发感染或出现呼吸困难、哮喘、荨麻疹等应立即就医。

2. 犬咬伤　被咬伤后，应立即用大量清水、肥皂水反复冲洗伤口，然后去医院注射狂犬疫苗。回家后至少观察7周，如出现发热、头痛、恶心、呕吐、吞咽困难，对光、声、风、水有恐惧感须立即复诊。

四、青少年期保健指导

青少年期各疾病患病率和死亡率降低，但行为和心理方面的问题开始增加。因此，加强道德品质教育及生理、心理卫生知识等教育为本期保健指导的重点。

(一) 营养与饮食

部分青少年在学龄期（school age）后期进入青春期，体格生长开始加速，体力活动增多，心理活动也逐渐复杂，对营养的需要逐渐增加。小学生课间加餐，不仅满足生长发育的需要，且有益于儿童学习时集中注意力。多食富含钙的食物，加强运动，使骨量发育到最佳状态。

青春期（adolescence）是体格发育的第二个生长高峰期。各种营养素需求量相对高于成人，每日摄入的蛋白质、脂肪、糖、维生素、铁、钙、碘等营养物质的比例要满足青春期生长发育的需要。然而，营养过剩，活动过少，易导致青少年肥胖。因此，应纠正不良的饮食行为，避免肥胖症发生。

(二) 提供适宜的学习条件

学校应根据1990年6月4日国家教育委员会和卫生部联合颁发的《学校卫生工作条例》规定，合理安排作息时间；配置适合儿童学习和生长发育的教学设施；避免学生作业过多和精神过度紧张。

(三) 教育

1. 德育与法制教育　由于青少年生理和心理发育特点使他们易受外界不健康因素的影响，易做出一些缺乏理智的事。因此，有必要增加青少年的法律知识，增强其法律意识，使其认识自己遵纪守法的重要性。同时，培养其助人为乐、积极向上的品德，自觉抵制腐化堕落的思想。

2. 性教育与遗精、经期卫生教育　按不同年龄，采取多种教学方法进行性教育，如宣传手册、主题班会等，内容包括正确认识性发育对青少年心理生理的影响，预防艾滋病及性病，加强对自身的防护等。

遗精（emission）是指男孩在没有性交和手淫的情况下出现的射精，首次遗精多发生于14~16岁，一般发生在睡眠中，每月出现2~3次，是健康男子出现的正常生理现象。手淫、精神过度紧张及内裤过紧等刺激会使频率增加，影响身体健康。防止频繁遗精的措施有：①合理安排学习生活，防止精神过度紧张。②临睡前不应大量喝水，不看刺激性小说和录像。③内裤宜宽松、柔软，保持外阴清洁卫生。④睡觉时被盖不宜过重过厚，尽量采取侧卧位，以免因仰卧或俯卧刺激生殖器而产生遗精。

月经是青春期少女的正常生理现象。少女月经期机体抗病能力下降，如缺乏经期卫生知识，可引起月经病，甚至妇科感染性疾病。所以在月经期应更重视个人卫生，应采用淋浴洗澡，切勿游泳，避免寒冷刺激，避免剧烈运动或参加体力活动，对自己的月经情况进行记录，以便及早发现异常，及时防治。

3. 安全教育　意外事故是青少年死亡的最主要原因。青少年与外界接触的范围不断扩大，精力充沛、喜欢冒险、易冲动，常过高估计自己的能力，易发生车祸、溺水、自杀及运动外伤等意外损伤。因此，应对青少年进行安全教育，训练其预防和处理意外事故的能力，并教育他们互相友爱，遇到意外事故要互相帮助，共同克服困难。同时，应加强吸烟、吸毒的警示教育，使青少年远离毒品，避免不良行为的发生。

（四）青少年常见疾病与健康问题的预防和家庭护理

1. 近视（myopia）　近视的发生和发展不仅与遗传因素有关，还与环境因素和青少年的用眼卫生密切相关。青少年应每半年进行一次视力检查，以便尽早发现视力异常，及时矫正。学校及社区应采取多种形式对儿童及其父母进行保护视力、预防近视的保健指导，提高他们对保护视力重要意义的认识，培养青少年良好的读写习惯，在提高自我保健意识的基础上注意用眼卫生。

用眼卫生内容包括：①读写姿势要端正，读写时眼书距离保持一尺（33cm）左右，胸距桌边缘一拳，手指距笔尖一寸。连续看书一小时左右要休息片刻；不要在阳光直射或暗弱光线下看书写字；不躺在床上或走路、乘车时看书。②看电视时应每0.5～1小时休息5～10分钟；眼与电视机屏幕的距离应为电视屏幕对角线的5～7倍；屏幕高度应略低于眼睛，画面有良好的对比度，亮度适中，室内保持一定照明。③长时间看电视或读写后应做些轻松的全身活动或做眼保健操以缓解眼的疲劳紧张。

2. 手淫（masturbation）　手淫是指用手摩擦自己的外生殖器，满足性快感的一种自慰行为。因生殖器官和性腺发育，使青少年的性意识全面苏醒，性冲动强度增强。此时为满足生理需要，易发生手淫。男女青少年均可发生手淫，以男性多见。手淫后感觉愉快、满足，第二天精神饱满，活力充沛，适度手淫对身体健康无害。少数青少年若形成一种无法自我控制的过度手淫习惯可引起神经疲劳，影响日常工作和学习，必须及时矫治，以免导致心理异常和性功能障碍。传统观念认为手淫是不道德的异常行为，使青少年产生自责、自罪等不良心理状态，这种由手淫带来的心理损伤很大，应帮助他们正确地认识和对待手淫，认识到适度手淫不是可耻行为，同时也应懂得过度手淫的危害，鼓励他们把精力放在学习上，多参加课余活动，尽量缩短在床上入睡的时间。避免阅读和观看黄色书刊和影视。注意内裤不要过紧，睡眠时尽量采取侧卧位，保持外生殖器清洁，防止因局部炎症刺激诱发性冲动，以控制手淫的频繁发生。

3. 青少年网迷　网络是一把双刃剑，青少年在利用网络拓宽知识面、获得知识的同时，网络中的游戏、色情信息也深深地影响着他们的身心健康。由于青少年心理发育不成熟、社会经验不足、自制力差、猎奇心强，在思想上尚未形成是非观，在人际交往中经常出现困惑，学习压力大，与父母往往又缺乏交流，于是为了获得心理上的满足，他们易痴迷于网络，不能自拔。近年来，青少年由于迷恋网络而引发的犯罪率和死亡率逐年上升。网迷问题已成为社会问题。

预防青少年成为网迷的措施有：①家长要有防范意识，自己应对网络有所了解，尽量

97

与青少年一同上网，多与其讨论网上内容，以便更好地监控和引导青少年的上网行为。②家长应与儿童建立良好的关系，并注意培养青少年人际沟通能力，鼓励其参加集体活动和社交活动，培养其与他人合作的意识，把压抑的情绪宣泄出来，让他们体验人际交往的成功感。③加强性教育，消除他们对性的神秘感。④学校应定期聘请专家进行正确使用网络的宣传教育及上网的道德规范教育。

对于已迷失在网络中的青少年，社区护士、教师、家长和学校要给他们以精神上的关怀与安慰，帮助他们排解心理困惑。对于学习成绩不好的学生，老师和家长应给予更多的辅导和关心，帮助他们提高学习成绩，增强自信心。对于与父母关系不好的学生，父母应首先自我反省，然后与孩子交流，并共同找出原因。家长还应充实青少年的精神和娱乐生活，如陪孩子打球、做游戏、锻炼身体等。同时不要过度压抑青少年上网的欲望，因为采取严禁方式不仅于事无补，反而会加重他们的逆反心理。应注意尊重青少年的个性，给他们以正确的引导。对于重症成瘾者可在心理医生的指导下采用认知行为疗法或脱敏疗法，并配合药物调整，以改善大脑功能和心理状态，帮助青少年建立积极的心理防御机制，使他们的身心获得解脱。

4. 青少年妊娠（teenage pregnancy）　青少年妊娠不仅危害机体健康，而且也给个人生活和家庭造成阴影，甚至引发一些社会问题，如弃婴、自杀等。应使青少年懂得未婚先孕的严重危害、懂得自重自爱的重要性。指导她们在与异性朋友交往时，要用理智控制冲动。当发生性行为后，要尽早告知父母或去医院进行检查，以利于采取相应的措施。切不可自行堕胎，以免危及生命。

（五）对青少年父母教育的指导

青少年是生理、心理发生巨变和自我意识迅速发展的特殊时期，是独立性和依赖性、自觉性和幼稚性错综复杂的矛盾时期。父母们对此也同样感到困惑和矛盾，如何应对这一系列问题，需要对家长进行必要的指导。

1. 指导父母理解青少年的特点　①易冲动，易做意想不到的事情。②有时问他也不回答。③注重朋友。④主张独立。⑤对影响他的感情和行动特别敏感。⑥具有强烈"归属"愿望。

2. 指导父母正确教育子女　①尊重他的想法、喜好及希望，尊重其个人隐私。②给他提供选择的机会，并接受其结果。③即使与他的意见不同，也努力倾听。④不要过分抑制他的活动，适当放开。⑤帮助他选择合适的职业。⑥在安全和安宁的环境中，培养其独立性。⑦引导他使其懂得在实践中学习社会、家庭的规则和责任及违背它的后果。⑧给予他无条件的爱，从语言和感觉上表现出对他的关心，努力与他共享幸福和悲伤。⑨及时回答他的提问，像朋友一样对待他。

第五节　集体儿童卫生保健

托儿所、幼儿园、学校是儿童、青少年集体生活的场所，是进行儿童和青少年教育的基地。社区护士有责任与托幼机构和学校内的医务人员共同做好对教师及相关人员的培训、卫生保健制度的建立与管理等工作，保障和促进儿童和青少年在集居的条件下身心健康成长。

一、托儿所、幼儿园卫生保健

（一）托儿所、幼儿园卫生保健工作要求

为提高托儿所、幼儿园卫生保健工作质量，保证儿童的身心健康，1994年12月1日卫生部、国家教委发布的《托儿所、幼儿园卫生保健管理办法》中规定托儿所、幼儿园园舍、桌椅、教具、采光、照明、卫生设施、娱乐器具及运动器械等必须安全并适合儿童健康发育的需要，符合国家规定的卫生标准和安全标准要求。托幼机构内必须设立保健室、隔离室，并对其设置的标准和设备配备标准作了说明，并明确了如何配备儿童保健人员。同时提出了儿童入园所要求、托幼机构工作人员健康检查要求和在托幼机构从事饮食工作人员要求。根据《托儿所、幼儿园卫生保健管理办法》第十条规定，托幼机构儿童健康保健工作要求：

（1）建立合理的生活制度，培养儿童良好的生活习惯，促进儿童身心健康。

（2）为儿童提供合理的营养。应为母乳喂养提供必要条件，有哺乳室的应设立奶库。及时添加辅助食品，确保儿童膳食平衡，满足其正常生长发育需要。

（3）建立定期健康检查制度，3岁以下儿童应进行生长发育监测，并做好常见病的预防，发现问题及时处理或报告。

（4）完成计划免疫工作，预防传染病的发生，做好传染病的管理。

（5）根据不同年龄开展与其相适应的体格锻炼，增进儿童身心健康及抗病能力。

（6）制定各种安全措施，保障儿童人身安全，防止事故的发生。

（7）选择适合儿童身心发展和健康的儿童玩具、教具及制作材料。

（8）做好环境卫生、个人卫生及美化绿化工作，为儿童创造安全、整洁、优美的环境。

（9）对儿童进行健康教育，学习自我保健的技能，养成健康的生活习惯。

（二）托儿所、幼儿园儿童卫生保健管理

建立健全卫生保健制度是托幼机构儿童保健管理工作的重点，根据儿童生长发育特点、保健需求及《托儿所、幼儿园卫生保健管理办法》，建立并严格执行托幼机构儿童卫生保健的各项制度。

1. 生活制度　根据儿童年龄，生理、心理特点与需要及季节的变化建立合理的生活制度。包括科学地安排作息时间；进餐的时间、次数和食物；游戏与作业的时间与内容等。

2. 膳食管理制度　托幼机构保健人员应根据大、中、小及托班的年龄特点、营养需求和配餐原则制定每周膳食计划。受过专门培训的炊事人员根据膳食计划，并严格执行《食品卫生法》进行膳食制作。应注意食品卫生无毒、均衡营养、花样更新、供量始终，并注重培养儿童良好的饮食习惯。

3. 体格锻炼制度　根据各年龄期儿童生长发育特点，有组织、有计划地安排不同形式的游戏和体格锻炼项目。体格锻炼的内容和方法应不断更新，并有记录和分析，以提高体格锻炼的效果。

4. 消毒、隔离制度　备有高压消毒锅（柜）、紫外线灯、隔离治疗室等消毒隔离设备。加强对水源、食品、粪便及污物的管理。定期对食具、毛巾、桌椅、教具、玩具、便具等进行清洁、消毒，被服定期清洗、晾晒。保持室内空气新鲜、阳光充足。注意培养儿童良好的卫生习惯。对传染病患儿做到早发现、早隔离，减少交叉感染的机会。

5. 安全制度　定期检查、维修房屋、桌椅、玩具及电器、煤气、门窗及阳台等室内防护设施；妥善保管药物、刀、剪等危险物品，防止意外事故的发生。定期培训托幼机构的工作人员，使其掌握预防和处理意外事故的急救处理技术。建立接送制度，以保证儿童安全。

6. 健康检查制度

（1）儿童和工作人员入园前体检：儿童及托幼机构的工作人员入园前须到指定的医疗保健机构进行体格检查，经检查证明身体健康及近期无传染病接触史者方可入园。入园时了解并记录儿童的既往史和预防接种情况。

（2）晨晚间检查：日托儿童每天晨间入园时应由保健人员进行简单的身体检查和询问，以便及早发现疾病，及时采取措施。全托者除晨检外还应增加一次午睡或晚间检查。

（3）定期检查：托幼机构内0~6岁集体儿童应坚持婴幼儿保健系统管理，全面了解在园儿童生长发育和健康状况，及时发现并干预不利于儿童生长发育的因素。

7. 疾病防治制度　按照计划免疫程序对儿童进行免疫接种，对患传染性疾病患儿做到早发现、早隔离治疗、早报告；保护易感儿童。在晨晚间检查和定期检查的基础上，建立传染病、常见病、多发病登记制度。做好防治传染病、常见病、多发病的健康教育工作。

托幼机构应根据各项制度要求，制定各项卫生保健工作执行评价指标（如定期健康检查受检率、预防接种建卡率等），并根据实际工作记录和统计指标进行评价。

二、学校卫生保健

学龄儿童开始接触社会，社区护士、家长、社会应密切配合，保证其心理和身体健康成长，使他们在德育、智育、体育、美育等各方面得到全面发展。

1. 培养良好的生活习惯　包括良好的饮食习惯、良好的卫生习惯、良好的睡眠习惯、良好的运动习惯以及不吸烟、不饮酒等良好生活习惯。

2. 培养正确的坐、立、行等姿势

（1）听课阅读时，应抬头，两肩摆平，躯干正直，两肩自然下垂，大腿平放椅面上，腰部靠在椅背上，两小腿与地面垂直或稍向前伸，脚板平放地上，这样使身体舒适，不容易疲劳。阅读时，书本应与桌面呈30°～40°角，使书本与视线呈直角，可避免颈肌的疲劳。

（2）写字时，头稍向前伸，两臂需等长度放在桌上，使身体保持端正。前胸与桌沿要保持一拳的距离，眼与书本也要保持一定的距离，不要过近。

（3）站立时，手臂自然下垂，挺胸收腹，不要驼背。休息时两足交替伸出，不要固定一侧。

（4）走路时，双足勿向外撇，不要形成"八字脚"走路的习惯。背书包时要双肩交替，避免形成脊柱侧弯。

3. 小学设课间加餐　小学生常因赶早晨上课而进食不足，最好上午课间补充营养食品，以保证体格、智力发育。同时，特别重视补充强化铁食品，以减低贫血发生率。

4. 预防近视眼　学龄期应特别重视保护视力，防止发生近视。除了教育学生读书、写字保持正确的姿势，还要在课间组织学生做眼保健操，避免近视的发生。

第六节　计划免疫与预防接种

预防接种（prevention vaccination）是指有针对性地将生物制品接种到人体内，使人对某种传染病产生免疫能力，从而预防该传染病。计划免疫（planned immunity）是根据儿童的免疫特点和传染病的发生情况制定的免疫程序，有计划和有针对性地实施基础免疫（即全程足量的初种）及随后适时的加强免疫（即复种）。

一、计划免疫

目前我国卫生部规定的计划免疫为"五苗防七病"。五种计划免疫疫苗预防接种实施程序见表5-2。此外，各地区根据流行地区、季节或家长要求可进行非计划免疫接种，如乙型脑炎疫苗、流行性脑脊髓膜炎疫苗、风疹疫苗、流感疫苗、腮腺炎疫苗等。

表5-2　五种计划免疫疫苗预防接种实施程序表

预防疾病	结核病	乙型肝炎	脊髓灰质炎	百日咳、白喉、破伤风	麻疹
免疫原	卡介苗减毒活结核菌混悬液	重型乙型肝炎疫苗（乙肝疫苗）	脊髓灰质炎减毒丸活疫苗（脊灰疫苗）	百日咳菌液、白喉毒素、破伤风毒素混合制剂（百白破疫苗）	麻疹减毒活疫苗
接种方法	皮内注射	肌内注射	口服	肌内注射	皮下注射
接种部位	上臂三角肌中部附着处	上臂三角肌中部		上臂三角肌或臀部	上臂三角肌下缘附着处
初种次数	1	3	3	3	1
每次剂量	0.1ml	0.5ml	1粒	0.5ml	0.5ml
初种月龄	出生时	出生时	2个月	3个月	8个月
		1个月	3个月	4个月	
		6个月	4个月	5个月	

续表

预防疾病	结核病	乙型肝炎	脊髓灰质炎	百日咳、白喉、破伤风	麻疹
加强年龄			4岁	1.5～2岁 6岁白破疫苗	1.5～2岁 （复种）
注意点	为避免出现差错，可在接种第一针乙肝疫苗后的其他时间接种卡介苗	第一针和第二针的间隔时间≥28天，第二针和第三针的间隔时间≥60天	冷开水送服或含服，服后一小时内禁服热开水，各针间隔时间≥28天	各针的间隔时间应≥28天	接种前1个月及接种后2周内避免用胎盘球蛋白、丙种球蛋白制剂

二、预防接种禁忌证

（一）一般禁忌证

1. 患自身免疫性疾病和免疫缺陷者禁止接种。

2. 有急性传染病接触史而未过检疫期者暂不接种。

3. 活动性肺结核、较重的心脏病、风湿病、高血压、肝肾疾病，慢性病急性发作者，有哮喘、过敏史者或有严重化脓性皮肤病者，有发热者不宜接种。

（二）特殊禁忌证

各疫苗的特殊禁忌证应严格按照使用说明执行。

1. 结核菌素试验阳性、中耳炎者禁忌接种卡介苗。

2. 接受免疫抑制剂治疗期间、腹泻、妊娠期禁忌服用脊髓灰质炎疫苗糖丸。

3. 因百日咳菌苗偶可产生神经系统严重并发症，故本人及家庭成员患癫痫、神经系统疾病和有抽搐史者禁用百日咳菌苗。

4. 有明确过敏史者，特别是鸡蛋过敏者或新霉素过敏者均不能接种麻疹减毒疫苗。接受大剂量皮质激素治疗，强的松≥2mg/（kg·d）或20mg/d，且使用14天以上者，停激素治疗一个月后方可接种。白血病患儿在缓解和停止化疗至少3个月后可接种。

5. 对酵母过敏或疫苗中任何成分过敏者不宜接种乙型肝炎疫苗。

三、预防接种的实施

（一）儿童预防接种证、卡（簿）的建立

预防接种证、卡按照接种者的居住地实行属地化管理。在儿童出生后1个月内，其监护人应到儿童居住地的接种单位为其办理预防接种证。未按时建立预防接种证或预防接种证遗失者应及时到接种单位补办。设有产科的医疗卫生单位，要告知新生儿监护人及时到居住地接种单位建立预防接种证、卡。户籍在外地的7岁及以下儿童寄居本地时间在3个月及以上，由寄居地的接种单位及时建立预防接种卡（簿），无预防接种证者需同时建立预防接种证。

（二）接种前准备工作

1. 确定接种对象　根据免疫规划疫苗规定的免疫程序，确定接种对象。接种对象包括：本次应种者、上次漏种者和流动人口等特殊人群中的未种者。在安排接种对象时应注意：①各种疫苗的第一次接种时间为最小免疫起始月龄，不能提前。②接种的针次间隔不能缩短。两种减毒活疫苗应至少间隔4周再接种。③未按期接种者应及时补种，必须在规定的月龄范围内完成预防接种。基础免疫要求在12月龄内完成。如未在12月龄内完成的应尽快接种。

2. 通知儿童家长或其监护人　采取预约、通知单、电话、口头、广播通知等适当方式，通知儿童家长或其监护人接种疫苗的种类、时间及地点，并嘱其提前给儿童洗澡、换上整洁内衣，带领儿童并携带接种证，按时到指定地点进行接种。

3. 领取疫苗　接种单位根据各种疫苗接种人数计算领取疫苗数量，做好疫苗领取登记，并做好冷链管理。冷链管理是指疫苗从生产厂家到各级贮存运输单位和基层接种点各个环节，都应配备冷藏、冷运设备，始终使各种疫苗处于其所需低温环境，保证疫苗质量。

（三）接种时的工作

1. 接种场所要求　接种场所要宽敞清洁、光线明亮、通风保暖，并准备好接种工作台、坐凳以及提供儿童和家长休息、等候的条件。按照登记、咨询、接种、记录、观察等进行合理分区，确保接种工作有序进行。同时接种几种疫苗时，在接种室/台分别设置醒目的疫苗接种标记，避免错种、重种和漏种。做好室内清洁，使用消毒液或紫外线消毒，并做好消毒记录。接种工作人员穿戴工作衣、帽、口罩，双手要洗净。

2. 核实接种对象　应查验儿童预防接种证、卡，核对接种者姓名、性别，出生年、月、日及接种记录，确认是否为本次接种对象、接种疫苗的品种。对需要接种而因有接种禁忌而不能接种者，应对其本人或监护人提出医学建议，并在接种卡和接种证上记录。

3. 接种前告知和询问健康状况　在实施接种前，应告知接种者或者其监护人所接种疫苗的品种、作用、禁忌、不良反应以及注意事项。询问接种者的健康状况以及是否有接种禁忌等情况，并如实记录告知和询问情况。对家长、儿童做好解释工作，以取得儿童及家长的合作。

4. 接种操作　操作前再次查验核对接种对象姓名、预防接种证、接种凭证和本次接种的疫苗种类，无误后予以接种。注射法接种疫苗或菌苗时必须严格无菌操作。因活疫苗或活菌苗易被碘酊杀死，故在接种时，只能用75%乙醇消毒注射部位的皮肤。

5. 接种记录、观察与预约　及时在预防接种证、卡上记录所接种疫苗的年、月、日及批号。接种记录书写工整，不得用其他符号代替。告知家长或监护人，接种者在接种后留在接种现场观察15~30分钟。如出现异常反应，及时处理和报告。与儿童家长或其监护人预约下次接种疫苗的种类、时间和地点。

（四）接种后的工作

（1）整理用物、处理剩余疫苗，记录疫苗的使用及废弃数量，剩余疫苗按以下要求处理：焚烧处理已开启安瓿的疫苗；将冷藏容器内未打开的疫苗做好标记，放冰箱保存，于有效期内在下次接种时首先使用。

（2）清理核对接种通知单和预防接种卡，及时上卡，确定需补种的人数和名单，下次接种前补发通知。

（3）统计本次接种情况和下次接种的疫苗需用计划，并按规定上报。

四、预防接种反应及处理

（一）一般反应及处理

一般反应是指在预防接种后发生的，由疫苗本身所固有的特性引起的，对机体只造成一过性生理功能障碍的反应。

1. 全身反应　一般于接种后24小时内，活疫苗在5～7天后出现中低度发热，有时伴头痛、头晕、恶心、呕吐、腹泻等反应，持续1～2天。个别儿童接种麻疹疫苗后5～7天出现散在皮疹。嘱家长给儿童多饮水、注意保暖、适当休息，高热不退者去医院就诊。

2. 局部反应　接种后数小时至24小时左右，注射局部出现红、肿、热、痛，有时伴有局部淋巴结肿大或淋巴管炎，可持续2～3天。轻度局部反应一般不需任何处理。较重的可用毛巾热敷，每日数次，每次10～15分钟。但卡介苗的局部反应不能热敷。

（二）异常反应及处理

1. 过敏性休克　注射后数秒钟或数分钟内发生，可表现为血压明显下降、脉细速，并有胸闷、心悸、喉头阻塞感及呼吸困难等呼吸道阻塞症状。同时可出现面色苍白、口周青紫、四肢湿冷、恶心呕吐，大小便失禁、惊厥甚至昏迷等表现。此时应立即使患儿平卧，头部放低，皮下注射1：1000肾上腺素0.5～1ml，吸氧，保暖，并采用其他抗过敏性休克的抢救措施。

2. 晕针　儿童由于空腹、精神紧张、恐惧、疲劳或室内闷热等原因，在接种时或接种后数分钟内发生头晕、心慌、面色苍白、出冷汗、手足冰凉、心跳加快等表现，重者一过性血压下降、心跳呼吸减慢，知觉丧失。此时应立即使患儿平卧，头稍低，下肢抬高，解衣扣，给予饮少量热开水或糖水，短时间内即可恢复。经上述处置后不见好转者可按抗过敏性休克处理，3～5分钟仍不见好转者，应立即送医院诊治。

3. 过敏性皮疹　一般见于接种后数小时至数天内，服用抗组胺类药物后即可痊愈。

第六章　社区妇女健康保健

妇女约占世界总人口的一半，是家庭和社会的核心组成部分，肩负着建设国家和孕育后代的双重任务。妇女的身心健康直接影响下一代的健康，而且她们是否具有卫生保健意识对家庭和社会的卫生水平将产生直接影响。社区卫生服务将妇女作为其重点服务对象，社区妇女的预防保健工作是社区卫生服务"六位一体"重要功能。因此，拓展与妇女保健密切相关的社区护理工作的职能势在必行，社区护理人员必须掌握妇女保健的理论知识与技术。

第一节　概　　述

一、妇女保健的概念

社区妇女保健是针对女性一生中在不同阶段的生理和生殖的特点以及存在的健康问题，以预防为主，以保健为中心，以群体为对象，以维护妇女的身心健康和提高妇女的自我保健意识为目标，运用多种学科的知识和技术，为妇女提供良好的健康保护和健康促进服务。

二、社区妇女保健的任务

社区妇女保健工作应根据妇女不同时期的生理和心理特点，提供侧重点不同的预防保健服务。妇女一生的保健工作包括青春期保健、婚期保健、孕期保健、围绝经期保健和老年期保健以及妇女常见病的一、二级预防等。在实际工作中，重点强调以下几方面的内容：

（1）研究妇女各阶段的生理和生殖变化规律、社会心理特点及保健要求。

（2）针对危害妇女健康的常见疾病采取防治措施。

（3）分析对妇女健康产生影响的生活环境、社会环境等因素并进行有效的护理干预。

（4）建立并健全提高妇女保健水平和保健意识的保障制度和管理方法。

三、妇女保健的相关政策与法规

（一）《中华人民共和国人口与计划生育法》

（1）积极开展"以人为本"的计划生育优质服务，保障妇女享有计划生育权利。努力为流动妇女提供卫生保健服务，维护她们的健康福利。各级政府有关部门积极探索流动妇女社区卫生保健服务模式，通过多种途径开展性与生殖健康教育和咨询服务，组织流动妇女进行健康检查，免费发放避孕工具，为贫困流动孕产妇实行免费服务，提高流动妇女的健康水平。

（2）坚持实行计划生育基本国策，提倡晚婚晚育。近十年来，妇女早婚率下降，平均初婚年龄增大，总生育率保持在较低水平。在计划生育活动中，国家强调社会性别意识，尊重妇女的生育权利，把计划生育和促进性别平等相结合。2002年开始实施的人口与计划生育法，进一步明确规定了夫妻双方共同承担计划生育责任，为实现家庭生活中的性别平等提供了有利条件。

（3）依法保障女婴和女孩的生存发展权利，遏制出生男性婴儿性别比偏高的现象。人口与计划生育法禁止利用超声技术和其他技术手段进行非医学需要的胎儿性别鉴定，不允许非医学需要的选择性别的人工终止妊娠。

（二）《生育保险》

1994年12月14日，国家劳动部颁布《生育保险》。生育保险是国家通过立法，对怀孕、分娩的女职工给予生活保障和物质帮助的一项社会政策。其宗旨在于通过向职业妇女提供生育津贴、医疗服务和产假，帮助他们恢复劳动能力，重返工作岗位。生育保险提供的生活保障和物质帮助通常由现金补助和实物供给两部分组成。现金补助主要是指给予生育妇女的生育津贴。有些国家还包括一次性现金补助或家庭津贴。实物供给主要是指提供必要的医疗保健、医疗服务以及孕妇、婴儿需要的生活用品等。提供的范围、条件和标准主要根据本国的经济实力而确定。

1. 产假　产假是指国家法律、法规规定，给予职工在生育过程中休息的期限。具体解释为女职工在分娩前和分娩后的一定时间内所享有的假期。产假主要作用是使女职工在生育时期得到适当的休息，使其逐步恢复体力，并使婴儿受到母亲的精心照顾和哺育。我国在20世纪80年代以前，把妇女怀孕、生育和产后照料婴儿的假期规定为56天。自1988年公布《女职工劳动保护规定》后，对原规定作了很大的修改。现法定正常产假为90天，其中产前假期为15天，产后假期为75天。难产者增加产假15天。若是多胞胎生育，每多生育一个婴儿增加产假15天。流产产假以4个月划界，其中不满4个月流产的，根据医务部门的证明给予15～30天的产假；满4个月以上流产的，产假为42天。对晚婚、晚育的职工，很多地区还采取了奖励政策，将假期延长为180天。

2. 生育津贴　生育津贴是国家法律、法规规定对职业妇女因生育而离开工作岗位期间给予的生活费用。有的国家也称生育现金补助。我国生育津贴的支付方式和支付标准分两种情况：①在实行生育保险社会统筹的地区，支付标准按本企业上年度职工月平均工资的标准支付，期限不少于90天；②在没有开展生育保险社会统筹的地区，生育津贴由本企业或单位支付，标准为女职工生育之前的基本工资和物价补贴，期限一般为90天。部分地区对晚婚、晚育的职业妇女实行适当延长生育津贴支付期限的鼓励政策。还有的地区对参加生育保险的企业中男职工的配偶，给予一次性津贴补助。

3. 生育医疗服务　生育医疗服务是由医院、开业医生或合格的助产士向职业妇女和男职工之妻提供的妊娠、分娩和产后的医疗照顾以及必要的住院治疗。生育医疗服务是生育保险待遇之一。各国的生育保险提供给怀孕妇女的医疗服务的项目不同，一般是根据本国的经济实力和社会保险基金的承受能力，制定相应的服务范围。大多数国家为女职工提供从怀孕到产后的医疗保健及治疗。我国生育保险医疗服务项目主要包括检查、接生、手术、住院、药品、计划生育手术费用等。

（三）《农村孕产妇系统保健管理办法（试行）》

所谓孕产妇系统保健指从怀孕开始到产后42天为止，对孕产妇进行系统的检查、监护和保健指导。该管理办法于1989年卫生部颁布。它是落实计划生育基本国策、实现优生优育的重要内容和基础工作。农村孕产妇系统保健管理办法从我国农村的实际情况出发，总结近年来农村开展孕产妇系统保健管理工作的经验而制订。通过建立村、乡、县三级医疗保健网，明确职责，实行统一管理，做到预防为主，防治结合，达到减少孕产期合并症、并发症和难产发病率，降低围生儿死亡率，提高出生人口素质的目的。农村孕产妇系统保健工作应以提高产科质量为中心，筛选高危孕妇为重点，实行分级分工管理，根据各地实际情况，逐步扩大管理范围，提高保健质量。该管理办法分别介绍了孕产期的保健内容，农村孕产妇系统保健管理分级、职责和工作的主要管理措施。

（四）《中华人民共和国母婴保健法》

我国于1994年10月27日通过并颁布、实施此法律，并在妇女发展纲要中提出妇女健康目标，不断增加妇幼保健资金投入，逐步完善妇女保健服务网络。各级卫生部门把妇科病查治作为妇女保健的一项常规工作，全国每年有三分之一以上的65岁以下已婚妇女可以享受到妇科病检查。政府重视女性青少年健康和老年妇女健康，为提高她们的性健康知识水平，增强她们的自我保护能力，采取多种途径宣传科学的保健方式，为广大妇女提供更多的健康咨询和服务的专科门诊，使妇女生活质量有了较大提高。同时降低了孕产妇死亡率，确保母亲安全。此外，还积极改善乡（镇）卫生院接生条件，通过开辟孕产妇急救绿色通道、实行贫困孕产妇救助等措施，提高农村孕产妇住院分娩率，改善母婴安全状况。

（五）《女职工劳动保护规定》

国务院于1988年发布《女职工劳动保护规定》。该规定从劳动保护的角度维护女职工的合法权益，减少和解决女职工在劳动和工作中因生理特点造成的特殊困难，保护其健康。规定要求不得在女职工怀孕期、产期和哺乳期降低其基本工资或解除劳动合同；女职工在月经期间，所在单位不得安排其从事高空、低温、冷水和国家规定的第三级体力劳动强度的劳动；女职工在怀孕期间，所在单位不得安排其从事国家规定的第三级体力劳动强度的劳动和孕期禁忌从事的劳动；怀孕七个月以上（含七个月）的女职工，一般不得安排其从事夜班劳动；女职工在哺乳期内，所在单位不得安排其从事国家规定的第三级体力劳动强度的劳动和哺乳期禁忌从事的劳动等。

四、妇女卫生保健常用指标

（一）妇科疾病普查普治常用的统计指标

（1）普查率 $= \dfrac{\text{期内（次）实查人数}}{\text{期内（次）应查人数}} \times 100\%$

（2）患病率 $= \dfrac{\text{期内患妇科疾病人数}}{\text{期内受检查妇女人数}} \times 10万/10万$

（3）总治愈率 $= \dfrac{\text{治愈妇科疾病例数}}{\text{患妇科疾病总例数}} \times 100\%$

（二）孕产期保健指标

1. 孕产期保健工作统计指标

（1）孕产妇系统保健率 $= \dfrac{\text{期内接受孕产妇系统保健的孕产妇数}}{\text{同期孕产妇总数}} \times 100\%$

（2）孕产妇产前检查覆盖率 $= \dfrac{\text{期内接受一次及以上产前检查的孕产妇数}}{\text{期内孕产妇总数}} \times 100\%$

（3）产前检查人均次数 $= \dfrac{\text{期内产前检查总人数}}{\text{期内产妇总数}}$

（4）产后访视率 $= \dfrac{\text{期内产后访视的产妇数}}{\text{期内分娩的产妇数}} \times 100\%$

（5）住院分娩率 $= \dfrac{\text{期内住院分娩的产妇数}}{\text{期内分娩产妇数}} \times 100\%$

2. 孕产期保健质量指标

（1）高危孕妇发生率 $= \dfrac{\text{期内高危孕妇数}}{\text{期内孕产妇总人数}} \times 100\%$

（2）妊娠高血压疾病发病率 $= \dfrac{\text{期内患病人数}}{\text{同期孕产妇总人数}} \times 100\%$

（3）产后出血率 $= \dfrac{\text{期内产后出血人数}}{\text{同期产妇总人数}} \times 100\%$

（4）产褥感染率 $= \dfrac{\text{期内产褥感染人数}}{\text{期内产妇总人数}} \times 100\%$

（5）死产率 $= \dfrac{\text{某地某时期孕28周以上死产数}}{\text{该地同期孕28周以上死产数+活产数}} \times 100\%$

3.孕产期保健效果指标

（1）围生儿死亡率＝$\dfrac{孕28足周以上死胎、死产数+生后7日内新生儿死亡人数}{孕28足周以上死胎、死产数+活产数} \times 1000‰$

（2）孕产妇死亡率＝$\dfrac{年内孕产妇死亡数}{年内孕产妇总数} \times 10万/10万$

（3）新生儿死亡率＝$\dfrac{期内生后28日内新生儿死亡数}{同期活产数} \times 1000‰$

（4）早期新生儿死亡率＝$\dfrac{期内生后7日内新生儿死亡数}{同期活产数} \times 1000‰$

（5）晚期新生儿死亡率＝$\dfrac{期内生后8日到28日内新生儿死亡数}{同期活产数} \times 1000‰$

（三）计划生育统计指标

（1）人口出生率＝$\dfrac{某年出生人数}{该年平均人口数} \times 1000‰$

（2）人口死亡率＝$\dfrac{某年内死亡人口总数}{该年平均人口数} \times 1000‰$

（3）人口自然增长率＝$\dfrac{年内人口自然增长数}{年平均人口数} \times 1000‰$

（4）晚婚率＝$\dfrac{初婚中符合晚婚年龄的人数（男/女）}{全年初婚人数（男/女）} \times 100\%$

（5）节育率＝$\dfrac{落实节育措施的已婚育龄妇女人数（夫妇任一方）}{已婚的有生育能力的育龄妇女数} \times 100\%$

（6）绝育率＝$\dfrac{男和女绝育数}{已婚的有生育能力的育龄妇女数} \times 100\%$

第二节　青春期妇女保健

　　青春期是由儿童期发育到成年期的过渡时期，是个体生长发育的第二个高峰，此期间妇女在生理、心理、社会方面会发生很大的变化。医学上把从青春发育征象的开始到生殖功能完全发育成熟的这段时期称为青春期。进入青春期的年龄因人而异，但一般来说，女性青春期大约在10～14岁开始，至17～18岁结束。进入青春期后，受下丘脑-垂体-性腺轴的调节，卵巢内的卵泡开始发育并分泌激素。在性激素作用下，身体及生殖器官迅速发育、月经来潮和第二性征发育。青春期的身心健康是决定妇女一生体格、体质的关键，因此，必须加强青春期的保健。

（一）青春期的生理、心理特点

1. 生理特点

（1）体格生长发育迅速：在激素作用下，体格迅速生长发育，体重和身高迅速增加，各系统和内脏发育也很快，生理功能增强，效率提高。

（2）第一性征的发育：在性激素的作用下，内外生殖器官进一步发育，子宫体的长度增长为宫颈的2倍；输卵管增粗；卵巢增大，出现不同程度发育的卵泡，开始排卵；阴道增长变宽，表层黏膜增厚且形成皱襞；阴阜皮下脂肪聚集而稍隆起；大小阴唇增大并有色素沉着；生殖器官的分泌功能逐渐产生。

（3）第二性征出现：在性激素的作用下，女性开始出现第二性征。最早出现的女性特征是乳房发育，一般在10～11岁乳房开始发育，乳头下出现硬结并有轻度胀痛感，乳头增大，周围出现乳晕并有色素沉着；腋毛和阴毛出现；皮下脂肪增多，分布于肩、胸、臀部，出现女性特有的特征和体征。

（4）月经来潮：在丘脑下部和垂体的促性腺激素的作用下，卵巢内卵泡细胞进一步发育并产生性激素。在卵泡发育过程中，随着周期性激素水平的变化，子宫内膜周期性的增生、脱落、出血，称为月经。第一次月经来潮称为初潮，是进入青春期和性成熟开始的标志。月经初潮的年龄受遗传、营养、气候、精神及疾病等因素的影响而存在个体差异。一般情况下，初潮的年龄为11～16周岁，多数在13～14岁出现，超过18周岁仍无月经来潮应视为异常。月经初潮提示开始排卵和具有生殖能力，但卵巢功能尚不健全，一般初潮1～2年后卵巢发育成熟并出现规律月经。月经周期是指从本次月经的第一天到下次月经的第一天的天数，平均28～30天，正常范围为20～40天。经期是指月经的持续天数，一般3～7天。经量是指每次月经期的出血量，平均60ml，30～180ml均属正常范围。经量的多少因人而异，并与遗传、环境等因素有关。

2. 心理特点

青春期处于半幼稚和半成熟、独立性和依赖性并存、变化多端的时期。青春期的心理特征一方面带有童年期的某些痕迹，另一方面又开始出现成人期的某些心理特征，在心理上容易出现情感多变、情绪不稳定或易激动等特点。因此心理学家称此年龄阶段为"危险年龄阶段"。这一阶段的心理特征主要有以下几方面：

（1）性发育引起的问题：主要表现在对性发育的困惑，月经初潮所引起的心理变化及情绪不稳定，以及逐渐对性知识产生兴趣，对异性产生爱慕感，朦胧地出现两性意识。此期若不能得到良好的性知识和道德教育，极易发生不正当的性行为，危害身心健康。

（2）独立意向发展快：随着生理、心理、社会功能的发展，青少年渴望独立的愿望日益强烈，希望从父母和老师的束缚中解脱出来，并开始疏远家庭，具有很强的逆反心理。同时由于社交的需要，渴望在经济上能独立支配一些钱和物，因此又必须依赖父母。这种独立与依赖的矛盾心理使青少年的情绪极易不稳定，甚至产生亲子关系和师生关系的紧张。

（3）伙伴关系密切：同龄伙伴成为青少年交往中非常重要的社会关系，他们信任伙伴胜过信任家长和老师，他们与伙伴倾吐内心的秘密和苦恼，并从伙伴那里得到友情、支持和温暖。但此期间若结交了不好的伙伴，沾染一些不良嗜好，容易走上犯罪道路。

（4）自我意识迅速发展及世界观的形成：青少年时期，对自我及外界形成确定感，但对自我的评价带有一定的盲目性，容易夸大自己的能力，当受到挫折和失败时容易垂头丧气。同时在青春期，青少年开始认真思索人生的价值和个人的追求等问题，逐渐形成对人生和世界的看法，并确立自己的理想和奋斗目标。

（5）早恋及青少年妊娠：近年来，由于经济、社会、文化等因素发展的影响，青少年性发育、性成熟的年龄逐渐提前，中学生的早恋问题日益严重。最严重的后果之一便是妊娠，给学习、生活带来诸多不良影响。

（6）其他问题：青少年自杀及意外死亡也是这个时期常见的问题。

（二）女性青春期常见的健康问题

1. 青春期月经病 痛经、青春期功能失调性子宫出血（简称"青春期功血"）、闭经是青春期少女常见的月经病。

（1）痛经：痛经是指月经期出现的下腹部疼痛，持续数小时或1～2天，可以发生在月经前、月经时或月经后。特点是呈阵发性加剧，向会阴部、下腰部发射，有时伴有恶心、呕吐、尿频等症状，严重时甚至出现面色苍白、手足冰冷、虚脱、昏厥。服用一般的止痛药也不能缓解，影响生活、学习与工作。

痛经可分为原发性和继发性两种：①青春期的痛经多为原发性痛经，原发性痛经不伴有生殖器官的器质性病变。②继发性痛经，多伴有生殖器官的器质性病变的症状，如子宫内膜异位症、子宫肌腺病、盆腔炎症、子宫内膜息肉，以及先天性生殖器官畸形如双子宫、双阴道等。

痛经是一种临床自觉症状，并非单一的疾病，可有多种因素引起：

1）精神因素：经期压力过大、精神紧张、情绪低落等。

2）体质因素：体质差者容易发生痛经。

3）缺乏经期保健知识：经期饮食不当，如饮食过辣或过冷、受寒、剧烈的运动等都可导致痛经。

4）子宫因素：子宫发育不良如子宫肌层发育不良、宫颈口狭窄或子宫位置过度倾斜等导致经血淤积子宫内，流通不畅，刺激子宫剧烈收缩或不规律收缩，引起痛经。

5）其他因素：痛经可能与经血中前列腺素的含量较高有关，因前列腺素使血管收缩，肌肉缺血导致疼痛。

（2）青春期功能失调性子宫出血：功能失调性子宫出血（简称"功血"）是指由于调节生殖系统的神经内分泌失调引起的异常子宫出血。表现为月经周期的明显不规则，经期延长，经血量过多或不规则阴道流血等。主要是由于下丘脑-垂体-性腺轴功能紊乱引起，而全身及内外生殖器官并无器质性病变。精神过度紧张、环境改变、气候骤变、过度劳累、营养不良或躯体疾病等都可能导致功血的发生。青春期功血常发生在月经初潮后不久，多为无排卵型功血。

111

（3）闭经：闭经按发生的年龄可以分为原发性闭经和继发性闭经两种，原发性闭经是指年满18周岁，月经尚未来潮者。继发性闭经是指已经建立规律的月经，持续3个月以上月经停止来潮者。闭经按发生的原因可分为生理性闭经和病理性闭经。生理性闭经是指因生理原因而出现的一定时期的月经不来潮；病理性闭经是指因某些病理性原因而使月经停止来潮。控制正常月经周期的任何一个环节出现故障都会发生闭经，可以是下丘脑性闭经、垂体性闭经、卵巢性闭经或子宫性闭经。青春期少女可能发生原发性闭经也可能发生继发性闭经。

（4）其他健康问题：性早熟或性发育延迟也是青春期常见的健康问题。性早熟是指女孩在8周岁以前，男孩在9周岁以前出现第二性征，或女孩在10周岁以前出现月经。性发育延迟是指年满13周岁仍无第二性征的出现，其原因可能与下丘脑、垂体、卵巢的病变有关，另外，肿瘤、慢性病及重度营养不良也会造成发育延迟。

2. 青春期特殊行为　虽然青少年独立意识迅速发展，但此期的认知能力和辨别是非能力尚不完善，易受社会不良风气的影响而沾染一些不良习惯和行为，如吸烟、酗酒、吸毒、性行为等。近年来，少女吸烟、酗酒的比率不断上升，而酗酒导致的不良后果如酒精中毒、交通事故、酒后受骗等事件也呈上升趋势。有些少女为了减肥而盲目的节食，导致神经性厌食、营养不良、贫血、闭经、肺结核等疾病的发生。

青春期少女由于缺乏必要的性知识、道德法制观念和社会经验，加之自制力较差，容易上当受骗成为性犯罪的受害者；而早恋导致的性行为所造成的妊娠和性病也是影响青春期健康的重要因素。目前，我国少女发生初次性行为的年龄也在提前，由此带来的诸多社会问题不容忽视。

（三）女性青春期的保健指导

1. 合理的营养指导　青春期体格的迅速生长发育，需要合理、均衡的营养。为了保证青春期少女的生长发育和健康，膳食供给应注意以下几个方面：

（1）膳食中各种营养素的供给必须满足少女的生长发育需求。

（2）注意膳食的构成和合理搭配，食物应多样化。膳食成分应包括谷类、动物类、蛋类、奶类、蔬菜和水果类；并注意主食、副食搭配，荤素搭配，粗细搭配，使食物营养达到互补作用的最佳效果。

（3）注意三餐能量的合理分配，早、中、晚的热能分配以3：4：3较为合理；应保证有充足的时间进餐，不宜匆忙，以免影响消化吸收。

（4）养成良好的饮食习惯。纠正挑食、偏食、少食、暴饮暴食和爱吃零食的不良习惯，以保证身体的健康发展。

2. 经期卫生保健　月经期全身及局部的抵抗力稍有下降，情绪也容易波动，因此养成良好的经期卫生习惯，有利于女性生理、心理的健康发展。

（1）经期要注意个人卫生，勤洗会阴部，勤换卫生巾，经期不宜盆浴、坐浴、游泳、阴道冲洗等，不宜做妇科检查。

（2）对于内置式卫生棉条，使用前应详细了解其使用方法，以免损伤处女膜，并及时去除，以免遗留而引起炎症反应。

（3）经期禁止性交，以防上行感染。

（4）注意保暖，不宜冷水浴。

（5）经期避免重体力劳动，不食刺激性食物。

（6）记录时间和月经情况以及时发现是否有异常。

3. 养成良好的生活方式　培养良好的个人生活习惯，合理安排生活、工作和学习，有规律的作息和保证充足的睡眠，不熬夜，不贪睡，不吸烟，不饮酒，加强体育锻炼以增强体质。

4. 心理卫生与健康行为指导　青春期少女心理保健与健康行为的建立主要通过健康教育来进行。教育内容包括性生理教育、性心理教育和性道德教育等，使其了解生殖器官的解剖与生理、第二性征的发育、月经来潮现象及经期卫生，解除对性发育的神秘感和对月经来潮的恐惧，建立对性问题的正确态度和对性成熟状态的科学认识，指导其与异性正确交往，加强对心理卫生和健康行为的正确引导和教育，培养自尊、自爱、自强、自信的优良品质。

第三节　围婚期妇女保健

围婚期妇女保健是结婚前后为保障婚配双方及其下一代健康所进行的保健服务。其内容包括配偶的选择与婚前检查、最佳生育年龄与受孕时机、计划生育及家庭成员的适应。

一、婚前准备

婚前的健康教育是保证优生优育的重要组成部分，通过婚前健康教育可以提高妇女的婚姻保健意识。社区护士作为主要的婚前健康教育的实施者，应为此期的妇女提供以下保健指导：

1. 婚姻法的宣传　婚姻不仅是两性的结合，而且要孕育下一代。因此择偶时不仅要有感情和性爱的基础，而且要有科学的态度，需要考虑遗传因素、健康因素和其他因素的影响。并且在婚姻和生育方面，遵守国家的法律和法规。直系血亲或三代以内的旁系血亲之间不能通婚。因为他们具有共同的遗传基因，会影响子代的优生。

2. 结婚年龄　结婚年龄要适宜，25岁左右结婚比较好。因为结婚年龄过早，身心发育尚不够成熟，不能完全理解家庭的概念和责任，对建立家庭后所带来的压力尚缺乏正确的认识和良好的应对能力，容易造成婚姻与家庭的不稳定。

3. 健康状况　青年男女在交朋友时就应首先向对方介绍自己和家庭的健康状况，并了解对方的健康状况。婚前检查可通过详细询问病史和体格检查，确定有无生理缺陷、严

113

重的疾病、遗传性疾病等影响结婚和生育的疾病，并向婚检者提出合理的医学建议。婚前检查的内容主要包括：①询问病史，包括本人的健康史、家族史、是否近亲婚配、月经史等；②全身体格检查；③生殖器官检查，了解生殖器官发育是否良好；④实验室检查，包括血、尿常规，肝功能，阴道涂片等。

4. 健康教育　婚前对象还可以通过集体上课、观看录像等形式接受系统的婚育知识宣教。婚育知识宣教的系列教育包括以下内容：婚姻道德教育；围婚保健的意义和内容；男女生殖系统的解剖生理及受孕原理；性生理、性心理及性卫生保健；孕期保健；新婚节育指导等。通过婚育知识的指导，促进夫妻婚后生活的和谐与健康。

二、怀孕前的准备

（一）最佳生育年龄

生理学研究表明，女性生殖器官一般在20岁以后才逐渐发育成熟，骨骼的发育成熟要到23岁左右，如果在骨骼尚未发育成熟前怀孕，母子就会相互竞争营养，从而影响母亲的骨骼发育过程，而且所生的新生儿体重较轻，由于染色体异常所引起畸形的也较多，因此生育年龄应稍晚一些。青年夫妇结婚后2～3年生育，使个人和家庭在婚后有个缓冲的时间，这样有利于夫妇的健康、学习与工作，而且在经济与精力上不至于过分紧张。

（二）适宜的受孕时机

1. 良好的身体状况　将妊娠安排在双方工作或学习都不紧张的时期，让生理、心理都处于最佳状态。

2. 避免有害物质　要注意怀孕前工作与生活的环境，避免接触对胎儿有害的物质，如一些放射线、化学物质等理化因素。如有接触应与有害物质隔离一段时间再受孕。服用避孕药物者，应先停服药物，改用工具避孕半年后再受孕为宜。

3. 春天时节　春天万物更新，男女双方精神饱满，这时的精卵细胞发育较好，而且多种多样新鲜瓜果蔬菜可供孕妇选择，多样营养丰富的食品对胎儿的发育提供有利的条件。一般冬末春初是各种病毒性疾病好发的季节，如风疹、流感、腮腺炎等，一旦孕妇感染后很容易造成胎儿畸形。

三、计划生育

计划生育是我国的基本国策，是指采用科学的方法、有计划地生育子女。计划生育的要求是晚婚、晚育、少生、优生。社区护士应将计划生育的有关知识、避孕方法的选择结合育龄期妇女的具体情况进行具体的指导，落实和采用多种宣教方法。尤其在节假日前更要重视此项工作，防止意外受孕。

（一）避孕原理介绍

避孕的原理是阻止精子与卵子结合、抑制排卵、改变宫腔内的环境使其不适于受精卵的植入和发育。

（二）避孕方法

1. 工具避孕方法 是利用工具防止精子与卵子结合或通过改变宫腔内环境达到避孕的方法。其中包括避孕套、阴道隔膜和宫内节育器。

2. 药物避孕方法 是通过药物抑制下丘脑释放促黄体生成激素释放激素（LHRH），使垂体分泌FSH和LH减少，从而抑制排卵；改变宫颈黏液性状，不利于精子穿透；改变子宫内膜形态与功能，不适于受精卵着床以达到避孕的目的。有复方短效口服避孕药、长效口服避孕药和缓释系统避孕药等。

3. 其他避孕方法 包括安全期避孕法和免疫避孕法。

（三）避孕方法选择

避孕方法多种多样，每个育龄妇女可根据自身的情况，在社区护士的协助下，选择最适合自己的避孕方法。不要有从众心理，因为每个人的健康状况不同，工作、生活环境也不同，所以要采用最科学、可靠、有益身心的方法避孕。

四、家庭成员的适应

一个刚组建的家庭，其新婚时期发展上的主体是夫妇间的亲密和自主关系，彼此分担分享、承诺与忠诚。夫妻间首先是对夫妻生活的适应。夫妻间要互相体谅、互相理解、增进沟通，以促进夫妻生活的和谐、幸福与美满。另外要制定家庭计划，如家庭建设、经济支出、工作与学习计划、子女生育计划、赡养老人等。与新婚家庭的健康发展至关重要的还有夫妻、亲友间建立新的人际关系，尤其与双方父母要建立和谐的关系，平等对待、尊重孝敬双方父母。

第四节 孕期妇女保健

孕期妇女保健的目的是保护孕妇在妊娠期能顺利地承担因妊娠而增加的生理和心理负担，使孕妇和胎儿正常生长发育。社区护士主要是通过产前检查、产前访视和产前健康教育，对孕妇进行孕期卫生指导、用药与性生活指导、自我监护指导和营养指导。另外通过定期检查和家庭访视等方式对孕妇孕期常见的症状进行相应的护理。

一、产前检查与产前健康教育

自怀孕初期开始至怀孕结束，孕妇要进行产前检查（prenatel examination）。初查时间在孕12周之前，复查时间为孕12周之后，每4周一次。孕28周后每2周一次。孕36周后每周一次。目前我国城乡已普遍实行孕产期保健三级管理，推广使用孕产妇系统保健卡。

社区护士应利用产前检查等机会，根据孕妇不同的妊娠阶段，将孕妇及其丈夫（亲属）集中在一起，通过讲课、座谈、看录像、幻灯、图片及科普小品等方式讲解有关妊娠、胎儿发育、分娩、产后的有关知识及注意事项，使她（他）们了解妊娠分娩是一个正常的生理现象。并且针对其生理改变及需要，给予科学的保健指导，解除其紧张恐惧心理。同时介绍各种检查、化验、治疗、护理及服药的必要性，以取得她（他）们的理解与合作，认真听取并采纳社区护士的各项建议，防止发生合并症。

二、孕期卫生指导

（一）生理卫生指导

1. 个人卫生与衣着　孕妇的新陈代谢旺盛，汗腺及皮脂腺分泌增多，经常洗澡能促进血液循环并感到清洁舒适。妊娠期有阴道出血现象及妊娠28周以后，禁止洗盆浴，以防污水进入阴道，可行淋浴及擦浴。阴道分泌物增多，应每日清洁外阴并更换内裤。孕妇衣着应宽松，舒适，透气性好。腰带不宜过紧，以免影响血液循环。因孕妇体重不断增加，身体重心前移，容易引起腰背痛、疲劳及跌倒，因此宜穿平底、轻便的鞋，既舒适又安全。不宜穿高跟鞋。

2. 运动、休息与工作　适当的体育锻炼有助于孕妇增进肌肉张力和促进新陈代谢，但应以不引起疲劳为度。避免剧烈的跑、跳、打球等活动，以防止引起流产、早产、胎盘早期剥离等意外。孕妇的睡眠要充足，夜间应有8~9小时的睡眠，午间也应卧床休息1~2小时，这样不但可以解除疲劳，也可以预防妊娠合并症的发生。睡眠时应采取侧卧姿势，最好是左侧卧位，可以减少增大的子宫对腹主动脉及下腔静脉的压迫，使回心血量增加，保证子宫组织和胎盘有充分的血液供给，改善全身循环状况，减轻下肢水肿。同时应注意保持室内空气新鲜、流通。健康无合并症的妇女，妊娠后仍可继续日常工作，但应避免重体力劳动和从事有害工种。

3. 口腔保健　孕期应保持良好的口腔卫生。由于孕妇体内激素水平的改变，齿龈易肿胀出血，饭后及睡前应刷牙漱口，防止细菌滋生，应用软毛牙刷，动作应轻柔，可口服维生素C。患龋齿或其他牙病，应及时就诊治疗，防治细菌因血行播散引起全身性疾患。

4. 乳房护理　妊娠后，乳腺继续发育增大，为哺乳做准备。要每日锻炼乳头10~20次，用拇指及食指轻捏住乳头做环形转动。为防止哺乳期发生乳头皲裂，妊娠七个月开始，每日用温水毛巾轻擦乳头，增加皮肤韧性。如乳头扁平或凹陷，应每日坚持用一只手的食指与中指分开扶住乳头两旁固定乳房，另一只手的拇指及食指轻捏住乳头向外牵拉1~2次，帮助乳头凸出，以适宜哺乳。

（二）心理卫生指导

社区护士应了解孕期的心理反应，并根据早、中、晚不同孕期的心理需要，给予孕妇适当的支持与协助，使之心情舒畅。

1. 怀孕早期（孕12周末以前）　这一时期孕妇常有心理矛盾，对怀孕有不确定的感受，同时因为身体的不适症状而感到焦虑。社区护士应使孕妇了解，这种矛盾的心情与身体的不适都是正常的，不必有无谓的焦虑，应尽快适应怀孕，并建立对自己的信心。

2. 怀孕中期（孕13周至27周末）　这一时期的孕妇已接纳怀孕的事实，由于身体不适症状减轻，显得容光焕发，对怀孕分娩的事极感兴趣。更因为此胎动增加了对胎儿的幻想和期望，从而建立起母子一体的亲密感。此时社区护士应多给孕妇提供有关怀孕和分娩的知识以及与胎儿有关的信息，分享孕妇对胎儿的想法与感受，解释其疑惑的问题，依孕妇的不同需要给予适当的建议。

3. 怀孕晚期（孕28周以后）　这一时期的孕妇常会感到自己很脆弱，易受伤害，对分娩抱着期待而又恐惧的心理。自身和胎儿遭受危险的想法会增加，因而常为此感到焦虑。社区护士应鼓励孕妇说出自己的紧张因素，有针对性地进行心理护理，让孕妇了解其担心和反应都是怀孕期常有的现象，以减轻其焦虑。怀孕晚期是身心压力较大的时期，社区护士需付出更多的时间与精力，才能帮助孕妇获得更好的适应，陪伴其度过这一段充满压力的时期。

三、孕期用药与性生活指导

（一）孕期用药指导

妊娠期用药应慎重，尤其是孕早期，早期妊娠阶段是胚胎器官形成发育阶段，多数药物可通过胎盘输送给胎儿，很容易因某些药物的作用造成某些器官细胞受损，而导致胚胎停止发育、发育异常或功能异常。因此，必要时须经医师指导，选用适当的药物，切不可随意滥用抗生素类、抗肿瘤药、激素类和解热镇痛药物等。使用药物的剂量过大、时间过长均可给胚胎或胎儿造成损害。但是，目前也有一种错误倾向，孕妇因担心药物对胎儿的不良影响，通常避免所有用药，甚至有妊娠并发症与妊娠合并症者也拒绝必要的药物治疗，以至病情加重，严重影响母子健康。社区护士有责任帮助孕妇纠正这种错误认识，正确对待治疗性用药，以免贻误治疗，给母子带来不良后果。

（二）孕期性生活指导

妊娠的前三个月，性生活的刺激可引起盆腔充血及子宫收缩而导致流产。妊娠晚期性生活能诱发早破水、早产，并可能将细菌带入阴道，导致产前、产时及产后的感染，给母婴带来危害。因此，妊娠12周以前及28周以后，应避免性生活。

四、孕期自我监护方法指导

社区护士指导孕妇和家属数胎动、听胎心率是在家中对胎儿情况进行监护的可行性手段。胎儿躯体在子宫内运动，是生存的象征。孕妇自妊娠18～20周开始感觉到胎动，通过对胎动次数及强弱的观察，可及早发现异常。正常情况下，每小时胎动约3～5次。如有缺氧，可表现为缺氧后的烦躁不安，开始为胎动活跃，次数增加，因为缺氧而挣扎；缺氧继续未得到改善，则胎动逐渐减弱，次数减少。胎动停止24小时后，胎心音相继停止。

胎心监护的方法是自妊娠30周开始，每日数3次，每次数1小时，静坐或侧卧，注意力集中，每次胎动均记录，每日三次的胎动次数的总和乘4（即12小时的胎动次数），如在30次以上，反映胎儿情况良好；如不足30次或继续减少，多有宫内缺氧情况，应及时到医院就诊，采取措施。社区护士应指导家属掌握听胎心的方法，每日定时听胎心并记录，正常胎心率为120～160次/分，过快或过慢均属异常，应随时到医院就诊。

五、孕期营养指导

（一）饮食指导

研究证明，孕妇营养充足，可减少孕期及产时某些合并症的发生，亦可减少低体重儿的出生，降低围产期胎儿及新生儿死亡率。孕妇营养不良，不仅影响胎儿发育，也影响出生后婴儿的体格发育及智力发育。因此必须合理而均衡地安排孕妇的膳食。例如：粗细粮搭配，荤素菜比例适当，克服偏食习惯，少吃辛辣刺激性食物，食物不可过咸，盐每日不可超过4g，出现水肿及血压升高时，更应控制盐的摄入。孕期不宜饮酒。

（二）各种营养素的需要量

1. 热量　糖和脂肪是热能的主要来源，糖的供给量应占总热量的55%～60%，对有早孕反应的孕妇，糖的摄入量每日不应低于150～200g，以防止酮症酸中毒。脂肪的供给量应占总热量的25%～30%。糖主要由含碳水化合物高的谷物、薯类植物供给。脂肪主要来源于动物性油脂及各种植物油。

2. 蛋白质　蛋白质是人体生长发育、细胞修复所必需的物质基础之一，胎儿脑组织的发育需要足够的蛋白质。妊娠期每日每公斤体重需蛋白质1.5～2g，每日总量约需80～90g。蛋白质可分为动物蛋白和植物蛋白，两者应平衡摄取。

3. 无机盐

（1）钙和磷：是组成骨骼的重要物质。胎儿的生长发育需要由母体供给大量的钙。孕妇每日需钙约1500mg，磷1800mg。孕妇如缺钙，轻者出现腰腿痛、牙痛、肌肉痉挛；重者可致骨软化症及牙齿松动。胎儿缺钙可引起先天性软骨症。因此要注意摄取含钙、磷丰富的食物。

（2）碘：可维持甲状腺功能。缺碘可造成孕妇及胎儿甲状腺肿大，功能低下，胎儿智力发育迟钝。孕妇每日约需碘100～200pg，海产品中含碘量高，在水土缺碘地区可食碘盐、含碘鸡蛋弥补。

（3）铁：是造血的主要物质。妊娠期母儿均需要大量的铁，分娩失血及产后哺乳所耗损内铁亦须预先储备。缺铁会导致贫血，影响孕妇体质及抗病能力。孕妇每日约需铁15～20mg。妊娠期铁不足时应口服元素铁剂，每日30～60mg，伴服维生素C，以利于铁的吸收利用。

（4）锌：是主要代谢过程中许多酶的成分，对细胞的生长发育起重要作用。锌主要存在于动物蛋白及谷物中。锌摄入不足时，中枢神经系统畸形的发病率高。孕妇每日约需锌20mg，如孕妇能摄取合理的营养，一般不会缺锌，但在低锌地区应多加注意。

4. 维生素

（1）脂溶性维生素类：①维生素A。能促进细胞生长，维持皮肤和黏膜的健康，可防止新生儿上呼吸道感染。每日约需6000IU，蛋黄、动物肝脏及绿色蔬菜中维生素A含量丰富。②维生素D。是钙磷代谢所必需，有利于骨骼的发育和钙化，每日约需400IU，鱼肝油中维生素D含量高，皮肤接触日光中的紫外线可产生维生素D。③维生素E。为组织生长、维持红细胞、细胞壁的形成所必需。主要存在于麦芽、豆荚、坚果、种子类食品中。每日约需10mg左右。

（2）水溶性维生素类：①维生素B族。参与体内能量代谢，蛋白代谢，维持良好的消化吸收功能，防止神经炎，每日约需维生素$B_1$3mg，维生素$B_2$1.5mg，维生素$B_6$2.6mg，维生素B_{12}4μg。主要来源于种子胚芽外皮、肉类、蛋、奶等食物。②维生素C。促进体内蛋白合成及铁的吸收，健全造血系统，增进机体抗病能力，促进伤口愈合。每日约需100mg，各种新鲜水果及蔬菜均含有，以柿椒、柑桔、柠檬、山楂、西红柿、枣等食品中含量多。维生素C遇热极易破坏，食用时应注意烹调方法。③叶酸。能促进红细胞形成，激活能量蛋白代谢。摄入不足时，孕妇易患巨幼细胞性贫血，每日约需800μg，肉类、绿叶蔬菜、豆类、花生等含量高。

六、孕晚期的指导要点

（一）确定分娩地点

分娩地点的确定是产妇获得良好照护的先决条件。如果产妇在分娩前未决定好分娩的地点，临产时才匆忙找医院，则可能增加分娩的危险，影响母子安全。因此社区护士在产前协助产妇及早确定合适的分娩地点是必要的。

（二）识别产兆

分娩（deliver）是妊娠中最紧要的环节，若产妇能在产前事先了解产兆及判断何时去医院，就可以比较从容地面对分娩。分娩发动前，出现预示孕妇不久即将临产的症状，称之为先兆临产（threatened labor），此时孕妇应去医院分娩。先兆临产的症状有假临产、胎儿下降感和见红。

1. 假临产（false labor）　宫缩持续时间短且不恒定，间歇时间长且不规则；宫缩的强度不加强；不伴随出现宫颈管消失和宫颈口扩张；常在夜间出现，白天消失；给予镇静剂可以抑制假临产。

2. 胎儿下降感（lightening）　随着胎先露下降入骨盆，宫底随之下降，多数孕妇会感觉上腹部较前舒适，进食量也增加，呼吸轻快。

3. 见红（show）　在分娩前24～48小时，因宫颈内口附近的胎膜与该处的子宫壁分离，毛细血管破裂经阴道排出少量血液，与宫颈管内的黏液混合并排出，称之为见红，是分娩即将开始的比较可靠的征象。

（三）分娩的准备

分娩准备是产前社区护士护理工作中极为重要的一环，尤其孕妇在妊娠晚期，身心的负荷都很大，对即将来临的生产常感到恐惧不安并伴有焦虑，因此社区护士应主动根据孕妇的需要，提供相关的知识与信息，以协助孕妇做好分娩准备。目前有各种不同的方式可协助减轻生产时的疼痛，虽然各种方法所采取的放松技巧及呼吸方式所运用的原理不同，但其主要目标均是协助孕妇对分娩过程及放松方式有所准备。所有的方法都依据三个重要的前提：①孕妇在出现阵痛前便已得知将会发生什么情况，且已接受过子宫收缩时的呼吸运动训练，可减轻阵痛之不适。②如果子宫收缩时能够使腹部保持放松，阵痛之不适便可减少。③疼痛感觉可借分散注意力的技巧而得到改善。

七、孕期常见并发症与合并症的护理

（一）妊娠高血压综合征（妊高征）孕妇的护理

1. 护理评估　社区护士应详细询问孕妇有无高血压或妊高征的家族史，既往病史中有无原发性高血压、慢性肾炎及糖尿病等；孕前及妊娠20周前有无水肿、高血压、蛋白尿及抽搐等征象。发现阳性体征者应做如下护理：

（1）密切观察血压的变化，重视基础血压。妊高征的血压特征是不同测量者或同一测量者在不同的时间所测得的血压可出现较大的差异，切不可轻易地抛弃高读数，血压高低波动较大常提示血管痉挛未得到有效控制，病情可能恶化。同时不要忽略将测得的血压与其基础血压进行比较。

（2）高度重视蛋白尿。蛋白尿出现最晚，它往往在血压升高明显时才出现，并随病情的加重而增加。临床上24小时尿蛋白定量＞3～5g即说明肾小球毛细血管存在病理改变。因此，当所测血压与尿蛋白检测结果不相符时应复测尿蛋白。

（3）防止发生子痫。孕妇出现头痛、眼花、胸闷、恶心、呕吐等自觉症状时提示病情进一步加重，即已进入先兆子痫阶段，应积极处理。孕妇的心理状态与病情的严重程度密切相关。轻度妊高征者由于尚未感到明显不适，一般不会出现明显的焦虑、紧张等心理反应。随着病情的发展，当血压明显升高，甚至出现自觉症状时，孕妇则会感到紧张、焦虑、恐惧。

2. 预防措施

（1）加强健康教育，使孕妇及家属了解妊高征的相关知识，增强自我保健意识和自我监护能力。

（2）定期进行产前检查，以便及早发现异常，及时得到治疗。

（3）指导孕妇合理饮食，减少过量脂肪和盐的摄入，增加蛋白质、维生素以及富含铁、钙、锌的食物。

（4）保证足够的休息和睡眠，保持心情愉快。

3. 护理措施

（1）轻度妊高征孕妇的护理：①保证休息与睡眠。适当减轻工作量，可在家休息，保持环境安静，保证充足的睡眠（8～10h/日）。休息和睡眠时以左侧卧位为宜，以改善子宫胎盘的血液循环。②保持心情愉快。帮助孕妇合理安排工作和生活，既不感到紧张劳累，也不觉得单调烦闷。③调整饮食。轻度妊高征孕妇需摄入足够的蛋白质（＞100g/d）、蔬菜，补

充维生素、铁和钙剂。水肿不明显者不必严格限制食盐，因为长期低盐饮食可引起低钠血症，易发生产后血液循环衰竭，而且低盐饮食也会影响食欲，减少蛋白质的摄入，对母儿均不利。④加强产前保健。根据病情需要增加产前检查次数，密切监测病情变化，防止发展为重症。

（2）中、重度妊高征孕妇需住院治疗。

（二）妊娠合并心脏病孕妇的护理

1. 护理评估 对有风湿性心脏病及风湿热病史、先天性心脏病病史等孕妇，在产前检查过程中，应连续、动态地观察孕妇的心功能情况，了解有无心力衰竭的诱发因素，如感染、重度贫血、妊高征、过度劳累等。询问孕妇对妊娠的适应情况，判断心功能分级，评估胎儿在宫内生长发育情况，评估孕妇及家属对所患疾病的心理反应、对心脏病自我保健知识的掌握情况及社会支持等。

2. 心力衰竭的预防

（1）避免劳累，保证充分休息，每日至少睡眠10小时。

（2）合理营养：给予高蛋白、高维生素、低盐、低脂肪饮食，适当控制体重，整个孕期体重增加不宜超过10kg，以免加重心脏负担。孕16周后，每日食盐摄入量不宜超过4～5g。

（3）预防引起心衰的各种诱因：预防感染，尤其是上呼吸道感染；纠正贫血；治疗心律失常；定期监测血压，观察下肢水肿及体重增长情况，及早发现并治疗妊高征及其他合并症与并发症。

（4）心理护理与健康教育：进行健康教育，耐心向孕妇及家属解释妊娠与心脏病的相互影响和孕妇目前的健康状况，告知预防心力衰竭的有效措施，使其能识别早期心力衰竭的症状和体征，以及发生心力衰竭后的紧急应对措施，减轻孕妇及家属的焦虑和恐惧心理，保持情绪的稳定。

（5）根据心脏功能及胎儿生长发育情况，建议孕妇适时提前住院待产。

3. 护理措施 对于妊娠合并心脏病的孕妇应定期进行产前检查。对可以妊娠者，从确定妊娠时就应该根据病情制定产前检查计划。一般孕20周以前每2周检查一次，20周以后，尤其是32周以后，因发生心衰的机会增加，产前检查应每周1次。孕期经过顺利者，亦应在孕36～38周提前住院待产。

（三）妊娠合并糖尿病孕妇的护理

1. 护理评估 对于有糖尿病病史及糖尿病家族史的孕妇，要了解其有无不良孕产史（如习惯性流产、死胎、死产、胎儿畸形、新生儿死亡）、本次妊娠的经过情况、临床表现及其出现的时间等，了解孕妇是否出现代谢紊乱症候群（如"三多一少"症状）、外阴瘙痒、有无视力模糊现象等。评估患者有无糖尿病及产科并发症，如低血糖、酮症酸中毒、妊高征、羊水过多、感染等。评估胎儿的宫内健康状况。

2.护理措施

（1）健康教育：向病人及家属讲解有关糖尿病的一般知识、妊娠合并糖尿病的特点、饮食指导、运动指导、血糖监测及意义、胰岛素的应用及注射技术、低血糖症状的识别及处理、感染预防知识等，使患者在了解有关知识的基础上，消除紧张焦虑情绪，积极地配合治疗和护理。

（2）饮食控制：控制饮食是糖尿病治疗的基础。每日控制总热量为150kJ/kg（36kcal/kg），其中碳水化合物占40%~50%，蛋白质占12%~20%，脂肪占30%~35%，并补充维生素、钙及铁剂，适当限制食盐的摄入量。提倡食用优质蛋白。另外，各种富含纤维素的食物可以延缓食物的吸收，降低餐后血糖高峰，还能刺激肠蠕动，预防便秘，每日食物中的纤维素以不少于40g为宜。提倡食用绿叶蔬菜、豆类、根茎类、粗谷类、含糖量低的水果等，这些食物不但可提供丰富的纤维素，而且有利于维生素和微量元素的摄取。每日热量分配可采用1/5、2/5、2/5或1/7、2/7、2/7、2/7的方案，少食多餐可减少血糖波动，有利于血糖的控制。原则上以控制血糖值达正常水平而孕妇又无饥饿感为理想，否则需增加药物治疗。

（3）运动疗法：适当的运动可促进糖的利用，提高组织对胰岛素的敏感性。孕妇可根据病情进行轻体力劳动或散步，以不感到疲劳为宜。通过饮食控制和运动，使孕妇在整个孕期的体重增长保持在10~12kg的范围为最佳。

（4）药物治疗：不能使用磺脲类降糖药，因其能通过胎盘，引起胎儿胰岛素分泌过多，导致胎儿低血糖死亡或引起畸形。一般用胰岛素治疗，剂量应根据血糖值确定。理想血糖控制标准为夜间零点和三餐前血糖值≤5.6mmol/L（100mg/dl），三餐后1小时血糖值≤7.8mmol/L（140mg/dl），三餐后2小时血糖值≤6.7mmol/L（120mg/dl）。应用胰岛素治疗应注意防止低血糖或酮症酸中毒。一旦出现酮症酸中毒应及时住院治疗。

（5）妊娠期监测：①妊娠28周以后，教会孕妇自行监测胎动。②指导孕妇28周前每2周检查1次，28周后每周检查1次，如有特殊情况，应增加检查次数，必要时住院检查和治疗。

（四）妊娠合并病毒性肝炎孕妇的护理

1.护理评估　对于有妊娠合并肝炎的孕妇，要密切观察其皮肤及巩膜黄染情况，尿液的颜色及有无消化道症状。触诊检查有无肝肿大和肝区叩击痛，还应查阅有关的诊断资料了解肝脏功能。评估孕妇对妊娠合并病毒性肝炎知识的了解情况、情绪状态以及社会支持情况等。

2.预防措施

（1）甲型肝炎：有甲型肝炎密切接触史的孕妇，接触后7日内可肌注丙种球蛋白2~3ml。其新生儿出生时和出生后1周各注射一次丙种球蛋白可以预防感染。甲型肝炎急性期禁止哺乳。

（2）乙型肝炎：为阻断乙型肝炎的母婴传播，首先可以进行孕妇的乙型肝炎免疫球蛋白（HBIG）注射，主要针对乙肝病毒阳性的孕妇，于妊娠28周起每4周进行一次HBIG（2001U）肌内注射，直至分娩，可以起到较好的宫内阻断作用。

（3）丙型肝炎：尚无特异性的免疫方法。

3.护理措施

（1）加强营养：向病人说明合理饮食的重要性，给予高维生素、高蛋白、足量碳水化合物、低脂肪饮食。

（2）注意休息：为孕妇提供安静、适宜的休养环境，保证充足的睡眠。ALT升高者应卧床休息，以减轻肝脏负担，利于肝细胞修复。待症状好转、黄疸消退、肝功能改善后，逐渐增加活动量，以其不感疲劳为宜。

（3）遵医嘱服用保肝药物，避免服用可能损害肝功能的药物。

（4）严格执行消毒隔离制度，注意预防感染。

（5）密切观察病情变化，监测肝脏功能，发现异常及时住院。

（6）向孕妇及家属讲解妊娠与病毒性肝炎的相互影响，解释隔离的必要性和隔离的具体措施，取得病人及家属的配合。加强病人的心理疏导，使其保持乐观情绪，消除焦虑恐惧等不良情绪。

（7）定期进行产前检查，检查时应注意执行隔离制度。

（8）重症肝炎的护理：①限制蛋白质的摄入。蛋白质摄入量每天应<0.5g/kg，同时增加碳水化合物的摄入，使每日总热量维持在7531.2kJ（1 800kcal）以上。②保持大便通畅，减少氨及毒素的吸收。口服新霉素抑制大肠杆菌、减少游离氨及其他毒素的形成。必要时可入院治疗。若需要进行灌肠，应注意严禁使用碱性溶液灌肠，可给予白醋稀释液，使肠内pH值保持在6以下，使血中的氨逸出黏膜而进入肠腔，最后形成铵盐而排出体外。③密切观察病情变化，注意有无出血倾向。④加强心理护理，提供情感支持。⑤应提前住院待产。

第五节　产褥期妇女保健

123

产褥期妇女保健是对从胎盘娩出到产后六周的产妇进行的保健。产褥期是母亲身体各器官自身恢复的时期，新生儿的诞生给孕妇和家庭带来了新的心理、社会适应问题。抚育婴儿、产后角色的改变，使产妇心理压力较大。我国多数孕妇是在医院分娩，分娩后整个产褥期一般都是在家中度过，因此社区护士应通过产后家庭访视等方式为产妇提供良好的产褥期保健。

一、产褥期检查

1.全身情况　了解产妇一般情况、精神、睡眠，饮食及大小便等。

（1）观察产后血压、脉搏和体温的变化：分娩的劳累和消耗可使体温在产后24小时内略有升高，一般不超过38℃。产后3～4天因乳房肿胀，体温有时可达39℃，持续数小时，最多不超过12小时，如产后体温持续升高，要查明原因，与产褥感染鉴别。

（2）产后排尿功能的检查：滞产、剖宫产及使用产钳助产的产妇要特别注意排尿功能是否通畅，预防尿路感染，指导产妇多饮水。

2. 乳房的检查　检查乳头有无皲裂，乳腺管是否通畅，乳房有无红肿、硬结，乳汁的分泌量等。

3. 生殖器官的检查

（1）子宫收缩情况：产褥期第一天子宫底为平脐，以后每天下降1~2cm，产后10~14天降入骨盆，耻骨联合上方扪不到子宫底。如不按期复旧或有压痛，应进一步及时检查处理。

（2）恶露：产后随着子宫蜕膜的脱落，含有血液及坏死蜕膜组织的血性液体经阴道排出称为恶露。血性恶露约持续3~7天，浆液性恶露约7~14天，白色恶露约14~21天，产后三周左右干净。血性恶露持续两周以上，说明子宫复旧不好。如恶露变为混浊，有臭味，恶露增多，持续时间长或伴有全身症状，可能提示产褥感染。

二、产褥期日常生活保健

（1）产妇应有冷暖适宜、安静舒适的休养环境，经常通风换气，使室内空气新鲜。产妇要注意冬季保暖、夏季防暑。

（2）产妇饮食要易于消化，营养丰富。汤汁类可促进乳汁分泌。

（3）产后24小时内以卧床休息为主，产后2天可在室内走动，并可按时做产后健身操。行会阴侧切或剖宫产的产妇可推迟到第3日起床稍活动，待伤口愈合后做产后健身操，有助于体力恢复、排便排尿、避免或减少静脉栓塞的发生，而且能帮助恢复盆底及腹肌的张力。

（4）注意外阴的清洁卫生，每日应冲洗外阴，使用消毒会阴垫，保持会阴部清洁，预防感染。

（5）注意个人卫生，每天坚持梳洗、刷牙，勤换衣服及床单，保持清洁。

三、产褥期心理保健

产妇产后数天至数周可因各种原因发生心理障碍，包括产后沮丧和产后抑郁。国外报道产后抑郁发病率高达30%，它是一组非精神病性的抑郁综合征，表现为情绪低落、易哭、失眠、对事物缺乏兴趣、社会退缩行为、自责自罪等。不仅影响家庭功能和产妇的亲子行为，严重者还可危及产妇和婴儿的健康与安全。由于产后抑郁持续时间较长，因此，产后不仅要给予生理上的保健护理，也应在心理与社会诸方面采取相应的护理措施。

（1）解除产妇不良的社会、心理因素，减轻心理负担和躯体症状。

（2）对于有不良个性的产妇，给予相应的心理指导，减少或避免精神刺激，减轻生活中的应激压力。

（3）倾听产妇诉说心理问题，做好产妇心理疏通工作。

（4）促进和帮助产妇适应母亲角色，指导产妇与婴儿进行接触、交流，为婴儿提供照顾，培养产妇的自信心。

（5）发挥社会支持系统的作用，改善家庭关系、改善家庭生活环境。

（6）高度警惕产妇的伤害性行为，注意安全保护，避免危险因素。

（7）重症患者需要请心理医师或到相关医疗机构治疗。

四、母乳喂养指导

社区护士在进行新生儿、婴儿家庭访视中，应提供有关母乳喂养的知识，使产妇充分了解母乳喂养的好处及母乳营养素对婴儿生长发育的优点，并进行指导使其能顺利进行母乳喂养。

（1）注意吸吮的含接及喂养姿势：一般哺乳姿势应是母亲和婴儿的体位舒适，母亲的身体与婴儿相贴近，母亲的脸应与婴儿脸相对，看着婴儿吃奶，防止婴儿鼻部受压。

（2）母乳的分泌量与浓度：可受母亲的年龄、营养状况、心理状况和工作紧张等因素的影响。很多母亲的乳汁在营养方面不够婴儿的需要，因此必须注意指导母亲各种营养素的摄取，协助设计食谱，以维持乳汁营养的浓度。

（3）母亲乳房有肿胀、硬块，乳头有皲裂、凹陷等情况，应及时进行哺乳指导，一旦发生乳腺炎应动员其到医院就医。

（4）避孕指导：产褥期不宜性交。哺乳期要坚持避孕，避孕工具以避孕套为好。

五、家庭的适应与协调

随着家庭中第一子女的诞生，此时期的家庭发展任务是家庭角色的变化，夫妻增加了父、母角色，夫妻关系需要重新调整，互相理解和共同分担家务，养育子女。由于新生命的诞生，家庭需要从多方面进行调节，以适应家庭角色的变化。

新家庭的建立首先是产妇要确立自己母亲的角色和责任，要认识到新生儿作为家庭成员的特殊性，应逐渐掌握情感性和行为性护理婴儿的技能。情感性的技能包括用积极的态度去认识、考虑孩子的需要和要求；行为性的技能是指具体护理婴儿的行为。同时产妇在将注意力转移至新生儿时不要忽略丈夫的感情需要，而使丈夫感到失落。作为丈夫同时也要做好接纳新成员的心理准备和行为准备，确立自己父亲的角色，主动为妻子分担照顾婴儿的责任，勇于承担家务工作。同时也不能将注意力完全转移至婴儿，在日常生活中更要表现出对妻子的体贴、关心和爱护。

由于新家庭的建立，婴儿的诞生不仅给他父母带来了欢乐，同时也带来了责任和压力，因此夫妻双方要各自扮演好自己的角色，以适应家庭角色的转变，促进家庭的健康发展。

第六节　围绝经期妇女保健

围绝经期（perimenopausal period）是指妇女40岁后出现的卵巢功能逐渐衰退，生殖器官开始萎缩向衰退过渡的时期，这是一个逐步变化的过程。一般发生在45～55岁之间，平均持续4年，可以分为绝经前期、绝经期以及绝经后期。由于社会、经济和地区的不同，个人身体、婚孕状况的差异，围绝经期到来的时间也有差异。我国近年来妇女围绝经期到来有延长的倾向，大约50岁。围绝经期妇女通常是家庭的主要角色，其身心健康状况将直接影响整个家庭的和谐与稳定。

一、生理改变

1. 月经改变　绝经前70%妇女出现月经紊乱，多为月经周期不规则，持续时间及月经量不一。如出血过多过频，会出现头昏、乏力、心悸、失眠等贫血症状，从而扰乱妇女正常生活，影响身心健康。

2. 泌尿、生殖道的改变

（1）生殖道的改变：外阴皮肤干皱，皮下脂肪变薄；阴道干燥、皱襞变平、弹性减退导致性交痛；子宫缩小，盆底松弛。

（2）泌尿道的改变：尿道缩短、黏膜变薄、括约肌松弛，常有尿失禁；膀胱因黏膜变薄，易出现反复发作的膀胱炎。

3. 心血管系统的变化　绝经后妇女冠心病发生率增高，因为血胆固醇水平升高，各种脂蛋白增加，而高密度脂蛋白/低密度脂蛋白比率降低，易诱发动脉粥样硬化。

4. 骨质疏松　绝经后妇女骨质吸收速度快于骨质生成，促使骨质丢失甚至发生骨质疏松，其发生与雌激素水平下降有关。骨质疏松主要是指骨小梁减少，最后可能引起骨骼压缩使体格变小，严重者导致骨折，易发生于桡骨远端、股骨颈、椎体等部位。

5. 其他症状　潮热、出汗为典型症状，面部和颈胸部皮肤阵阵发红，伴有烘热，继之出汗，持续时间短者数秒，长则数分钟，症状轻者每日发作数次，重者每日十余次或更多。

二、心理改变

围绝经期随着体内内分泌激素的变化，会出现一些自主神经系统功能紊乱的症状，常表现为精神状态和心理状态的改变，但是每个人的心理行为与社会有密切联系，不同职业妇女其心理及情绪反应也不同，情绪平衡对围绝经期症状的轻重程度、持续时间均有一定影响。

1. 情绪变化

（1）焦虑心理反应：紧张、焦虑是围绝经期妇女常见的一种情绪反应。这种情绪反应是自主神经系统受到刺激的结果。有的妇女甚至以"生气"、"敌对"的情绪来反映焦虑。

（2）悲观心理：以脑力劳动为主的妇女往往因记忆力减退，影响工作而产生悲观的想法，表现为情绪低落，易激动，情感脆弱。

（3）个性及行为改变：妇女进入围绝经期后由于家庭和社会环境的变化可加重身体和精神的负担，如子女长大离家自立、父母年老或去世、丈夫工作地位的改变、自己健康与容貌的改变、工作责任的加重等原因引起的心情不愉快、忧虑、多疑、孤独及情绪不稳定、自私、唠叨、急躁等，甚至有自杀的念头。

2.精神障碍

（1）偏执状态：常见有嫉妒妄想、迫害妄想和疑病妄想。涉及对象是家庭成员或关系密切的近邻、同事。常表现为情绪易激动、紧张，并发生冲动行为，如拒食、自伤、伤人等。

（2）忧郁症：常表现为情绪忧郁、焦虑和紧张不安，坐卧不宁，终日惶惶不安似有大祸临头的感觉，常悲观厌世，感到生活几乎不能忍受，自杀企图严重。

三、健康教育

1. 对病人提供健康教育 社区护士可利用家庭访视和与病人交谈的机会，建立互相信赖的护患关系，使其能充分宣泄自己的情绪与表达机体的不适。社区护士应有针对性地提供保健指导，使病人了解到围绝经期是一个正常的生理阶段，对健康没有影响。经历一段时期，通过神经内分泌的自我调节达到新的平衡时，症状就会消失，解除病人不必要的顾虑。指导病人参加力所能及的体力和脑力劳动，保持良好的生活习惯，坚持适当的体育锻炼，这样有助于其分散注意力，缓解不适。

2. 对家属提供健康教育 社区护士应让病人家属也具备有关围绝经期的知识，使其了解女性围绝经期内分泌改变给病人带来的不适，谅解病人出现急躁、发怒、焦虑、忧郁等消极情绪，避免发生冲突，并提供精神心理支持，协助病人度过困难时期。

3. 指导正确用药 围绝经期妇女易出现骨质疏松症，除鼓励其坚持到户外活动，多晒太阳外，每天补充钙1g，同时加服维生素D，以减少因雌激素水平降低所致的骨质疏松，防止骨质丢失和减少骨折危险。

围绝经期补充雌激素是针对病因的预防性措施，因此做好激素类药物治疗的护理十分重要。社区护士要让病人了解用药目的、药物剂量、用法及可能出现的副作用。对长期使用雌激素治疗者进行监督，并及时调节用药以寻求适于个体的最佳用量，以防不良反应发生。

四、营养与饮食健康

围绝经期虽然是自然生理过程，也是每个妇女的必经之路，但每个人的症状反应可以或多或少，或轻或重。对待围绝经期可能出现的各种症状，从营养学角度说，与其用药物治疗，不如注意膳食保健及心理卫生等。围绝经期妇女应限制摄入高脂肪、高胆固醇食物，多食水果、蔬菜，避免过多高糖食物，适量补充钙剂。围绝经期是人们从生理和心理上比较明显地呈现衰老过程的一个起点，是人们一生中生理、心理变化比较剧烈的时期，因此除了给予必要的激素治疗、心理治疗之外，还应注意日常的营养饮食。

1. 围绝经期妇女的营养需要

（1）热量：人到中年以后，基础代谢率逐渐下降，活动量逐渐减少，因而能量供应可适当降低，一般40～49岁可减少5%，50～59岁可减少10%，60～90岁可减少20%。碳水化物是人体最重要最经济的热量来源，不能缺少，但也不能过多，以免增加体重。一般应以五谷为主。

（2）蛋白质：一般每日供给0.7～1.0g每公斤体重，特别是要注意补充优质蛋白，包括瘦肉、乳类、禽类、蛋类、豆类等。

（3）脂肪：一般每天65g左右，少吃动物性脂肪，适当食用植物油。脂肪摄入过少时，会影响脂溶性维生素的吸收。

（4）维生素：维生素具有广泛的生理功能，任何一种维生素都不可缺乏，应多吃新鲜水果、蔬菜。

（5）矿物质：对围绝经期女性来说钙的摄入量应予足够重视，以减缓老年人常见的骨质疏松。铁对于造血有重要作用，不可缺少，应注意摄取。

2. 围绝经期妇女的营养饮食护理措施

（1）控制热量、预防肥胖：围绝经期妇女容易发生肥胖，这与内分泌环境改变有关。内分泌在围绝经期时发生变化，使摄食中枢失调。随着年龄的增长，活动量减少，体内消耗热能随之减少，造成热量过剩引起肥胖，会导致糖代谢紊乱，而诱发肥胖。肥胖又会导致糖代谢异常，促使动脉硬化症的形成和发展，增加心血管疾病的发病率，所以围绝经期一定要控制饮食，特别是要控制脂肪和糖类的摄入，要运用现代的营养学知识，选择与安排合理的平衡膳食，预防早衰，延年益寿。

（2）低脂、低胆固醇饮食：围绝经期妇女膳食要清淡，忌厚味。这是因为体内雌激素水平下降，常常可以引起高胆固醇血症，更加促进动脉硬化的发生。要少吃或不吃富含胆固醇和饱和脂肪酸的食物。

（3）多食蔬菜、水果：因其富含维生素C，对缓解高胆固醇血症、促进铁的吸收也有一定作用。

（4）低盐饮食：围绝经期妇女由于内分泌的改变，可能会出现水肿、高血压，因此每天食盐控制在3～5g。

3. 消除围绝经期症状需要摄取的营养素

（1）大豆异黄酮：食物虽然不能增加女性激素的分泌，但豆类及豆腐、豆浆等豆制加工品含有和女性激素非常相似的成分，即大豆异黄酮，对围绝经期女性非常适合。围绝经期容易产生炎症，豆类中含有多种阻止蛋白质分解的成分，它可以促进血液凝固，缓和炎症反应。

（2）维生素E：维生素E是体内重要的抗氧化剂，它能增强细胞的抗氧化能力，防止膜的脂质过氧化，维持细胞的正常结构和功能，防治动脉粥样硬化，促进人体的能量代谢。另外，还具有改善血液循环、分解乳酸、消除疼痛的作用。维生素E可以扩张血管，使血液循环通畅，改善末梢循环。因此建议成年女性每天维生素E标准摄取量是7mg，必要时可达到100mg左右。维生素E主要存在于植物性食品中，在棉籽油、玉米油、花生油、芝麻油及菠菜、莴苣叶、甘薯等食物中含量较多，其次是鲜奶油、豆类、蛋与牛肝。

（3）高钙饮食：妇女每天摄入1000mg的钙，可以使舒张压下降约6%。钙还能维持神经、肌肉的兴奋性。围绝经期妇女受体内激素影响，情绪不稳定，若体内钙不足，更会加重情绪波动，增加精神痛苦。因此，围绝经期妇女要经常食用高钙食品，含钙食物来源以乳制品为最好，不仅含量丰富，而且又易于吸收利用。膳食中钙的主要来源是蔬菜和豆类，如甘蓝、小青菜、大白菜、小白菜及豆类制品。此外，虾皮、芝麻酱、骨头汤、核桃、海带、紫菜等含钙也很丰富。

（4）膳食纤维：膳食纤维是一种不被人体吸收的多糖，具有一定的水溶性，能增加粪便的体积和重量，加快胃肠蠕动，促使排便。另外膳食纤维有一定的粘度，可形成胶质效应，能降低餐后血糖的升高幅度。膳食纤维长期摄入不足时，可出现便秘、消化不良、痔疮、糖尿病、肥胖、动脉硬化、高血压、胆结石等症状和疾病。膳食纤维的主要食物来源是豆类、蔬菜和粗粮。

第七节　老年期妇女保健

一、老年期妇女的生理、心理特点

1. 老年期妇女的生理特点　妇女60岁以上称为老年期。生理特征主要是衰老或老化，这是人类生命的必然过程和规律。衰老的主要表现是卵巢功能停止，内外生殖器都发生萎缩，表现为子宫、卵巢明显变小，阴道黏膜变薄，失去弹性，分泌物减少并呈碱性，阴阜、大小阴唇由于皮下脂肪减少而变平。其他内脏器官与组织萎缩，细胞数量减少，再生能力降低和出现多种生理功能障碍，表现为外貌呈老年化，听力、视力减退，细胞组织萎缩，脏器功能下降，免疫功能降低。脂肪代谢失调，脂肪沉着导致肥胖及动脉硬化性高血压。

2. 老年期妇女的心理特点　进入老年期后，子女已长大成人，老人退休在家，社交活动减少，老年妇女往往容易产生孤独、寂寞、无助、失落感，渴望子女和他人的关心、陪伴。

二、老年期妇女的健康问题

1. 老年妇科疾病　由于老年妇女生殖器的退行性变化及阴道内呈碱性环境，老年妇女阴道炎、子宫脱垂、膀胱膨出的发生增加，同时，外阴白色病变、外阴瘙痒、老年妇女生殖恶性肿瘤（最常见的为子宫内膜癌、宫颈癌）的发生率也增高。

2. 老年抑郁　老年期妇女在情感上更渴望得到他人的关注和支持，希望可以向他人倾诉自己的困惑，如果得不到满足常常会发生老年抑郁症。近年来，老年妇女痴呆症的发生率也有上升趋势。

三、老年期妇女的保健指导

社区护士有责任、有义务为老年期妇女提供相关的老年保健，增强她们的自我保健意识，使老年妇女生活得幸福健康。

1. 养成健康的生活方式　规律的生活、合理的作息、适宜的运动有利于老年妇女保持生理和心理的良好状态。

2. 合理饮食　适当减少高脂肪、高热量的食物，饮食规律化、多样化，平衡膳食。

3. 老年阴道炎的保健指导

（1）保持会阴部清洁，勤沐浴、勤更衣。

（2）指导老年妇女局部用药方法，并指导其配置1∶5000高锰酸钾的方法及坐浴的方法。

（3）必要时遵医嘱应用雌激素。

4. 保持愉悦的心情　调动老年妇女的社会支持系统，为老年妇女提供充足的情感支持，保持其乐观情绪，促进其心理健康。

第七章　社区老年人健康保健

衰老是生物个体生命过程中的自然现象，是机体随着年龄的增长而逐渐出现的一系列形态结构与生理上的衰退，使老年人成为疾病的高危人群和寻求医疗护理服务的主要群体。同时，老龄化社会对卫生保健的需求数急剧增加，给社会带来巨大的经济负担和压力，对于社区护理人员也是一种挑战。人口老龄化已成为我国乃至世界21世纪不容忽视的重大社会问题。重视社区老年护理，不仅可以促进和维持老年人的生活自理能力，提高生活质量，同时也为方便老年人就医、减少整个社会医疗费用、减轻社会负担，提供了保障。

第一节　概　述

一、人口老化的概念

衰老是一种普遍而又复杂的生物现象，所有生物包括人类从出生开始，都要经过生长、发育、成熟、衰老和死亡几个自然过程。人的生长发育到30岁达到高峰，之后逐渐出现机体组织器官的退行性改变。

WHO对老年人年龄的划分使用两个标准，在发达国家年满65岁以上的人群定义为老年人；而在发展中国家，则将60岁以上的人群定义为老年人。我国依照后者的标准进行年龄划分。中华医学会老年学会根据我国实际情况于1982年决定，60岁以上作为我国划分老年人的标准，至今尚未修订。具体分期是：45～59岁为老年前期；60～89岁为老年期；90岁以上为长寿期。老年学家又把老年人分为：年轻老人（the young-old），即65～74岁的人；中年老人（the moderately-old）即75～84岁的人；老老人（the old-old），即85岁以上的人。当65岁以上老人达到总人口数的7%，或60岁以上老人达到10%～12%，就认为是老年型社会。

据2000年11月底进行的第五次人口普查统计，我国65岁以上老年人口已达8811万人，占总人口6.96%，60岁以上人口达1.3亿人，占总人口10.2%。以上比例按国际标准衡量，我国已进入了老龄化社会。

二、老年人的生理与心理变化

(一) 老年人的生理变化

衰老是随着年龄的增长，人体对内外环境的适应能力、代偿能力逐渐减退的过程。人体衰老后，主要有以下生理特征：

1. 外貌形体的变化 主要表现在身高、体态、毛发、皮肤等的改变。人类在衰老过程中，身高与体重的下降是一种普遍现象。一般来说，从35岁以后，每10年降低1cm。这是由于椎间盘脱水变薄，出现萎缩性变化，脊柱弯曲度增加，弯腰驼背，躯干变短，椎骨扁平化及下肢弯曲所致。头面部及皮肤的改变是老年人身体特征性变化之一，老年人外貌变化通常表现为头发逐渐变白和脱发，大多从头顶部开始，部分老年人出现眉毛白色化，鼻毛出现白色化则是评价衰老指标之一。面部皮肤皱纹最先见于前额，其次眼角、鼻根部和鼻唇沟。由于脂肪和弹力纤维的减少，皮肤松弛，眼睑下垂，耳及颌部皮肤下垂，眼球也因眼窝脂肪减少而凹陷。皮肤老化表现为弹性降低，皱褶粗糙，表面失去光泽，可见老年性色素斑。

2. 感官的变化

(1) 视力的变化：随着年龄的不断增长，老年人的视细胞感光性能逐渐减退，视觉灵敏度降低，导致视力下降。同时视野宽度缩小和瞳孔适应能力降低与老年人瞳孔缩小，屈光间质透明度差，视网膜视紫质的再生能力减低有关。老年人晶状体弹性减退且硬化，使晶状体悬韧带完全松弛，晶状体不能完全膨胀而出现调视功能和辨色能力减退。

(2) 听力的变化：老年人的鼓膜和听小骨活动迟钝，感受声音的内耳退化。听神经的神经纤维数减少，听觉中枢的细胞数也减少。老年人对高音的听力比对低音的听力损失早且呈进行性变化，高调音频的感受器首先发生萎缩及变化。60岁以上老年人约1/3有不同程度的听力障碍。

(3) 嗅觉的变化：由于嗅黏膜变性、部分或完全性的消失，嗅神经元的数目随年龄而减少、萎缩、变性，致使老年人的嗅觉迟钝。80岁以后，85%以上的老年人嗅觉显著减退。

(4) 味觉的变化：由于味蕾及舌乳头的明显减少以至消失，味阈升高，使老年人对酸、甜、苦、辣等味觉的敏感性降低。

(5) 皮肤感觉的变化：由于皮肤的感觉敏感性降低，阈值升高，皮肤感觉迟钝，主要表现在触觉、痛觉、温觉减弱。

3. 呼吸系统的变化 老年人胸廓呈桶状胸，胸式呼吸减弱，肋间肌和膈肌萎缩，呼吸功能减低。气管内径变窄，支气管黏膜腺体萎缩，杯状细胞增多，分泌物增加并粘稠，黏液纤毛运载系统清除功能减低，因此老年人易有痰液潴留和感染。同时肺泡弹力纤维减少，肺泡及肺泡管扩大，肺泡面积减少。肺通气功能降低，肺活量减少，残气量增多，气体交换能力下降等。

4. 循环系统的变化 随着年龄的增长，心脏重量增加，左心室壁肥厚。心室内传导系统与心脏纤维支架间发生纤维化或钙化等退行性变，导致心脏传导阻滞。心肌纤维随年龄增长逐渐发生脂褐质沉积，使心肌呈棕色萎缩，同时心肌ATP酶活性下降，钙离子扩散率减少，共同导致心肌收缩力下降、心搏出量减少，使心功能减退。随着年龄的增长，心内膜瓣膜、瓣环逐渐发生淀粉样变性和脂肪沉积，以及纤维化、钙化，使瓣膜增厚或变硬，致瓣膜变形，造成瓣膜关闭不全，产生心脏杂音。此外还会出现心脏内分泌功能下降、微循环障碍等。由于血管壁弹性纤维减少，胶原纤维增多，动脉粥样硬化，使动脉压升高、静脉压下降，易发生直立性低血压。

5. 消化系统的变化　老年人味觉减退，主要由于涎腺分泌减少，舌乳头味蕾数目明显减少引起。老年人易出现的消化不良、腹泻或便秘是由于胃收缩力降低、蠕动减弱、扩张排空迟缓、吞咽功能下降以及食管括约肌松弛所致。老年人牙体硬，组织中有机物质和水分逐渐减少，质地变脆，颜色变暗，失去光泽，磨耗严重而且易碎易裂。另外还有牙周膜变薄，组织变脆易受损伤等现象。以上原因使牙齿逐渐脱落也是产生消化不良的原因。老年人往往药物代谢速度减慢和代偿功能降低，这主要是因肝体积缩小，重量减轻，肝细胞体积变大但数量减少所致。另外由于胆汁分泌减少变浓和胆固醇含量增多，易形成胆石。胰液分泌量减少和酶活力降低使胰酶分泌量和浓度下降，妨碍对脂肪的吸收。

6. 泌尿系统的变化　随着年龄的增加，肾实质的肾单位数目减少，肾小球滤过率下降，肾小管的浓缩及稀释能力减退，导致尿液稀释和夜尿频繁以及肾排除代谢废物和生物活性物质的能力减退等现象。女性尿道球腺分泌减少，抗菌能力下降，男性前列腺逐渐肥大，分泌减少，抗菌能力降低，导致尿路感染的发生率增加。

7. 生殖系统的变化　老年男性精囊腺与前列腺重量减轻，睾丸逐渐萎缩、纤维化，生精上皮变薄，管腔变窄，生精能力下降，精子数减少，异常精子增加，活力下降。产生雄性激素能力下降，睾酮分泌减少。性兴奋功能渐退，性欲反应不灵敏，性兴奋缓慢，肌肉张力减弱，性器官组织弹性降低，不应期延长。

老年女性外阴皮下脂肪减少，弹性纤维消失，表皮组织感觉迟钝，阴道壁弹性变小，阴道变短变窄，盆腔支持组织松弛无力，易出现子宫阴道脱垂。子宫变小，内膜萎缩，子宫腺体数减少，子宫韧带松弛，肌肉萎缩无力。输卵管变短、变薄、弹性下降，黏膜逐渐萎缩。卵巢开始萎缩，重量减轻，内分泌功能减退，雌激素水平下降。生育功能与性功能下降。

8. 神经系统的变化　老年人脑体积变小，重量减轻，脑回缩小，脑沟增大，脑膜增厚，脑室扩大，脑脊液增多、脑灰质变硬萎缩，脑水分减少可达20%，神经细胞减少可多达20%～30%，脑内神经传递物质（如乙酰胆碱，5-羟色胺）减少。周围神经系统中，神经束内结缔组织增生，神经内膜增生、变性。因而神经传导速度减慢，感觉迟钝，信息处理功能和记忆力减退，注意力不集中，性格改变，应急能力差，运动障碍等。

9. 运动系统的变化　老年人骨的大小及外形不变，但重量减轻。由于骨质萎缩，骨小梁减少并变细，使骨密度减少，骨质疏松，骨脆性增加，易发生骨质疏松症、骨软化与骨折。由于脊椎韧带钙化易导致骨刺形成，椎间盘变薄，身高缩短。

随着年龄增长，肌纤维逐渐萎缩，纤维的数量减少，肌肉萎缩，强度持续下降，易产生疲劳，如面部、颈部及背部肌肉的紧张度降低，手肌萎缩，腹肌变厚，腰围增加。

10. 免疫系统的变化　免疫系统功能逐渐下降，防御能力低下，免疫监护系统失调，自我识别能力异常。

133

（二）老年人的心理变化

人类在躯体生理功能衰退的同时，心理状态也在发生变化，加上老年人社会角色的改变，易引起老年人出现特殊的心理变化。

1. 老年人个性心理特征　个性是一个人在与周围环境的相互作用中表现的与他人不同的稳定的个人特点。老年人一般具有小心、谨慎、固执和刻板等特殊的心理特征。表现在老人处世沉稳、不冒风险，讲究准确性，不重视速度。

2. 情感和意志活动的改变　通常表现为情绪不稳定、易激动、忧郁、悲观、意志减退，突出的表现为抑郁、自卑和孤独感。

老年人抑郁是社区老年人中常见的心理问题。许多因素会使老人产生抑郁，如多数老年人离开了长期工作的岗位，生活状态从紧张有序突然转入松散、无约束、无规律，一时间难以适应，会有终日无所事事的感觉；经济收入因退休而明显降低，常会担心生活负担过重；同时年老多病或丧偶等更会加重失落、抑郁的感受。主要表现为躯体症状和情绪障碍两大症候群。躯体症状可表现为失眠、疲乏、头痛、胸闷、心悸、纳差、便秘等；精神症状可表现为沉默寡言、闷闷不乐、易激惹、记忆力下降等。

因年事已高，听力、视力的下降影响了老年人机体的感知功能；同时社会交往活动减少也导致了获取信息的减少，加之有时个人精力不济，办事阻力增加，都使他们容易产生沮丧和自卑感。

老年人退休后，社会角色发生转变，活动范围缩小，会产生与世隔绝的想法；老年人的生活周期处于"空巢"阶段，子女长大离家，忙于工作，对老人的关心相对较少，导致老年人产生孤寂、烦闷、无所适从，性情发生改变。对于丧偶的老人，其孤独感更加突出。

3. 认知能力和自我意识的改变　由于老年人的生理功能减退，大脑萎缩，对外界事物刺激反应迟钝，感觉、知觉、记忆和抽象思维能力逐渐下降，使老人行动缓慢，注意力涣散，近期记忆减退，往事记忆清晰，对新知识、新事物的接受较年轻时困难，思维过程减缓，创新思维能力下降等。

三、老年人的社会生活改变

进入老年后，人的各种生理机能都进入衰退阶段，这必将引起身心的一系列变化，使老年人的心理具有特殊状态。同时老年人社会角色的改变和一些生活事件的发生，也导致老年人的社会生活必然会发生变化。

（一）生活方式的改变

老年人由于离、退休所带来的社会角色的改变，加上体弱多病，使老年人与社会的交往减少。部分老年人到晚年开始吸烟和喝酒，这种生活方式对其健康极为不利。

（二）生活事件

在人的一生中，总会遭遇一些不幸，给人带来烦恼、忧愁和痛苦。而在晚年遭遇到生活事件，对老年人的精神打击尤为沉重，不仅留下心理创伤，也可诱发一些躯体疾病，如冠心病、脑血管意外等，甚至在精神创伤的折磨下，加速老年人的衰老和死亡。重大的生活事件常有以下几种：

1. 丧偶　老伴死亡，自己形影孤单，寂寞难熬，对未来丧失信心而陷于孤独、空虚、抑郁之中。有人统计，在失去配偶的老人中，在两年内相继死去的人数是夫妇都存在者的死亡人数的七倍。

2. 再婚　老年人再婚常有阻力，或来自社会舆论，或来自子女的不理解、不支持，使老年人苦恼。婚后，老年人也不一定都幸福愉快，有些老年人再婚的动机不够正确，如找个老伴伺候自己；对方物质条件好，可化为共用；有利于解决自己的子女就业问题等。

3. 丧子（女）　晚年丧子是人生的一大恸事，这不仅基于父母和子女之间的感情，还涉及老年人日后的赡养及善后问题。

4. 家庭不和睦　除了经济原因外，有些家庭两代人之间还存在着代沟，彼此之间缺乏理解和沟通，婆媳关系不和，常导致抱怨、争吵、指责，甚至发展到关系恶化、歧视和虐待老年人，给老年人的晚年生活留下的阴影，危害老年人的身心健康。

5. 经济困窘　老年人的退休金不够时，常有一种对未来的不安全感。靠儿女赡养的老年人，则有寄人篱下，看儿女脸色屈辱生活之感，这些都会挫伤老年人的感情和自尊心。

四、老年人的患病特点

即使是同一年龄的老年人，不同脏器功能改变的程度也有差异，所以对老年人疾病的诊断不能仅仅以实际年龄来判断，更应全面考虑职业、家庭环境、经济状况以及与周围人的关系等情况，加以综合分析判断。一般老年人患病的特点如下：

1. 患病率高　调查资料显示，老年人的两周患病率为250‰，慢性病患病率为540‰，住院率为61‰，三率均高于其他年龄的人群。

2. 不能全面正确提供病史　由于老年人记忆力减退及一些老年人心理感受的改变，提供的病史缺乏真实性、可靠性，因此往往不易反映出真实的病情。

3. 疾病不易被发觉　老年人由于身体老化，脏器功能衰退，新的内分泌环境出现，机体反应不敏感，以及常误认为是老毛病而不以为然等因素的影响，往往对自己疾病初期的微小变化不能及时察觉，甚至在病重和危象出现之前仍毫无感觉，因此容易延误治疗。

4. 疾病的并存性　一个老年病人可能在全身甚至在一个脏器内同时存在好几种病变，这称之为多发性病变。这种病变的数目通常随年龄增长而增加。

5. 发病缓慢，临床症状不典型　老年人多患慢性病，由于内脏变化、功能降低、感受性降低，自觉症状比较轻，对发烧、疼痛等感觉不敏感。

6. 易发生意识障碍　与年轻人相比，老年人无论是脑血管、心血管疾病，还是呼吸系统疾病、尿路感染，甚至是发烧、腹泻等都可能引起意识障碍。不少常见疾病发展到一定程度后，往往因精神症状的出现才被发觉。因此老年人出现精神异常时，要及早处理，查明主因，不能简单当成老年痴呆，延误早期治疗的机会。

7. 易发生水、电解质紊乱 人体中一定比例的水、电解质是维持生命和正常生理功能的基础，老年人的平衡代偿和耐受性都比较差，只要有轻微的不良原因就会引起水和电解质的紊乱。老年人对口渴中枢反应迟钝，因而饮水量减少，特别是因病自己不能喝水时，容易引起脱水。

8. 后遗症发病率高 老年人由于各脏器抵抗力下降，一种主要疾病往往累及其他器官，加之精神因素的影响和思维方式的改变，易出现并发症和后遗症，给病后身心康复带来极大困难。因此，老年人患病时应注意防止其他合并症的发生，尤其要注意肌肉挛缩、褥疮和低体温的发生。

第二节 社区老年人的健康需求

　　熟悉老年人的健康问题和需求，是为他们提供有效护理的前提和保证。衰老本身不是疾病，而是不可避免的生理过程。衰老的过程是微妙的、逐渐发生的，并伴随人的一生。有研究发现，衰老有时可以延迟，有些与衰老有关的健康问题可以避免。衰老的速度因人而异，同一人的不同脏器的衰老速度也不一样。老年人与其他年龄段的人群一样，有基本的生理需求、安全的需求、爱和归属的需求、自尊和自我实现的需求。他们的生理、心理和社会需求是相互影响的。对未发现重要疾病、生活能自理，能活动的老年人，如何加强健康教育，指导他们采取有效可行的方法来维护自己的健康状况；对患病的老年人，如何进行康复指导及预防疾病的再发，都是社区护士的重要工作。

一、营养需求

　　保证足够的营养摄取能增强老年人机体的抵抗力。饮食方面应注意进食高蛋白、适量碳水化合物、低脂肪、低胆固醇、高维生素、少盐少糖少油、清淡易消化的食物，以保持理想的体重。因老年人机体基础代谢率较低、咀嚼消化能力降低、腺体分泌减少，所以应注意养成良好的进食习惯，如荤素搭配、不偏食、定时定量、细嚼慢咽、不暴饮暴食、不食过冷过热的食物。鼓励老年人和家人或亲属同住，以保证获得比较均衡的营养，同时也能体会到进食的乐趣。鼓励多饮水，一般每天在1500ml左右为宜，有利于稀释血液、降低血黏度、降低血循环阻力，避免心脑血管意外和便秘的发生。

二、运动需求

　　每天进行有规律的、适量运动可以促进血液循环，增强呼吸功能，维持肌肉张力，延缓机体的老化过程，还可保持思维的质量，增加自信心。老年人运动可采取散步、慢跑、打太极拳、做操、做家务等多种形式。因身体残障或衰老而引起活动受限者，可根据具体情况进行床上肢体活动，或使用辅助器械活动等，以保证一定的活动量。

三、经济保障需求

由于年龄增长，逐渐丧失劳动能力，或退休后经济收入的减少，老年人普遍存在经济来源不足的问题。因此有些老年人会通过省吃俭用，小毛病时尽量不看病，或服用部分相应的药物等方法，试图节约钱物。社区护士应呼吁全社会关心老年人，建立较完善的社会福利和保障制度。通过健康教育和宣传，使老年人甚至是中年人或青年人，在积极锻炼、增强体质的同时，对自己的经济有一个计划，如适当购买医疗保险，以解除经济方面的后顾之忧；介绍老年人认识社会上可利用的卫生资源，如老年福利院、老年医院、老年护理中心等，缓解一部分压力。

四、社会心理需求

每个人都有心理需求，希望生活过得充实和富有。老年人会因社会角色的改变、生活节奏发生改变、收入减少、健康状况的改变、生活自理能力下降、社会交往的减少、丧偶等多种原因导致一定的心理问题，如失落、烦躁、抑郁、寂寞、自卑、丧失生活信心、甚至自杀等。近年来，社区老人抑郁症的发病率在增加，社区护士应了解老年人的心理变化，给予支持、理解和指导。帮助老年人科学安排生活，培养新兴趣、学习新知识，以充实老年期的生活；帮助老年人正确对待丧偶、体弱多病等事件，接受现实，积极应对，顺利渡过悲伤期，鼓起生活的勇气；鼓励老年人积极参加社会公益活动，多与人交往接触，创造一个和睦的家庭和人际关系。

自主性是每个人都希望和需求的。能独立生活的老人往往觉得生活更幸福，因为他们能自己安排和决定生活，满足自尊和自我实现的心理需求。对于不能独立生活的老人，社区护士应理解和尊重他们的意愿和心理需求，鼓励他们做一些力所能及的家务，促进生活自理能力。

五、安全需求

老年人的机体功能随年龄的增长而衰退，出现感觉器官功能下降，表现为视物模糊、听力下降、行动不便、不协调、记忆力减退及应变能力降低等，容易发生各种意外。因此老年人有较多的安全需求。

第三节　国内外社区老年人保健措施

老年保健（elderly care）最初起源于英国，后来随着人们对老年人的生理、心理及社会等知识的不断积累，大多数发达国家开始采取以社区为中心的社区老年保健服务等办法，如在欧洲、美洲和亚洲的日本等经济发达国家，近年来开始不断为老年人扩大保健设施及福利设施等社会服务。老年人的社会服务一般集中在支持性的、帮助保护性的、改进生理和社会功能、为个人成就提供机会等活动上。

一、美国老年人保健措施

1. 对居家的体弱老年人和高龄老年人提供家政服务、家庭保健、送饭上门、定期探望、电话确认、应急响应等服务。

（1）家政服务：通常是由受过训练的妇女来做的。她们的责任是收拾房间、买菜做饭、陪伴老人，以及看护刚刚出院或不能自理的老年人，照顾老人洗澡穿衣、服药等。工作时间可以是每天几个小时、每周几次或一周七天每天24小时。有些低收入的老年人可以通过医疗补助等项目得到家政服务。

（2）家庭保健服务：是由全科医生、社区护士提供的专业医疗护理服务（相当于我国的居家护理）。社区护士负责分配和监督用药、换衣、康复理疗、提供个人卫生服务。在有些社区，家务和保健服务结合在一起，服务人员可以一身兼两职。美国医疗保险条例规定了老年人每年可以报销1个月以上的家庭保健服务开销。

（3）送餐上门：这种服务是提供一顿热午餐给需要此类帮助的人。老年人不仅可以享用每周五天营养配餐，而且送饭的志愿者也可以顺便看望他们。热饭菜通常和一顿三明治式的冷晚餐及牛奶麦片的早餐一起送来。因为有了送饭上门服务，使得很多需要养老设施照料的老年人能够选择生活在家里。我国目前还没有这样的专职服务机构。

（4）定期探望：也可以称作组织起来的邻居线。这个服务项目组织志愿者定期探望空巢家庭的老年人和在老年院居住的老人。探望者与老年人一起做些老人们喜欢或需要的事情，如一起玩牌或下棋，一起看电视，聊天等。一般来说，探望者事先要得到专业培训和辅导，使他们懂得老年人的需求并且努力成为一个好的倾听者。定期探望这一服务项目丰富了老年人的精神生活，有益于他们的心理健康。

（5）电话确认服务：很多独居老年人害怕自己在家病了或伤了没有人知道。通过每天定时给独居在家的老年人打电话，确认老人安然无恙，从而帮助减轻老年人的焦虑和及时发现问题。如果在确认的时间老人打算外出，一般他事先通知志愿者。如果在确认的时间老人家里的电话没有应答，而且老人也并未事先打招呼，则立即会有人到老人家去了解情况。社区机构或教堂通常提供资金进行这种服务。电话确认服务可以监督老年人的健康状况，提供连续的与老年人的接触，使老人们感到有人在关心他们。

（6）应急响应系统：老年人可以通过报警和响应系统寻求帮助。接受"生活在线"服务的老年人可以在手腕上或脖子上带一个纽扣。一旦纽扣被按下，"生活在线"中心（通常是医院）就会自动接收电话，当收到电话后，"生活在线"的工作人员就会打电话给老人家里。如果没有人应答，他们就会打电话给老人的监护人，比如朋友或亲戚，要求到老人家去看一下。监护人发现情况异常后，会打电话给中心寻求进一步帮助。另一个体系

"帮助之声"，类似于"生活在线"，通过声音进行帮助。还有"医药警报"，一旦老人发生休克或其他严重情况需要别人帮助时，它能提供老人的病史信息。老人身上带有所患疾病的信息卡（比如糖尿病患者）和"医药警报"的病历号。急救人员看到后能够打电话并且快速得到病人的医疗记录。应急响应系统的运用，能够及时地正确地帮助老人转危为安。

2. 为健康老年人提供的服务和计划　绝大多数社区的老年中心能提供一系列服务和项目给那些相对健康及能自己旅行的老年人。在这样的中心里，老年人们可以经常得到各种个人和集体的服务。

（1）交通和陪伴服务：美国很多社区都开发了这样的项目来满足老人交通的需求。有些社区为老年人提供门到门、灵活交通工具的服务，老年人们可以选择小轿车、小客车、大客车等车型。这种服务有时称为拨电话搭车。老人们一般提前24小时打电话给中心调度办公室，并且告知用车的时间和地点，调度排好相应的出车时间表。很多老年中心有从老人住处到中心的班车。另一种交通服务是使用志愿者的私家车，这种方式多用于公共交通不便的地方。志愿者司机把老人从家里接出来送去看医生、去银行和商店等。有的社区提供陪伴人外出服务，以保证老人的安全。如在纽约，警察就组织了中小学生志愿者做陪伴服务。

（2）老年食堂：符合美国老年人条例的美国联邦营养工程，每年为上百万60岁以上的老年人提供饭菜。绝大多数老年食堂设在一个中心地带，比如老年中心、学校、社区中心、教堂等，为老人提供一顿午餐。一个食堂平均提供20～60人的饭菜。除了热的营养餐以外，美国有超过1300个饭菜地点提供各种服务和项目，包括消费导向、健康和营养信息、咨询、艺术和手工等。老年食堂不仅满足老年人营养的需要，也为老年人提供聚会、交流、交朋友的场所。有时，聚会比饭菜本身更重要。老年人在这里庆祝自己的生日，度过假期，甚至找到伴侣，举行婚礼。在加州，现在很多中国老人就在这样的食堂用午餐和聚会。

（3）法律服务：老年人所需求的房屋出租、消费者权益保护、准备遗嘱等法律服务与日俱增。为了尽快为老年人开展法律服务，1974年美国成立了法律服务协会。这一联邦项目为贫穷的老人提供免费的法律服务。协会并不直接提供这种服务，而是通过资助地方的法律帮助项目。法律帮助老年人的另一个来源是通过老年中心的律师专职助手或律师。这些人很多本身就是上了年纪的律师，他们在较年轻的律师协助下工作。他们为老人困惑的问题提供法律咨询，而且为贫穷的老年人进行义务法律帮助。

（4）就业服务：一些非盈利志愿者就业机构是专门用来帮助老人确保全日制和半日制工作的。一个叫ACTION的联邦志愿者机构，管理"福斯特祖父母"和"老年互助"两个项目。这些项目提供给低收入的老人每周20工作小时的就业工作。尽管酬金微薄，但老人们可以用这个机会发挥特长，以满足社区的需求。工作本身给老人带来了精神上的和心理上的满足，使其感到老有所用和助人为乐。比如"福斯特祖父母"项目组织老人来支持和帮助儿童的特殊需要，"老年互助"项目为老人提供照料其他老人的工作，比如照顾那些身心需要帮助的居家养老的老人。还有一些组织，专业性更强一些，如果老人们有教育、运输、娱乐消遣等方面的专长，可以被介绍到私营公司去工作。一些老人自己兴办机构，重新发现和再次发掘老人们的特长，免费介绍给用人单位。

3. 为老年人提供的专门服务

（1）老年人日托中心：如果有的老年人不能在家独立居住，但又不愿意去养老机构，可以去日托中心，日托中心可以满足老年人的社交、心理和康复服务、健康锻炼、娱乐活动等各种需要。一般中心开放时间是除周末休息日外的一周五天，每天八小时。老人每天可以坐班车到中心来，中午在中心一起吃饭。日托中心既可以位于老年公寓里，也可以是老年中心、邻居中心或医院的一部分。

（2）咨询服务：通常要求这种服务的是老年人的亲属。有时老年人的意见同亲属的意见不一致，提供咨询服务的社会工作机构是最好的帮手，来解决诸如个人和家庭矛盾、退休、财政、生活安排等各种问题，从而使老年人的个人权益得到最好的保障。

（3）保护服务：这一服务通常是由法律服务中心或公共机构来提供，用来保证老年人的合法权益。

二、日本老年人保健措施

1. 健康老年人

（1）建立"生机勃勃"的推进中心：以促进老年人"自立、参与、自护、自我充实、尊严"为原则，为老年人提供各种信息和咨询，如法律、退休金、医疗、心理社会等方面的问题。

（2）建立"银色人才"中心：为老年人再就业提供机会。

（3）提供专用"银色交通工具"：鼓励老年人的社会参与等。

2. 独居与虚弱的老年人

（1）建立完善的急救情报系统：为老年人佩戴按钮式无线发讯器（安全铃），在疾病或意外发生时只要轻轻一按就能得到及时救助。

（2）建立市镇村老年人福利推进事业中心：以确保老年人的安全，解除老年人的孤独，帮助老年人的日常生活，促进老年人健康为服务内容。

3. 长期卧床老年人

（1）设置老年人服务总站：提供老年人的保健、医疗、福利相联系的综合性服务，可以通过咨询，做出适合每个老年人的个体化保健护理计划并实施。

（2）建立家庭护理支持中心：接受并帮助解答来自老年人照顾者的各种咨询和问题；为其提供最适当的保健、医疗、福利等综合信息；代其申请利用公共保健福利服务；介绍和指导护理器械的具体使用方法等。

（3）建立家政服务中心：开展功能康复训练、咨询等活动，提供饮食服务、沐浴服务等，并根据老年人的需要派遣家庭服务员。

（4）设置家庭护理中心：主要由保健护士或一般护士为老年人提供治疗护理、疗养上的照料、健康指导等。

（5）设置福利器械综合中心：免费提供或租借日常生活必须用具和福利器械，并负责各种用具使用方法的指导、训练及咨询等。

4. 痴呆老年人

（1）设置痴呆老年人日间护理站：对那些白天家庭照顾有困难的痴呆老年人提供饮食、沐浴等日间照顾。

（2）建立痴呆老年人小组之家：让痴呆老年人们生活在一个大家庭里，由专业人员提供个体化的护理。

（3）建立痴呆老年人综合护理联合体系：及早发现并收治、护理痴呆老年人，发现并保护走失的身份不明的痴呆老年人，并与老年人医院、老年人保健设施联合，提供以咨询、诊断、治疗、护理、照顾为一体的服务。

5. 建立协力员小组　社区为每个需要帮助的老年人培训三个协力员，帮助老年人排忧解难，由热心为他人服务的志愿者担任。协力员如同老年人的家庭成员，持有老年人家的钥匙，根据老年人需要及时提供服务。

三、我国老年人保健措施

自2000年我国步入老龄化国家以来，随着社会进步、社会福利的推进，城市老年人已成为社会关注的重要群体。我国城市社区老年人养老的体制主要有三种情况：①所有的国有企业、集体企业和大部分其他所有制成分的企业都已纳入社会养老保险。②大部分的事业、行政单位仍然沿袭原有的退休金制度。③没有正式工作或没有工作的老年人未加入社会健康保险，生活主要依靠退休配偶的工资或由子女抚养。

我国政府对老年人工作十分关注，在加强领导、人力配备、政策指引、机构发展、国内外交流、人才培养和科研等方面，卫生部、民政部、国家科委以及各级政府都给予了关心和支持。有条件的大城市设立老年病医院、老年人护理院或老年医疗康复中心。地（市）、县（市）医院设老年病门诊或老年病专科门诊，街道和乡镇设老年病门诊或老年医疗站。广泛建立老年家庭病床，送医上门，不仅使患者感受到家庭生活的温馨、便利，又可得到像医院一样的专业治疗，如拍X光片、血液检查、B超等，都可在家中进行。

自1977年至今，我国老年护理体系的发展过程是：①医院的老年人护理，如综合性医院设的老年病科。主要以专科系统划分病区，按专科管理病人。②老年病专科医院的设立。按病情分阶段管理划分病区，即：急性阶段—加强治疗护理；恢复阶段—加强康复护理；慢性阶段—加强生活护理；终末阶段—加强以心理护理及家属护理为主的临终关怀。③老年护理医院的设立。其主要工作包括医疗护理、生活护理、心理护理和终末关怀等。④部分城市的一些街道还成立了老年护理中心，对管理区域内的高龄病残、孤寡老人提供上门医疗服务，建立家庭病床，对老年重病人建立档案，定期巡回医疗咨询，老年人可优先入院接受治疗及护理和临终关怀服务。⑤其他老年机构，如老年疗养院，为孤寡老人建立的养老所、敬老院以及近几年兴起的老年公寓等，护理工作在这些机构中占有重要的位置。

第四节 社区老年人的保健

一、联合国老年人保健原则

1991年12月16日，联合国大会通过《联合国老年人原则》。该原则强调老年人的独立、参与、照顾、自我充实和尊严。原则概要如下：

（一）独立

（1）老年人应能通过提供收入、家庭和社会支持以及自助，享有足够的食物、水、住房、衣着和保健。

（2）老年人应有工作机会或其他创造收入的机会。

（3）老年人应能参与决定退出劳动力队伍的时间。

（4）老年人应能参加适当的教育和培训。

（5）老年人应能生活在安全且适合个人选择和能力变化的环境。

（6）老年人应能尽可能长期在家居住。

（二）参与

（1）老年人应始终融于社会，积极参与制定和执行直接影响其福祉的政策，并将其知识和技能传给子孙后代。

（2）老年人应能寻求为社会服务的机会，并以志愿工作者身份担任与其兴趣和能力相称的职务。

（3）老年人应能组织老年人运动或协会。

（三）照顾

（1）老年人应按照社会的文化价值体系，享有家庭和社区的照顾和保护。

（2）老年人应享有保健服务，帮助他们保持或恢复到身体、智力和情绪的最佳水平并预防或延缓疾病的发生。

（3）老年人应享有各种社会和法律服务，以提高其自主能力并使他们得到更好的保护和照顾。

（4）老年人居住在任何住所、安养院或治疗所时，均应能享有人权和基本自由，包括充分尊重他们的尊严、信仰、需要和隐私，并尊重他们照顾自己和抉择生活品质的权利。

（四）自我充实

（1）老年人应能寻求充分发挥自己潜力的机会。

（2）老年人应能享用社会的教育、文化、精神和文娱资源。

（五）尊严

（1）老年人的生活应有尊严、有保障，且不受剥削和身心虐待。

（2）老年人不论其年龄、性别、种族或族裔背景、残疾或其他状况，均应受到公平对待而且不论其经济贡献大小均应受到尊重。

二、老年人的健身与娱乐活动

活动能力是老年人日常生活的基础，直接影响其生活空间和心理空间的扩展，影响到老年人的生活质量。人到老年，机体运动功能随着年龄的增长逐渐衰退，如长期不活动，新陈代谢就会减弱，组织器官会加速退行性变化，甚至出现早衰。科学地进行体育锻炼，可加强血液循环，增强心肺功能，增加肠蠕动，增加消化液的分泌，活跃神经系统，促进代谢产物的排出，延缓身体机能的衰退。所以，适宜的体育锻炼对老年人的健康非常重要。据报道，凡是健康长寿的老人，大多数都有经常坚持活动和锻炼的习惯。

（一）世界卫生组织关于老年人健身的五项指导原则

（1）应特别重视有助于心血管健康的运动。如游泳、骑车、散步、慢跑等。

（2）应重视重量训练。适度的重量训练对减缓骨质丢失、防止肌肉萎缩、维持各个器官的正常功能均有重要作用。至于如何搭配，则应视个体状况而定，其中最重要的因素之一是年龄。

（3）注意维持体内运动的"平衡"。

（4）高龄老年人和体质衰弱者应参加运动。但应尽量选择那些副作用较小的运动，如通过慢走代替跑步，以游泳代替健身操等。

（5）关注与锻炼相关的心理因素。如锻炼必须持之以恒。保健指导者对老年人制定科学的健身计划时，应同时关注他们可能出现的负面情绪等。

（二）老年人的运动

适合老年人的健身与娱乐的活动项目比较多，应根据年龄、性别、体质状况、锻炼基础、兴趣爱好和周围环境等因素综合考虑，选择适宜的锻炼项目。适合于老年人的健身项目有散步、慢跑、太极拳、气功、球类运动、跳舞等。

（三）老年人坚持适度锻炼时的注意事项

（1）行走不宜过快　老年人骨关节大多发生退行性改变，关节腔的滑液减少，肌腱韧带弹性变差。行走时身体的平衡、稳定性比较差，加之老年人视力减退，反应迟钝，所以行走时速度应放慢，避免摔倒而发生意外。

（2）转头活动不宜过快　老年人容易因骨质增生而引起颈椎病，因动脉粥样硬化而引起脑动脉供血不足。在转动颈部或低头时不可用力过猛，防止因颈椎活动范围过大而使椎孔变窄，使本已硬化的动脉血管受压迫扭曲而造成脑部供血不足。

（3）运动量不宜过大　应循序渐进，不要操之过急，急于求成。

（4）运动时间　以每天1~2次、每次半小时左右、一天运动总时间不超过2小时为宜。

（5）自我监测运动强度　健身要求有足够而又安全的运动量，这对患有心血管疾病、

143

呼吸系统疾病或其他慢性病患者尤为重要。运动时最高心率可反映机体的最大摄氧量，摄氧量又是机体对运动负荷耐受的一个指标。监测时应结合自我感觉综合判断，如运动中出现严重的胸闷、心绞痛或心率减慢，甚至心律失常，应立即停止运动，及时治疗。运动后若感到疲乏、头晕、胸闷、食欲减退、睡眠不佳，说明运动量过大，应减少运动量。

三、老年人的饮食照顾

老年人的一些疾病往往与膳食有密切关系。如果膳食搭配不科学，热量供给大于消耗，体内多余的热量就会转化为脂肪聚集起来，使人发胖，随着年龄的增长会加快动脉粥样硬化，导致高血压、冠心病等疾病。反之，有些人因担心自己发胖，限制饮食，营养摄入不足将会造成消瘦、贫血等疾病。因此，选择合理膳食是老年人保持身体健康的重要条件之一。

（一）饮食搭配合理，营养平衡

老年人由于基础代谢率降低，活动量逐渐减少，能量消耗降低，机体内脂肪组织增加，每天应适当控制热量摄入，避免高糖、高脂肪食物的摄入，应多食蔬菜、水果等。同时，老年人由于年龄的增加，在衰老过程中对蛋白质的利用率下降，易引起负氮平衡。因此，不管从氨基酸的代谢所需还是从提高蛋白质含量来看，目前都倾向于老年人应增加膳食中的蛋白质，特别应在条件允许的情况下给予生物价值高的优质蛋白质，如瘦肉、蛋、鱼、奶、大豆等。提倡食用植物油和低盐饮食。此外，老年人容易发生钙代谢的负平衡，特别是女性，在绝经后，由于内分泌功能的减退，容易发生骨质疏松，骨折的发生率也将增加。因此应适当增加富含钙质的食物摄入，如奶类及奶制品、豆类及豆制品、核桃、花生等。应鼓励老年人和家人或亲属同住，以保证获得比较均衡的营养，同时也能体会到进食的乐趣。鼓励老年人多饮水，一般每天饮水量在1500ml左右为宜，对于稀释血液，降低血液黏度，降低血液循环阻力，避免脑血管意外和便秘的发生均有好处。

（二）合理的烹调

合理烹调可保存食物的营养成分不被大量破坏，且容易消化吸收，可提高对营养的利用率。在烹调上可将食物加工成菜汁、菜泥、肉末、膏、羹等，油炸、过粘和过于油腻的食物应加以限制。

（三）养成良好的进食习惯

老年人基础代谢率较低，咀嚼消化能力降低，腺体分泌减少，所以老年人应注意养成良好的进食习惯。强调饮食定时定量、少量多餐、不宜过饱，并且饮食要有规律、有节制、不偏食、细嚼慢咽、不暴饮暴食、不食过冷过热和辛辣刺激的食物，使功能较弱的胃肠能较好地适应。一般早餐多食含蛋白质丰富的食物，如牛奶、豆浆、鸡蛋等；午餐则应食物种类丰富；晚餐以清淡食物为佳，不宜过饱。

（四）注意饮食卫生

老年人抵抗力差，应特别注意饮食卫生，保持餐具清洁卫生，防止病从口入。不吃烟熏、烧焦或发霉的食物，预防癌症的发生；适当多食含纤维素丰富的食物，预防便秘，减少结肠癌的发生。

（五）恰当的进餐方式

有自理能力的老年人，应鼓励其自己进餐；进餐有困难者，可用一些特殊餐具，尽量维持老年人进餐的能力；完全不能自己进餐者，应喂食；不能经口进食者可在专业人员的指导下，通过鼻饲、肠道高营养等方法为老年人输送食物和营养。

四、老年人的休息与睡眠

（一）休息

休息与活动在老年人的生活中占有重要的位置。休息是更好活动的前提，活动又可促进身体和大脑的休息。休息是使人从疲劳和疾病中恢复过来的最有效和最符合生理要求的方法。老年人需要较多休息，合理的休息应贯穿于整天的活动中。老年人在改变体位时，应注意防止体位性低血压或跌倒等意外的发生。起床时应先在床上休息片刻，活动肢体后再准备起床。休息应注重质量，有人认为坐着、躺着就是休息，其实这种休息方式时间过长，并没有达到休息的目的，反而会增加疲劳感。坐久了，应注意站立或活动一下；看书时间长了，应注意闭目或远眺；活动久了，应注意小憩。总之，良好的休息可以增进老年人的健康。

（二）睡眠

老年人由于大脑皮层的调节机能下降，睡眠的质量也随之下降，出现睡眠时间减少、入睡难、浅睡眠、易惊醒、早醒及睡眠倒错等现象。在各种不良的情绪及心态下，更易出现失眠、多梦、惊梦等现象，严重影响老年人的精神健康。但睡眠过多也会引起头昏目胀、食欲不振、四肢无力等。所以，调整老年人睡眠应注意以下几个方面：

（1）为了保证老年人白天的正常活动和社交，使其生活符合人体生物钟的节律，应养成早睡早起和午睡的习惯。对于已经养成的特殊睡眠习惯，不能强迫其立即改正，需要多解释并给予诱导，使其睡眠逐步走向正常化。

（2）老年人夜尿多，夜间起床时易发生意识混乱和失去定向力。因此，最好安置床头灯，排除去卫生间路上的障碍物，铺防滑地板。对起床困难的老年人，练习床上解小便，床边备便器。

（3）情绪和性格对老年人睡眠也有较大影响。有些老年人性格比较内向、固执，遇到问题反复考虑，不愿求助于人，有心事也不愿讲出来，这将直接影响睡眠。所以老年人睡觉前应调整情绪。

（4）老年人最大的睡眠问题就是入睡困难，应分析其原因，并采取一些促进睡眠的措施。如睡前进清淡且容易消化的食物，减轻胃肠负担；避免烟酒刺激；看书看报时间不要过长；睡前用温水泡脚，喝一杯热牛奶等促进睡眠。

五、老年人的安全防护

老年人由于机体衰弱、身心功能退化、平衡失调、感觉减退或其他方面的问题如体质虚弱、不想麻烦别人等心态，常常会发生一些意外事故。日常生活中影响老年人安全的事故主要有跌倒、噎呛、坠床、服错药、心理伤害、交叉感染等。意外事故是老年人第五大死因，给老年人的身心带来了很大的损害，同时也为家人增加了经济及照顾的负担。因此，社区护士应意识到意外事故对老年人的危害，采取必要的措施保证老年人的安全。

（一）预防跌倒

老年人由于机体老化，脑组织萎缩，身体控制平衡能力下降，听力和视力减退，直立性低血压和骨质疏松，或环境中存在危险因素，如地面潮湿、不平、光线过暗等原因，易引起跌倒。社区护士应通过健康讲座，使老年人认识到重视安全的重要性，并对老年人生活起居等情况进行评估，与老年人或其家属共同制定计划，采取预防跌倒的安全保护措施。

（1）老年人生活环境的布局尽量合理，符合老年人生活习惯，家具物品尽量固定位置。

（2）老年人活动的范围光线充足，地面应平整、防滑、无障碍物。

（3）穿着舒适合脚的鞋，以维持走路时的身体平衡。

（4）指导老年人在变换体位时动作不宜过快，以防直立性低血压。

（5）行动不便的老年人，应有人搀扶或有拐杖的帮助。

（6）盥洗室应有防滑设施装备，坐式便器要有把手；洗澡时间不宜过长，水温不宜过高，提倡坐式淋浴；如厕入浴时不宜锁门，以防万一出现意外，便于入室救助。

（7）老年人外出，应避开上下班高峰，并鼓励老年人穿戴色彩鲜艳的衣帽，以便于提醒路人和驾驶员识别，减少受伤的危险。

（二）用药安全

大多数药物通过肝脏解毒后经肾脏排泄，由于老年人肝、肾功能减退，很多药物代谢速度减慢，分解能力减退，药物排泄缓慢，血液中药物浓度增高，易引起体内蓄积，导致毒性作用。社区护士应帮助老年人正确合理用药，避免不必要的副作用。

（1）服用的药物应有明显的标志，详细注明服用的时间、剂量和方法，以防发生服药过量、误服等意外。

（2）注意服药安全，服药时应避免取卧位，而应取站立位、坐位或半卧位服药，以避免发生呛咳。

（3）指导老年人用温开水吞服药片后，再多饮几口水，使药片能顺利咽下，避免因药片沾在食管壁而使局部黏膜受刺激，并影响药物的吸收。

（4）定期检查老年人服药的情况，指导家属等协助监督其准确合理用药，以确保老年人用药安全。

六、老年性痴呆及社区护理

随着全球进入老龄社会，老年性痴呆作为老年期特有的疾病，发病率也相应增多，是老年人群中的常见病和多发病。其中阿尔茨海默病（Alzheimer disease，AD）和血管性痴呆（Vascular-dementia，VD）是最常见的两种类型。

有数据表明，AD的发病率正逐年增多，成为社区常见的健康问题之一。美国65岁以下老年人的发病率为1%，75岁以上占18%。虽然绝大多数患者是无法治愈的，但有10%～20%的病例是可逆的，包括由药物引起的、代谢紊乱引起的、抑郁或甲状腺功能亢进引起的病变。

阿尔茨海默病最早由德国医生Alzheimer首次提出，是较常见的慢性痴呆，起病隐匿。发病原因还不明确，一般认为与体内铝含量增高、唐氏综合征、病毒感染等有关。表现为记忆力减退、思维与判断障碍、性格改变、情感障碍等。

血管性痴呆是指由于一系列脑血管因素，如缺血性脑血管病、出血性脑血管病等损害了脑组织的重要部位，或单一的大片脑梗死导致脑组织损害、体积减小、脑功能不全而产生的痴呆。现代医学研究发现，VD的发生与高血压、吸烟、高脂血症、糖尿病等有关。表现为智能减退、步态障碍、尿失禁、吞咽困难、饮水呛咳、口齿不清等。

老年性痴呆是后天性的智能衰退和行为及人格的改变，即人在清醒状态下，发生高级智能如分析、判断、思维、记忆、情感等全面紊乱的过程，是由躯体或脑部病变、中毒和情绪障碍引起的脑功能失调的一种表现。通常具有以下4个特征：①机械记忆障碍突出，如对数字、外文的记忆；②思维和判断障碍；③性格改变，如表现为爱发脾气、不讲卫生、不遵守法规等；④情感障碍。

记忆力下降常常是老年性痴呆的首发症状，也是本病的突出症状，有时仅表现出偶尔的健忘或注意力不集中，常被亲友或医生所疏忽。突出的表现为对数字、人名、地名记忆很差，放置的东西立即忘掉位置，对自己经历过的事情不能回忆或胡乱回答问题；计算能力下降，不会理财；判断力障碍，不认识自己的亲人；情感障碍，如情绪低落、坐立不安、多疑、易激动、淡漠、抑郁、焦虑或欣快，可出现妄想、错觉、幻觉；行为障碍，患者可出现行为举止的异常，如衣着不整洁、不合时令，甚至奇装异服；原来很斯文的人开始用脏话骂人。早期阶段可延续2～4年，在5～10年内逐渐恶化。AD患者常能存活多年。

无论何种痴呆，早期预防、早期诊断、早期治疗都具有重要的意义。虽然目前老年性痴呆还无治愈的良药，但可通过药物治疗或行为治疗等缓解部分症状，如躁动不安或幻觉等。大多数患者在社区中生活，部分患者在痴呆医院、福利院等处。

1. 一级预防　在社区中开展各种形式的健康宣传和教育，让老年人了解和认识AD，提高自我保健意识和能力。如AD的发病原因、早期表现以及预防AD的方法；加强体育锻炼，提高大脑皮质神经活动的均衡性、反应性、灵活性；坚持读书看报，保持并提高分析和综合的思维能力，防止"废用性萎缩"；重视机体的营养，多食花生、核桃、芝麻、大豆等富含脂质的食物，多食鸡蛋、牛奶、动物瘦肉等高蛋白的食物，多食含维生素丰富的食物。

2. 二级预防　目前尚缺乏对早期老年性痴呆的筛选工具，可通过定期体检，或对具有临床记忆障碍的患者，尤其是在脑卒中（中风）发生后1～3年内，进行动态神经心理检测以及必要的辅助检查，如CT、MRI、脑电图等，以及早发现有无老年性痴呆的前驱症状，以便及早诊断和治疗。

147

3. 三级预防　对老年性痴呆患者应注意做好护理，尤其是生活、安全等方面的护理。可指导家属共同制定和实施护理。

（1）注意保证患者有足够的营养，给予高蛋白、高维生素的软食或流质饮食，注意保证水分的摄取及电解质的平衡。

（2）做好生活护理，督促或协助患者保持个人卫生。对卧床患者要经常更换体位，保持衣、被的干燥，防止发生褥疮。

（3）作息时间规律，保证白天有一定的身体活动，夜间有良好的睡眠。

（4）建立患者的定向感，耐心指导患者熟悉现有的事件、时间、地点及人物。患者居住的环境布置要简单，不要经常更换，便于患者识别。

（5）注意与患者的沟通。对痴呆初期出现短期记忆障碍的患者，应帮助采用生病前习惯的记忆方法，如记事本、会发出声音的手表或时钟等提醒等，以克服记忆障碍。对中期以上痴呆患者，应必须配合肢体语言、符号、标志等帮助沟通。

（6）加强生活技能训练。督促按时起床，尽量给其充足的时间，让其独立完成如洗脸、刷牙、自行大小便等日常生活。自理有困难者，可用简单言语解释完成这些工作的程序，必要情况下提示或示范，以免自理能力过早退化，同时尊重老人的生活习惯，不要过多指责，伤害老人的自尊心。

（7）适当安排康复锻炼。帮助老人进行散步等运动量小的体育活动。必要时，选择针灸、理疗等辅助方法延缓病情的进展。

（8）注意安全，管理好危险物品，注意切断电源和煤气开关，让患者远离危险物品如开水、电插头等，防止老年接触伤人伤己的物品。

（9）不让患者单独外出，可在其口袋中放上识别卡，记录姓名、家庭地址、联系电话等，以防走失。

148

第五节　老年人常见的社会心理健康问题和保健

进入老年期后，随着生理机能的衰退，大脑细胞逐渐衰老和死亡，身体各器官的功能也逐渐降低，躯体疾病逐渐增多，导致老年人的情绪不稳定，易产生孤僻、易怒，甚至焦虑、抑郁、悲观的情绪。另外，老年人离退休后社会角色迅速转换，加之家庭生活的变化，如丧偶、家庭矛盾和纠纷及子女长大离开父母等，都容易使老年人产生各种心理问题，从而影响老年人的心理健康。

一、离退休综合征

离退休综合征（retired veteran syndrome）是指老年人由于离退休后不能适应新的社会角色、生活环境和生活方式的变化而出现的焦虑、抑郁、悲哀、恐惧等消极情绪，或因此产生偏离常态行为的一种适应性的心理障碍。这种心理障碍还常常引起其他生理疾病,严重影响身体健康。

老年人离退休综合征主要表现有坐卧不安、行为重复、犹豫不决、不知所措、容易做错事;由于情绪的改变而易急躁和发脾气、敏感多疑、易产生偏见;有的老人情绪忧郁,以至引起失眠、多梦、心悸、全身燥热等症状。

为预防离退休综合征的发生,家庭及社会应从以下几种方面给予离退休老人更多的关注,同时引导老年人努力实现离退休的社会角色转换。①调整心态,顺应规律。②发挥余热,重归社会。③善于学习,渴求新知。④培养爱好,寄托精神。⑤扩大社交,排解寂寞。⑥生活规律,保健身体。⑦进行必要的药物和心理治疗。

二、老年抑郁症

老年抑郁症(aged depressed disease)是老年期最常见的功能性精神障碍,高发年龄50~60岁,80岁以后少见。以持久的忧郁心境为主要临床特征,常见的临床表现为:兴趣丧失,无愉快感;言行减少,喜欢独处,不愿与人交往;精力减退,精神不振,疲乏无力;自我评价下降,自责,有内疚感;有自杀倾向;对前途悲观失望,产生厌世心理;有疑病倾向,自觉病情严重;睡眠欠佳,易失眠;记忆力下降,反应迟钝;食欲不振,体重明显减轻等。

预防老年抑郁症可采取以下方法:①首先应该尽量把已有的身体疾病治好,对于不可治愈的疾病也应尽量设法减轻其痛苦。②鼓励老年人扩大人际交往,多参加一些社会活动,保持一种积极向上的生活态度,培养广泛的兴趣和爱好。③创造良好的家庭环境,晚辈应给予老年人充分的关心和照顾。对丧偶的老年人,如果条件允许可以考虑再婚,这对缓解老年人的抑郁心理有较大帮助,子女对老年人的决定应予以理解和支持。④对有忧郁症的老年人可采用心理治疗或药物治疗。

三、老年疑病症

老年疑病症(aged hypochondriasis disease)是以怀疑自己患病为主要特征的一种神经性的人格障碍。临床上多表现为:患者长时间相信自己有病,求医时对自己病情的诉说不厌其烦,甚至喋喋不休,唯恐医生疏忽大意;患者对自身变化特别敏感和警惕,对一些微小的变化也特别关注,并且加以夸大和曲解,将其作为严重疾病的证据;患者常感到忧郁和恐慌,对自己的病症感到极为焦虑,然而其严重程度与实际情况极不相符。

对于这类老年人的健康问题可以通过心理调节来预防,组织老年人参加一些有益的娱乐活动和适当的社会活动,丰富老年人的精神生活,设法转移老年人的注意力;改变独居现状,扩大生活圈,多交一些朋友,倾诉情感;加强与老年人的沟通,不要一次给予太多的指示,谈话时语调应温和、慢而清楚;积极开展老年期精神心理卫生教育,用安慰、诱导、启发、解释等方法,使老年人正确对待疾病,积极寻找疾病根源,解除或减轻患者的精神负担。

四、丧偶

老年人在丧偶期间，精神上往往要经历一个悲痛的过程。这个过程大致分为三个阶段：①自责。与老伴告别后，总觉得对不起逝者，认为对方的死自己负有主要责任，于是心理负担沉重，精神恍惚，吃不下饭，睡不好觉，有时在言行上还出现一些反常现象。②怀念。老伴去世后，生者在强烈的情感波动稍稍平息之后，会进入一个深深的回忆和思念阶段，头脑中常会出现老伴的身影，感到失去老伴后自己非常的凄凉和孤寂。③恢复。随着时间的流逝及在亲朋好友的关怀和帮助下，自己终于走出丧偶的阴影，理智战胜情感，身心逐渐恢复常态，从而面对现实，开始全新的生活。

针对老年人丧偶期间经历的过程，可以从以下方面对其进行心理调适指导。首先，可帮助其通过各种方式尽情地宣泄一番，如在亲友面前放声大哭；用书信、文章、日记等形式将眷念之情写出来，以尽快从悲痛中解脱。其次，一段时间之后，应设法转移其注意力，到亲朋好友处小住，或参加一些有益的文体活动、多接触外面的世界，开阔视野等，精神上的痛苦也会随之淡化和消失。此外，鼓励其勇敢地挑起社会和家庭的重担，也是对故人最好的缅怀和思念。

第八章 社区慢性非传染性疾病的防护

慢性非传染性疾病，简称慢性病。随着医学科学的发展和人民生活水平的提高，以及人们生活方式的改变，疾病谱和死亡谱发生变化，一些慢性病如心脑血管疾病、糖尿病、恶性肿瘤等，已逐渐取代急性传染病而成为我国社区居民的主要健康问题。慢性病通常是终身性疾病，疼痛、伤残、昂贵的医疗费用等都影响着慢性病患者的健康状况和生活质量，也给社会带来巨大的经济负担。慢性病患者的多数时间在家庭和社区生活中度过，在社区中加强慢性病患者的预防和护理，对控制慢性病的发病率和死亡率，提高患者的生存质量具有积极的作用。

第一节 概　　述

一、慢性病的现状

19世纪初，随着医学科学的发展和社会文明的进步、环境及饮食卫生的改善、平均期望寿命的延长、老龄人口的增加，以及工业化和郊区及农村城市化进程的加速等，人们疾病谱和一些生活方式发生了改变，使急性传染性疾病和肺炎等感染性疾病的发病率和死亡率降低，慢性病的发病率和死亡率呈逐年上升的趋势。我国60岁以上人口已经超过总人口的1/10（1.3亿人），其中患慢性病者占80%。近年来，年轻人患慢性病的比例呈逐渐上升趋势。常见的慢性病有高血压、糖尿病、心脏病、脑卒中、恶性肿瘤和慢性阻塞性肺疾病。

据世界卫生组织2003年公布的全球"莫尼卡方案"研究结果表明，我国冠心病发病率为60/10万，其中男性发病率＞70/10万，女性发病率＜30/10万；我国脑卒中发病率为250/10万，居世界第二位；我国糖尿病患病率从1978年的1.21%增加到20世纪90年代中期的3.62%，10年间增长了近3倍，目前估计全国20岁以上糖尿病患病人数超过2000万人，糖耐量减低患者人数超过3000万人。目前全球每年约有320万人死于糖尿病诱发的并发症。糖尿病患者的数量正以惊人的速度增长。估计到2025年，世界范围将有3亿人患上糖尿病。我国恶性肿瘤的年发病例数约为160万，死亡约为130万人，现患癌症的患者人数达200多万。为应对慢性病的挑战，卫生部于1994年将卫生防疫司更名为疾病控制司，设立了专门的机构，以组织和开展全国慢性病的防治工作，并在1997年发布了《全国慢性非传染性疾病综合防治草案（试行稿）》，以指导全国各地慢性非传染性疾病的防治。

二、慢性病的概念及特征

（一）慢性病的概念

美国慢性病委员会（1956）将慢性病（chronic disease）定义为：具有下列一种或一种以上的特征即为慢性病，其中包括患病时间是长期的，会成为残疾，起因于不可恢复的病理状态，根据病情需要进行不同的康复训练，需要长期的医疗指导。对慢性病患者进行医疗、护理指导或者生活照顾时，治疗和护理方案需要充分听取和采纳患者及其家属的意见，因为多数日常生活需要患者自身或家属协助完成。慢性病与急性病不同，急性病一般起病急，往往只有一种病因，患病期间短，诊断准确，诊断的检查方法基本固定，由医务工作者选择治疗方案，并加以实施，患者须遵从医嘱。慢性病起病缓慢，疾病往往由多种原因所致，患病期间不确定，诊断往往不明了，诊断检查的意义有限，很少治愈，医务工作者既是指导者又是合作者，患者既是医务工作者的合作者，又是日常生活管理的责任者。

（二）慢性病的特征

1. 病因复杂、潜伏期与患病时间长　慢性病的发病原因复杂，往往是由许多复杂的因素交互影响而逐渐形成的。慢性病早期没有明显症状，难以发现，且潜伏期较长。患者患病后持续时间较长，可达数年或几十年，甚至终生。

2. 发病初期的症状和体征不明显　一般慢性病的症状和体征在发病初期不明显，常在体检或感冒等轻病就诊检查时发现，或者在某些症状反复迁延出现并逐渐加重，患者不能忍受或认为应去就医时才得以确诊，此时多数是已经伴有合并症或进入晚期。

3. 具有不可逆转的病理变化而不易治愈　慢性病不能根治，是因为它有不可逆的病理过程，如原发性高血压、糖尿病、心血管病等。虽然这些疾病不易治愈，但经过长期用药和治疗，通过良好的自我健康管理或得到良好的护理和照顾，可以控制或暂时终止疾病发展，缓解症状，延缓并发症的出现，从而降低残疾的发病率或阻止疾病的进一步恶化，降低死亡率。

4. 需要长期的治疗和护理　慢性病由于疾病本身或长期卧床的影响，可致身体不同程度的残障，日常生活能力降低或生活不能自理。患者需要长时间用药和康复治疗，日常生活需要进行自我健康管理或他人的护理及照顾，对个人、家庭及社会造成沉重的负担。

三、慢性病的分类

（一）按起病情况分

1. 急发性　指起病突然，但病理变化已有相当时间的疾病。如脑卒中、心肌梗死等。急发性慢性病对患者及家庭造成的压力较大，因其需要在短时间内接受患病的现实，进行家庭结构、个人角色和情绪的调整等。

2. 渐进性　指缓慢发病，临床症状出现后经或长或短的一段时间才能确诊的疾病，如风湿性关节炎或风湿性心脏病等。渐进性慢性疾病因患病时间较长，患者及家属需要较多的精力与耐心，也需要较多的时间让患者和家庭进行调适。

（二）按病程分

1. 进行期　当疾病处于进行期时，症状严重且持续进行，如肺癌和急性白血病。
2. 稳定期　指经过治疗和护理后，身体状况比较稳定，但此阶段有明显的功能缺陷，如瘫痪或认知障碍。
3. 复发期　慢性疾病经过稳定期后，病情突变或恶化，如支气管哮喘、多发性硬化症等。

（三）按结果分

1. 致命性　有些慢性病为进行性进展，且具有生命危险的特点，如恶性肿瘤。
2. 非致命性　有些慢性病进展较慢，但对机体无致命危险，如椎间盘疾病、失明、关节炎等。
3. 介于两者之间　有些慢性病的结果难以预料，如幼年型糖尿病和心脏血管疾病。根据慢性病对患者产生影响程度的不同，将慢性病分为三类：致命性慢性病、可能威胁生命的慢性病、非致命性慢性病。每类慢性病又按起病情况分为急发性和渐进性两种。

（四）按疾病造成的损伤分

1. 认知障碍性　指慢性疾病造成记忆、判断、语言等的障碍，如老年性痴呆，脑卒中等。
2. 感觉障碍性　指慢性疾病造成失明、耳聋等感觉障碍。
3. 运动障碍性　指慢性疾病造成运动功能障碍，如脑卒中导致瘫痪、帕金森病等。

四、慢性病的危险因素

机体内外存在的使疾病发生和死亡概率增加的诱发因素，如个人特征、环境因素、生理参数、症状、征候群或疾病状态等，称危险因素。危险因素可分为两类：①不可改变的危险因素有年龄、性别、种族和遗传等；②可改变的行为危险因素有吸烟、不合理膳食、静坐生活方式、过量饮酒、超重、肥胖和社会心理因素等。主要慢性非传染性疾病的共同危险因素见表8-1。在各种共同危险因素中，WHO特别强调吸烟、不合理膳食和静坐生活方式等三个危险因素。

表8-1　主要慢性疾病的共同危险因素

危险因素	慢性非传染性疾病			
	心脑血管疾病	糖尿病	肿瘤	慢性呼吸道疾病
吸烟	√	√	√	√
不合理膳食	√	√	√	√
静坐生活方式	√	√	√	√
饮酒	√		√	
肥胖	√	√		√
血压	√			
血糖异常	√	√		
血脂异常	√		√	

1. 吸烟

（1）戒烟的意义：烟草相关死亡目前已占全球死因构成的第一位，WHO已将烟草流行作为全球最严重的公共卫生问题列入重点控制领域。吸烟是导致人类早亡或致残的主要原因，但是最可预防的因素，对吸烟者的干预比治疗任何慢性非传染性疾病的成本—效比益都好。

（2）烟草的成分：烟草中含3800多种已知的化学物质，其中有致癌作用的50多种。

（3）吸烟导致的病理生理改变：烟草中的尼古丁可使神经末梢及肾上腺髓质释放肾上腺素和去甲肾上腺素，血压一过性升高，心率加快，心肌耗氧量增加，使冠心病、脑卒中发病率增高。长期吸烟可导致慢性一氧化碳中毒，致缺氧，使红细胞增多、血黏度增加，损伤血管内皮细胞、激活一系列的凝血机制，导致血栓形成。

（4）吸烟与慢性病的关系：吸烟是恶性肿瘤、慢性阻塞性肺病、冠心病、脑卒中等慢性病的重要危险因素；吸烟者心脑血管疾病的发病率要比不吸烟者增高2~3倍，且其吸烟量、吸烟的年限、吸入的深度及吸烟的初始年龄均与心脑血管疾病危险性呈剂量—效应关系。吸烟使得男性不育、女性不孕的危险增加；被动吸烟对健康同样有极大的危害，持续暴露于烟雾环境中心肌梗死的危险几乎增加两倍。成人吸烟会给儿童造成特别大的危害。

吸烟量越大，吸烟起始年龄越小，吸烟史越长，对身体的损害越大。吸烟降低服药的依从性并增加降压药物的剂量。因此，应劝说慢性病病人戒烟。

2. 不合理膳食

（1）长期高热量膳食：导致肥胖和2型糖尿病等。

（2）膳食结构：①高脂肪、高胆固醇是冠心病、缺血性脑卒中等动脉粥样硬化疾病的危险因素；增加胰岛素抵抗，增加糖尿病发病的危险。高脂肪饮食者，有发生乳腺癌、结肠癌的危险。②高盐可能有促癌（如胃癌）作用；高钠饮食是某些高血压患者的危险因素。③钾、钙的摄入量不足。④低维生素A致乳腺癌、肺癌、胃癌、肠癌以及皮肤癌等多种癌症。⑤低膳食纤维是动脉粥样硬化导致的心脑血管病的危险因素；与结肠癌发病相关。

（3）烹饪方法：腌制和烟熏食物含亚硝酸胺类化合物，是强致癌物，可导致肝癌、膀胱癌；霉变食物可致肝癌。

3. 静坐生活方式　静坐生活方式是全球死亡的第八位主要危险因素。人群中大约11%~24%属于静坐生活方式，31%~51%体力活动不足，大多数情况下每天活动不足30分钟。这是造成超重和肥胖的重要原因，也是许多慢性病的危险因素。有数据表明，22%的冠心病、11%的缺血性脑卒中、14%的糖尿病、10%的乳腺癌、16%的大肠癌是因缺乏体力活动所致。还会导致骨质疏松、情绪低落、关节炎等疾病。

4. 肥胖和超重　肥胖和超重可以由不合理膳食和静坐生活方式而导致。

（1）肥胖的标准：①体重质量指数（BMI）=体重（kg）/身高的平方（m²），正常<24，≥24为超重，≥28为肥胖。②中国肥胖工作组建议的标准是男性腰围≥85cm、女性≥80cm。有学者将腰围/臀围作为心脑血管病的预测指标，腰围/臀围：男性>0.90、女性>0.85也属于肥胖。中国成人"代谢综合征"腰围切点的研究表明，以此标准为切点检出"代谢综合征"的假阳性率和假阴性率相对较低。最近，国际糖尿病联盟公布的"代谢综合征"有关腹型肥胖的标准是中国男性腰围≥90cm、女性≥80cm。目前，暂用此标准，但不同研究可同时参考国际标准。

（2）危害：肥胖是高血压、冠心病、2型糖尿病、缺血性脑卒中的重要危险因素，急性冠心病事件的发生率随之升高；高甘油三酯血症、低高密度脂蛋白血症、脂肪肝的检出率增高；胆石症的患病率增高；易引起呼吸暂停综合征、高尿酸血症和痛风等；肥胖者容易受到社会的偏见和歧视，肥胖儿童易产生自卑感等心理问题。

5. 过量饮酒

（1）酒的成分、种类和作用：乙醇是一种高热但无营养的化合物。酒分红酒、黄酒和白酒。仅红葡萄酒对心血管系统有保护作用，但不提倡以少量饮酒来预防冠心病。而且葡萄酒对肝脏、神经系统有与其他酒类相同的危害。

（2）过量饮酒的概念：每日饮酒量超过4个标准杯（相当于2瓶啤酒或50克56度白酒），每周饮酒超过5次。

（3）过量饮酒或酗酒的严重危害：慢性酗酒可引起脑萎缩、神经炎等神经系统疾病；大量饮酒者使脑卒中的发病率增高；酒精使肝损害容易引起肝硬化；过量饮酒是高血压的重要危险因素，增加心肌梗死和猝死的危险；酗酒可引起肝癌、喉癌、食管癌和口腔癌等，还可能引起抑郁障碍、精神错乱、糖尿病、性无能等。

6. 社会心理因素　社会心理应激对心血管事件的促发作用不亚于高血压、血脂异常、肥胖等传统的危险因素。在现代社会中，随着经济的发展，人们生活节奏的加快，竞争压力也随之增大，长期精神紧张、情绪消极常易产生焦虑、烦躁、惊恐、敌意和易怒等不良情绪，引起神经内分泌功能失调，血液黏度增加及小动脉的痉挛，亦可导致血压增高，心脑血管疾病的发病机会增加，同时也是恶性肿瘤、糖尿病的诱发或促进因素。A型性格者、抑郁和焦虑障碍者冠心病发病和猝死的危险增加。慢性应激状态较急性应激更易引起高血压，不良情绪者特别易患恶性肿瘤，且长期生存率下降，不利于糖尿病患者血糖的控制，慢性病并发症的发生概率也增多。

155

第二节　慢性病对个人、家庭和社会的影响

一、慢性病对患者的影响

1. 对生理功能及自理能力的影响　慢性病患者的身体抵抗力低下，容易发生感染及其并发症；慢性病患者常由于多种原因，出现食欲减退，患者出现因蛋白质、铁、钙等营养素缺乏而引起的营养不良表现；慢性病可影响排泄功能，使患者出现便秘、尿失禁、尿潴留等问题；排泄功能障碍又可使患者容易发生压疮或感染；慢性病患者由于长期缺乏运动及锻炼，会产生关节挛缩变形、骨质疏松、肌肉废用性萎缩、泌尿道结石、循环系统功能

障碍、体位性低血压、坠积性肺炎等生理功能障碍。同时由于慢性病造成的永久性病理损害可影响患者的自理能力。

2. 对心理方面的影响 慢性病不仅给患者造成身体上的损伤，更带来心理上的冲击，几乎所有的慢性病都会造成患者心理上不同程度的压力。由于慢性病的影响，尤其是当疾病造成身体功能障碍时，患者可出现忧郁感和无力感。其他常见的心理及行为反应有：失落感及失控感、隔离感、依赖性增加及行为幼稚、情绪不稳定等。由于慢性病对患者产生多方面的影响，需要患者进行生活方式或生活型态的调整，以适应慢性病的病程或疾病所带来的变化。

3. 对工作职业的影响 慢性病可能使患者的生活方式发生一定程度的改变，必将对患者的工作性质、工作时间、工作责任等方面产生影响。如果患者在身体上和心理上的适应良好则可继续工作，否则需要患者调换工作，甚至不能继续工作而提前退休。对于工作顺利、事业成功者，职业的影响可使患者产生悲观厌世的心理。

4. 对社交活动的影响 慢性病可能影响患者对社交活动的参与，造成社交生活的隔离。由于慢性病患者身体衰弱，出现慢性病病容或病态，特别是当身体有残障时，患者不愿意将自己身体的残缺暴露出来，拒绝参加社会活动，导致性格孤僻、情绪低落等，甚至丧失生活的信心。

二、慢性病对患者家庭的影响

1. 增加家庭成员的心理压力 慢性病给整个家庭带来压力。通常家庭成员会经历一个哀伤的过程，有时还伴随着罪恶感和对患者的歉疚感；也可能由于家人过度地补偿患者而助长患者的依赖行为；也有家人对患者的依赖行为不理解又无法了解患者的真正需要而产生厌烦的现象。由于患者的痛苦、对患者的照顾及经济等方面的问题，会使家庭成员对患病后的亲人出现内疚、焦虑不安、否认、退缩、愤怒等心理反应。

2. 需要家庭成员的角色调整与适应 在日常生活中，每个人在家庭中都承担着一定的角色，疾病势必会影响患者的家庭角色。急发性慢性病要求患者家属在短时间内适应疾病所带来的角色变化，可使家庭成员出现角色冲突等问题。由于慢性病患者身体功能的改变使家人彼此间的期待发生变化，需要家庭成员角色的重新调整及适应，以承担患者的照顾及代替患者以往所承担的家庭角色，否则可能造成家庭原有和谐关系的破坏，出现家庭适应困难或家庭问题。

3. 影响家庭的收入和支出 慢性病患者需要长期的治疗和休养，医疗护理费用的支付具有长期性。疾病影响患者的工作职业而使收入减少，如果家庭成员参与照顾患者也可能影响收入，加之患者的营养需要及各种医疗护理器械的购入，都会给家庭带来沉重的经济负担，甚至使患者的家庭陷入贫困。

三、慢性病对社会的影响

1. 社会负担加重 慢性病患者工作能力的衰退和生活自理能力的下降，从整体上降低了社会工作效率，随着家庭结构的变化，传统大家庭逐渐被核心家庭所代替，患者照顾更多地依赖社会，均加重了社会负担。

2. 需要完善医疗保险制度和福利保障体系 由于慢性病患者需要终身性的疾病治疗，目前的医疗费用又不断上涨，使得慢性病患者对社会医疗保健制度的完善和社会互助措施等福利保障体系的需求更为迫切。

第三节 慢性病的预防和社区护理干预

一、慢性病的管理原则

1998年WHO慢性非传染性疾病行动框架指出，强调个人在慢性非传染性疾病防治中的责任，建立伙伴关系等等。任何地区和国家在制订慢性病防治策略和选择防治措施时，都等要考虑以下的原则（简称"原则"）。

（1）强调在社区及家庭水平上降低最常见慢性病的共同危险因素（如吸烟、不合理膳食、静坐生活方式等），进行生命全程预防；

（2）三级预防并重，采取以健康教育、健康促进为主要手段的综合措施，把慢性非传染性疾病作为一类疾病来进行共同的防治；

（3）全人群策略和高危人群策略并重；

（4）传统的卫生服务内容、方式向包括鼓励患者共同参与、促进和支持患者自我管理加强患者定期随访、加强与社区和家庭合作等内容的新型慢性非传染性疾病保健模式发展；

（5）加强社区慢性非传染性疾病防治的行动；

（6）改变行为危险因素预防慢性非传染性疾病时，应以生态健康促进模式及科学的行为改变理论为指导，建立以政策及环境改变为主要策略的综合性社区行为危险因素干预项目。

二、慢性病危险因素的控制措施

（一）控制吸烟

香烟中的尼古丁与咖啡因一样，刺激交感神经，使血压上升，心率加快，引起动脉硬化。尼古丁破坏呼吸道黏膜的上皮细胞，降低呼吸道的抵抗力，引起慢性支气管炎、肺癌等的发生。还使胃黏膜的血管收缩，减弱幽门括约肌的张力，引起胃炎、胃溃疡等。

1. 个体对抗烟瘾的策略

个体对抗烟瘾的方法因人而异，以下方法可做参考。

（1）宣告：多次重复地对自己大声说，"我选择不吸烟的生活方式，做一个不吸烟的人。"

（2）拖延：烟瘾发作时先等待10分钟。烟瘾发作最强烈的欲望最多也不过维持3~5分钟。

157

（3）深呼吸：烟瘾发作时做深呼吸数次，能帮助放松和提高人的警觉性，会减轻戒断症状。

（4）寻找替代食品：每次烟瘾起时，可多喝白水、绿茶、果汁等，减低对香烟的欲望。

（5）做其他事情：转移注意力，做一些散步、与人倾谈等松弛运动，保持脑和手部繁忙。

2. 戒烟的群体干预

实际生活中，控烟效果不理想的最主要原因是人们把吸烟当作是个体行为来进行干预，忽视了吸烟行为的出现与坚持深深植根于特定的文化、习俗、社会经济环境影响之中。戒烟的群体干预可采取以下措施：①营造控烟的支持性环境。如创建"无烟社区、无烟单位、无烟家庭"等。②加强健康教育，宣传烟草的危害。充分利用各种宣传媒体，通过各种方式，如"吸烟有害健康"知识讲座和知识竞赛，大力和广泛宣传吸烟和被动吸烟的危害，以及戒烟的好处，提高戒烟和拒绝吸烟的自觉性。医护人员是戒烟宣传的最合适人选。③提高个人戒烟技能。把一些比较系统、可行的个人戒烟技能或方法介绍给吸烟者，并指导戒烟，提高戒烟成功率。

（二）合理膳食

所有的慢性病患者都应该掌握合理膳食的概念，并遵循膳食指南，合理选择六类不同的食物。

1. 合理膳食应满足以下基本要求　①能供给用膳者必需的热量和各种营养素，保证各种营养素间的比例均衡，以维持生理活动和适应机体需要，总脂肪＜总热量的30%，饱和脂肪＜10%；蛋白质占总热量15%左右，动物蛋白占总蛋白质20%；碳水化合物占55%以上。②食物的储存、加工烹调合理。③食物中各种营养素尽可能地减少损失，并提高其消化率和吸收率。④为促进食欲应注意有良好的色、香、味等感官性状。⑤食物应对人体无毒害。⑥膳食制度规律，一日三餐定时定量，一般三餐的能量分别占总能量的30%、40%、30%。

2. 膳食指南　1997年中国营养学会发表《中国居民膳食指南》，主要内容包括：①食物多样、谷类为主；②多吃蔬菜、水果和薯类；③常吃奶类、豆类或其他制品；④经常吃适量鱼、蛋、瘦肉，少吃肥肉和荤油；⑤食量与体力活动要平衡，保持适宜体重；⑥吃清淡少盐的食物；⑦饮酒应适量；⑧吃清洁卫生，不变质的食物。其宗旨是平衡膳食，合理营养，促进健康。

3. 六类食物的选择

（1）谷类。根据年龄、性别和体力活动的不同，食用量每天在300～500g左右。应注意粗细搭配。以谷类为主，可以保证机体的能量主要来源于碳水化合物。此外，谷类食物还是膳食纤维、B族维生素的主要来源。鼓励进全麦食品（杂粮）。糖果和糕点不宜多吃，避免食用过多的糖和脂肪。

（2）水果。水果100～200g，以增加膳食中有益于心血管健康的维生素C、胡萝卜素、膳食纤维、钾等营养素的摄入量。

（3）肉类。原则是减少膳食脂肪，补充适量优质蛋白质。建议改善动物性食物结构，以保证优质动物蛋白质的摄入量，减少含脂肪高的猪肉，增加含蛋白质较高而脂肪较少的禽类及鱼类。蛋白质质量依次为：奶、蛋；鱼、虾；鸡、鸭、牛、羊肉、猪肉。①家畜和家禽每天食用50~100g。避免过多摄入胆固醇，不宜多吃动物内脏。②鱼虾类每天50g，或每周1~2次，每次食用150~200g，含优质蛋白质和多不饱和脂肪，有益于心血管病的防治，可适当多吃。③蛋类每天不宜超过1个，或每周3~4个，因其胆固醇的含量较高（1个鸡蛋约含300mg胆固醇）。可提供优质蛋白质。具体措施有：少食富含脂肪食物；少食或不食肥肉；不食各种肉皮（鸡皮、鸭皮）。近年来，国际上逐渐认识反式脂肪酸及其危害，应减少其摄入，如人造奶油、含膨化剂的食品、烘烤食品等。

（4）豆乳类。①豆类及豆制品。豆类是植物蛋白中最好的，可以提供优质蛋白质，并可补钙。平均每天可食用50~100g。②乳类。每天食用1袋（250克）牛奶或1瓶酸奶，可以增加钙的摄入量。具体措施有：改食低脂或脱脂牛奶。我国人群钙普遍摄入不足，多数仅达到供给量（800mg/d）的一半。乳制品含钙较多（每250g牛奶含钙量在250mg以上），且易于吸收，是补钙的最佳食物。此外，豆类食物及豆制品中含钙也较多，多喝豆浆，多吃豆制品也可增加钙的摄入，并且符合我国传统饮食习惯。

（5）油脂类。每天25g左右，应选择含饱和脂肪较少的植物油，少用或不用动物油。具体措施有：减少做菜用油。

（6）蔬菜类。多吃新鲜蔬菜，要保证每天食用新鲜蔬菜400~500g，应多选择一些营养丰富的深色蔬菜和绿叶蔬菜。素食者较肉食者血压较低。

3.减盐

（1）钠盐和食盐的概念：摄入钠盐的主要形式食盐（氯化钠），即烹调中的盐。还包括其他食物中所含钠折合成食盐的总量，如用盐腌制咸菜、咸蛋、咸鱼等食物，食物本身含有钠，加工时添加进去的味精、发酵粉、食用碱等也含有钠。

（2）食盐摄入量的标准以及计算：世界卫生组织建议每人每日食盐量不超过6g，2007年WHO又提出更高的要求，每人每日食盐量不超过5g。计量方法：普通啤酒瓶盖去掉胶垫后，1平盖食盐约为6g；中号牙膏盖1平盖食盐约为2g。可以按人数计算出每日应控制的食盐总量，用勺衡量分配于三餐。简易的计算方法是500g盐一个人可食用3个月左右，或一家三口一个月用盐量不能超过500g。

（三）静坐生活方式的干预

1.运动类型

（1）不同类型的具体项目。①有氧运动：有氧操、快走、慢跑、自行车、羽毛球、乒乓球、游泳、体操和舞蹈等；②耐力性运动增强肌力：保持肌肉力量和体积的运动，如负重锻炼（哑铃等）、各种器械、上楼等；③伸展：保持关节柔韧性和动作协调性的练习，如步行、伸展运动、舞蹈、太极拳、家务劳动等，老年人很适合。步行是保护心血管的最好运动之一，非常适合于老年人。

（2）运动类型选择原则。每位患者可根据自己的年龄、身体状况、爱好、社会、经济、文化背景来决定适宜的运动项目，如上楼而不是坐电梯、走路上班少坐车，耐力性运动如举重也很有效，但容易发生骨关节和心血管并发症，应慎重选择。

2. 运动持续时间和频度 ①运动时间：一般的健身运动每次至少10分钟，一天累计达到30分钟以上。如持续运动30分钟有困难，可分多次进行，每次运动10~15分钟，一日内累计达30分钟亦可；②运动频度：慢性病患者每周5天。

美国生理学会推荐"身体活动金字塔"，塔的每层表示运动种类和时间，运动量从塔底到塔尖逐渐减少。

第一层（基石）：内容为步行、爬楼梯、做家务劳动等，是运动的基础。适量的运动有助于降低心血管疾病、糖尿病发病率，增加身体能量消耗，减少脂肪堆积，促进新陈代谢。时间为30分钟以上。

第二层：内容为有氧运动与娱乐活动，如有氧操、快走、慢跑、自行车、羽毛球、乒乓球和游泳等，能增加氧的吸入量改善心肺功能，提高机体抵抗力。时间为每周3~5次，每次>30分钟，中等强度。

第三层：内容为伸展运动、负重练习、健身操。能加强身体的柔韧性及肌肉适应能力，增加骨密度，预防骨质疏松及腰背疼痛，增大关节活动范围，提高肌肉功能。时间为每周2~5天，每次20分钟。

第四层（塔尖）：内容为看电视、久坐、游戏上网。除了必要的休息与睡眠外，静坐少动的生活习惯应该减少，其强度低，所花的时间尽量要短。

慢性病患者不追求强度，而是靠运动的积累和长期坚持产生综合效应，运动后的心率以170减年龄较合适。根据年龄、健康状态、体能水平和是否为初次参加设定，并以运动后不出现疲劳或明显不适为度，因人而异地调整。

3. 运动原则

（1）序：循序渐进，由节奏慢的、强度小的、时间短的逐渐加快节奏、增大强度、延长时间，使运动量在自己的承受能力之内，运动结束之后有轻松爽快的感觉。

（2）度：量力而行，效果和时间长短根据自己的感觉而定；根据年龄、性别、身体健康状况、自己的兴趣爱好以及气候条件等来选择运动的种类。如运动后自我感觉良好，且保持理想体重，则表明运动量和运动方式合适。对于年龄较大者、中、重度慢性病患者或有其他严重并发症者，应减少运动强度，避免运动中发生意外。

（3）恒：持之以恒，制订出适合自己的计划，长期坚持下去，建立良好的锻炼习惯。

4. 运动注意事项

（1）避免在过冷或过热环境中运动。

（2）运动前热身：做5~10分钟的准备活动。

（3）运动后放松：要在结束时至少有5~10分钟的放松运动，做舒展动作，如散步、缓慢游泳等，以减少运动后低血压和其他心血管、骨骼系统并发症。

（4）遵医嘱：慢性病患者应按照运动处方锻炼或在医生指导下进行。

（5）定期检查身体，以观察锻炼的效果或是否有不良影响。

（6）急性期或严重心脑血管疾病或严重微循环病变者，应慎重安排活动，或暂时不进行体育锻炼。

5. 运动锻炼中出现问题时的处理（见表8-2）

表8-2　运动锻炼中出现的问题及处理方法

运动锻炼中出现的问题	处理方法
1.心率不齐和心动过速	1.停止运动，测量脉搏，记录脉搏和心率次数，判断是否正常。在下次运动前向医师汇报上次运动的情况，获得正确的指导
2.胸部、上肢、颈部和背部出现压榨感或紧迫感或疼痛	2.停止运动，去医院就诊。在未征得医生同意运动前，不能自行进行运动锻炼
3.运动后休息10分钟以上还有异常的呼吸困难	3.将此症状告知医师，在下次运动前要征得医师的同意
4.轻度头痛、眩晕、失神、冷汗、混乱	4.平卧位，下肢抬高，或取坐位，头放于两腿之间。如果出现1次以上这样的症状，要在下一次运动前与医师商谈
5.运动后异常的疲劳，尤其是运动24小时后疲劳仍然不减轻	5.下一次的运动不要过于激烈，要减量。如果异常的疲劳还没有解除，要去医院接受检查，得到医师的同意后，再做下次运动

（四）控制体重

干预对象为全人群，尤其是肥胖者或有肥胖倾向的个体，除减重外，还应尽早发现和治疗高血压、血脂异常、冠心病和糖尿病等慢性病。控制体重的具体措施如下。

（1）加强对肥胖和超重的认识，明确其对慢性病的威胁。关键是"吃饭适量，活动适度"。

（2）膳食：①低热量，力争做到热卡负平衡，即实际热卡摄入为理论需求量的80%左右为佳；②低脂肪、适量蛋白质和复杂碳水化合物膳食，增加新鲜蔬菜和水果的摄入。

（3）运动：①增加运动量：与控制热量摄入相结合，促进能量负平衡，是世界公认的减重良方；②提倡有氧运动：因有氧运动主要靠燃烧体内脂肪提供热量；③增加体力活动：有意识创造尽量多的活动机会，每天安排一定时间进行中等强度的体力活动，逐渐增加机体活动量；④老年人不必过分强调减重，但重要的是防止体重继续增长。

（4）减肥药：有适应证时可以用药物减重。

（五）限制饮酒

1. 限酒的要求　对于一时难以戒酒者，也应限制饮酒量，男性每日饮酒的酒精量应少于20～30g（约合40度白酒1两）；女性则减半量，应少于10～15g（约合40度白酒半两），以白酒1两/葡萄酒2两/啤酒（黄酒）<5两为一份，每日不超过两份。孕妇不宜饮酒。不提倡饮高度烈性酒。WHO对酒的新建议是：酒，越少越好。

2. 限酒的方法

（1）心理干预：在戒酒的初期、维持阶段和脱瘾后的康复过程等不同阶段给予不同内容的心理干预，增强抵制饮酒诱惑的能力。

（2）家庭干预：把饮酒者及其家庭作为一个整体进行干预，使他们认识到戒酒是个长期、渐进的过程，让家人给戒酒者温暖和信心。

161

（3）社会环境干预：立法限制饮酒法定年龄、禁止酒后驾车等，促使全社会饮酒风气的改善，培养无酒的文化氛围。

（4）临床干预：主要是对酒依赖者的康复治疗，缓解和控制戒断症状。

（六）保持心理健康

慢性病患者应心胸开阔，避免紧张、急躁和焦虑状态，同时还要劳逸结合，心情放松。保持心理健康首先要培养乐观情绪，寻找欢乐情绪，战胜自己，安度"五关"（升学关、择业关、择偶关、退休关和丧偶关）。增加老年慢性病患者的社交机会，在社团活动中倾诉心中的困惑，得到同龄人的劝导和理解，提高生活质量。对于精神压力大、心情抑郁的慢性病患者，社区护士应尽量了解其紧张的原因，有针对性地对其进行心理调节，缓解精神紧张使之保持乐观积极的心态。在日常生活中，保持心理平衡，乐观豁达，注意调控自己的情绪，有利于自身心脑血管疾病的预防。通过宣教和咨询，提高人群自我防病能力。社区护士及其家属应做耐心劝导，帮助患者参与社交活动，提倡选择适合个体的体育、绘画等文化活动，开展个别心理讲座、心理咨询、危机干预等措施，提高社区人群的精神卫生水平。

第四节　高　血　压

高血压是以血压增高［收缩压（SBP）≥140mmHg和（或）舒张压（DBP）≥90mmHg］为主要临床表现的综合征。按血压升高水平可分为1、2、3级。按发生心血管危险度可分为四层。按发病原因分原发性和继发性两种。不同心血管危险层的患者不管是否采用药物治疗和护理，都必须采用非药物治疗，即改变生活方式。采用规范的测量血压方法来筛查，对现患群体、高危人员和全人群实施三结合的社区高血压防治，从控制危险因素水平、早诊早治和患者的规范化管理三个环节入手，以改变我国人群高血压三高（患病率高、致残率高和致死率高）和三低（知晓率低、治疗率低和控制率低）的现状。

一、危险因素

高血压病的病因未完全阐明，可能是遗传易感性和环境因素相互作用的结果，一般认为前者约占40%，后者占60%。通俗地讲，高血压危险因素可分不可改变因素、可改变因素以及伴随病变三个方面。

（一）不可改变因素

1. 遗传　高血压的发病以多基因遗传为主，有较明显的家族聚集性。父母均为正常血压者，其子女患高血压的概率低于父母一方有高血压者的概率，明显低于父母均有高血压者的概率。遗传性体现在血压升高发生率、血压高度、并发症发生以及其他有关因素方面（如肥胖）等。

2. 年龄　心血管发病随年龄而升高；老年心血管发病率高，绝对危险很高。

3. 性别　男性发病率高于女性，但60岁以后性别差异缩小。

（二）可改变的行为危险因素

1. 超重——体重超重和肥胖或腹型肥胖　是高血压发病的重要危险因素，同时也是其他多种慢性病的独立危险因素。

标准1　体重质量指数：基线时体重指数每增加3kg/m²，其4年内发生高血压的危险女性增加57%，男性增加50%。

标准2　腰围腹型肥胖：男性腰围≥85cm、女性≥80cm者患高血压的危险为腰围低于此界限者的3.5倍。

2. 饮食

（1）高盐　膳食高钠盐：WHO要求2007年每人每日食盐摄入量为5g。膳食食盐钠摄入量与血压水平呈显著相关性。高钠摄入可使血压升高、而低钠可降压。北方人群每人每天食盐摄入量（12～18g）高于南方（7～8g），北方人群血压水平也高于南方。在控制了总热量后，膳食钠与收缩压和舒张压的相关系数分别达到0.63和0.58。人群平均每人每天摄入食盐增加2g，收缩压和舒张压分别升高2.0mmHg和1.2mmHg。高钠是中国人群高血压发病的重要危险因素，但改变钠盐摄入并不能影响所有患者的血压水平。

（2）饮酒：饮酒量与血压呈线性相关，每天饮酒量超过50g乙醇者高血压发病率明显增高。按每周至少饮酒一次以上为饮酒计算，我国中年男性人群饮酒率约30%～66%，女性2%～7%。男性持续饮酒者比不饮酒者4年内发生高血压的危险增加40%。

（3）钙的摄入对血压的影响尚有争议，多数人认为低钙与高血压发生有关。

（4）高蛋白质，饱和脂肪酸或饱和脂肪酸/不饱和脂肪酸比值较高，属于升压因素。

3. 缺少体力活动　是造成超重/肥胖的重要原因之一。它可增加高血压患者心血管病的发生危险。

4. 吸烟　是公认的心脑血管疾病发生的重要危险因素。香烟中的尼古丁可使血压一过性升高、降低服药的依从性并增加降压药物的剂量。

5. 精神应激　体力活动少、精神紧张度高、长期受视觉和声觉刺激、焦虑或抑郁者易患高血压。

（三）伴随病变

包括疾病、病史或辅助检查等，又称中间危险因素。

1. 血脂异常　血清总胆固醇（TC）和低密度脂蛋白胆固醇（LDL-C）升高是冠心病和缺血性脑卒中的危险因素。高密度脂蛋白胆固醇（HDL-C）均值与冠心病发病率呈显著负相关。

2. 血糖异常和胰岛素抵抗　糖尿病是动脉粥样硬化性疾病的明确危险因素，也是冠心病的危险症状。血清胰岛素水平与心血管病的许多危险因素显著相关。

3. 心血管病病史　心血管病的家族史和个人史均可增加心血管病的发病危险。

4. C-反应蛋白　可预测心血管事件的发生，其预测能力与LDL-C一样强。它还与"代谢综合征"密切相关。

5. 阻塞性睡眠呼吸暂停综合征（OSAS）　OSAS是指睡眠期间反复发作性呼吸暂停。OSAS患者有50%有高血压，血压高度与OSAS病程有关。

二、预防和社区护理干预

（一）治疗目标和策略

1. 高血压治疗的目标　为了最大限度地降低心血管并发症的发病率、病残的总危险和死亡率，高血压患者必须达到：①将血压恢复至140/90mmHg以下；②糖尿病患者应降压至130/85mmHg；③老年人的收缩压降至150mmHg以下，或降至正常高值（140/90mmHg）。

2. 高血压治疗的原则

（1）终身性：应当对患者进行终身治疗，并随病程进展不断调整治疗方案。

（2）个体化：治疗方案的制订应考虑患者的临床情况、危险程度、日常工作和生活条件，制订具体、全面的个体化治疗方案，监测患者的血压和各种危险因素，防止和降低高血压相关疾病的发生率，提高患者的生活质量。

（3）综合性：综合治疗措施包括饮食控制、运动、控制体重、戒烟等非药物治疗和药物治疗。所有患者，包括需予药物治疗的患者，都应以非药物治疗为基础治疗。

3. 不同心血管危险层的患者治疗策略

（1）高危及极高危：无论经济条件如何，必须立即开始对高血压及并存的危险因素和临床情况进行药物治疗。

（2）中危：先观察患者的血压及其他危险因素数周，进一步了解情况，然后决定是否开始药物治疗。

（3）低危：观察患者相当一段时间，然后决定是否开始药物治疗。

（二）药物治疗和护理

1. 原则

（1）采用较小的有效剂量以获得可能有的疗效而使不良反应减至最小。如效果不满意，可逐步增加剂量以获得最佳疗效。

（2）为了有效地防止靶器官损害，要求一天24小时内稳定降压，并能防止从夜间较低血压到清晨血压突然升高而导致猝死、脑卒中和心脏病发作。要达到此目的，最好使用一天一次给药而有持续24小时降压作用的药物。

（3）为使降压效果增大而不增加不良反应，用低剂量单药治疗疗效不够时，可以采用两种或两种以上药物联合治疗。2级以上高血压要达到目标血压常需降压药联合治疗。

（4）避免频繁换药，患者耐受性差或用药4~6周疗效反应差，可换药。

（5）个体化治疗，长期用药。

2. 降压药物种类及其不良反应

（1）利尿剂：不良反应为失钾、失镁，血尿酸、血糖、血胆固醇增高，糖耐量降低和低血钠等，这些不良反应随剂量增大和应用时间延长而增多；过度作用可致低血压、低血钾；高血钾，老年人和肾功能不全者更易发生，不宜与血管紧张素转换酶抑制剂（ACEI）合用。

（2）β受体阻滞剂：制剂有阿替洛尔、美托洛尔。不良反应为头晕、心动过缓、心肌收缩力减弱，血甘油三酯增加，高密度脂蛋白降低，末梢循环障碍加重，气管痉挛，胰岛素敏感性下降。

（3）钙通道阻滞剂：制剂有①维拉帕米；②地尔硫草；③二氢吡啶类：硝苯地平，长效制剂有硝苯地平、非洛地平、氨氯地平、拉西地平。不良反应为①②组药抑制心肌收缩性、自律性及传导性较强，对心衰、病态窦房结综合征（SSS）和传导阻滞者不宜用；③组短效制剂有心率增快、潮红、头痛等反射性交感激活作用，对冠心病事件的预防不利，不宜长期用；长效制剂使上述副作用显著减少，可长期应用。

（4）血管紧张素转换酶抑制剂：制剂有卡托普利、依那普利、贝那普利、西拉普利。ACEI有6种强适应征（冠心病、心肌梗死、心衰、糖尿病、慢性肾病和卒中）的唯一降压药物。不良反应为干咳，是该类药最突出的副作用，还有味觉异常、皮疹、蛋白尿，可出现体位性低血压，所以肾功能不全者应慎用，高钾、妊娠者禁用。

（5）血管紧张素Ⅱ受体阻滞剂：制剂有氯沙坦。不良反应可出现体位性低血压，首次服药可出现"首次剂量现象"，可有耐药性。

（6）a受体阻滞剂：制剂有哌唑嗪。不良反应可出现体位性低血压，首次服药可出现"首次剂量现象"，易出现耐药性。

（7）其他：制剂有可乐定、甲基多巴、胍乙啶、肼屈嗪（肼苯哒嗪）、米诺地尔（长压定）等。不良反应较多，缺乏心脏、代谢保护，不宜长期服用。

3.药物治疗的护理

（1）监测服药与血压的关系：指导患者及家属如何测量血压，应注意在固定的时间、固定体位、固定部位、固定血压计条件下测量血压，并作血压与服药关系的记录。

（2）强调长期药物治疗的重要性：用降压药使血压降至理想水平后，应继续服用维持量，以保持血压相对稳定，对无症状者更应强调。

（3）要求患者必须遵医嘱按时按量服药：如果患者根据自己感觉血压高或低来增减药物、忘记服药或试着在下次吃药时补服上次忘记的剂量，都可导致血压波动，如血压长期过高会导致靶器官损害，出现心、脑、肾并发症；如血压下降过速、过快，会导致心、脑、肾等重要脏器供血不足，出现头晕，甚至发生休克、急性脑血管病、肾功能不全等。

（4）要求患者不能擅自突然停药：经治疗血压得到满意控制后，可以逐渐减少剂量，甚至可考虑停药。但如果突然停药，可导致血压突然升高，出现停药综合征，冠心病病人突然停用β受体阻滞剂可诱发心绞痛，心肌梗死等。

（5）体位性低血压的预防和处理：①首先要告诉患者体位性低血压的表现为乏力、头晕、心悸、出汗、恶心、呕吐等，在联合用药、服首剂药物或加量时特别注意。②指导患者预防方法：避免长时间站立，尤其在服药后最初几个小时；改变姿势，特别从卧、坐位起立时动作宜缓慢；服药时间可选在平静休息时，服药后继续休息一般时间再下床活动；如在睡前服药，夜间起床排尿时应注意；避免用过热的水洗澡，更不宜大量饮酒。③指导患者在体位性低血压发生时应取头低足高位平卧，可抬高下肢超过头部，屈曲股部肌肉和摇动脚趾，以促进下肢血液回流。

4. 特殊人群高血压的治疗原则

（1）老年高血压：老年人群降压治疗特别强调平缓降压，注意体位性低血压的发生；应给予长效制剂；对可耐受的患者可降至140/90mmHg以下，但舒张压不宜低于70mmHg。

（2）高血压合并心力衰竭：早期可无明显的症状。治疗措施应积极降低血压，控制体重及限制盐量。出现症状时，治疗措施宜合并使用利尿剂、ACEI和β阻滞剂。充血性心衰发生后降压药物需按心衰治疗，对药物种类和剂量加以调整。

（3）高血压合并冠心病：该类患者发生再次梗死或猝死的机会要高于不合并高血压的冠心病患者。因此，合并冠心病的高血压患者更应积极进行降压治疗。

（4）高血压合并糖尿病：治疗目标为收缩压<130mmHg，舒张压<80mmHg。伴糖尿病肾病血压水平应控制在125/75mmHg以下。当血压在正常高限（130～139/85～89mmHg）时，即应在非药物治疗的同时开始药物治疗。糖尿病患者控制血糖的目标：空腹血糖：5.1～6.1mmol/L（91～110mg/dl）；餐后血糖：7.0～7.8mmol/L（126～140mg/dl）；糖化血红蛋白（HbAlc）：6.0%～7.0%。采用药物和非药物治疗。

（5）肾脏损害：血压应控制在130/80mmHg以下，24小时蛋白尿>1g者血压应<125/75mmHg；停用ACEI等药物。

（6）脑血管病：血压水平应控制在140/90mmHg以下。急性期脑血管病患者按照脑卒中治疗原则处理。

（7）有相关的危险因素：降脂药，抗血小板治疗，血糖控制等。

5. 高血压急症的识别与处理　出现血压急剧升高，若舒张压>130mmHg和（或）收缩压>220mmHg，以及心、脑、肾等主要靶器官的严重并发症，均应立即给予降压治疗，同时立即联系转院，在保证患者安全的情况下及时转诊。

（三）高危人群健康指导与干预

1. 高危人群确定标准　具有以下1项及1项以上的危险因素，即可视为高危人群：①血压测量为正常高值范围（收缩压120～139mmHg和（或）舒张压80～89mmHg）；②超重或肥胖（BMI≥24）；③高血压家族史（一、二级亲属）；④长期过量饮酒（每日饮白酒≥100ml且每周在4次以上）；⑤长期高盐饮食；⑥经筛查发现的高血压现症患者的同胞和子女也应确定为高危人群。

2. 管理原则　以血压监测和危险因素控制为主。

3. 高危人群健康指导与干预方式及内容　①群体干预及内容：通过社区宣传和相关危险因素评价等活动，提高高危人群识别自身危险因素的能力；提高对高血压及危险因素的认知；改变不良行为和生活习惯。②个体干预及内容：利用社区卫生服务机构/乡镇卫生院的诊疗、家庭访视等途径，针对高危个体进行患病危险的评估，给予个体化的生活行为指导。有条件的应建立高危人群信息库，进行定期监测和管理。

4. 生活方式指导内容　对正常人群要进行健康生活方式指导，对高危个体、正常高值以及所有高血压患者，不论是否接受药物治疗者，均需针对危险因素接受改变不良行为、生活方式的指导。中国高血压防治指南指出，高血压发病的三个主要危险因素的措施是减重、限酒和低盐。因此健康教育内容包括减重、限酒、低盐等，其次需合理膳食、戒烟、平衡心理、预防便秘等，并持之以恒，以达到预防和控制高血压及其他心血管疾病的发病危险。

（四）高血压的筛查

1. 筛查途径　社区卫生服务中心（乡镇卫生院）可以根据高血压诊断标准，通过对35岁以上首诊病人测量血压、高血压患者就诊登记、建立居民健康档案和组织社区居民健康检查等方法检出社区高血压患者。

2. 筛查建议

（1）不同年龄测量血压频度的要求：3～19岁儿童和青少年，应每2年测一次血压；20～34岁，至少每2年测一次血压并要求他们记住自己的血压数值（收缩压和舒张压）和所测时间，记忆不清楚时应及时补测。>35岁所有人：①必须每2年测一次血压；②"对35岁以上首诊病人测量血压"，所有医疗单位应执行卫生部的这项制度；③每次无论任何原因就诊都必须测血压。

（2）发现血压升高者：①收缩压130mmHg或舒张压85mmHg以上，应在不同日重新测量3次，以进一步确诊；②收缩压与舒张压与上述血压分类不一致，应较短时间随访，如160/86mmHg，1个月内随访或就诊；③舒张压86mmHg者，应半年测一次血压；④收缩压136~140mmHg舒张压85~89mmHg，应3个月后测一次血压。

（3）高血压患者应在血压监测下使用药物治疗。

（4）高血压患者直系亲属和涉及其他高血压危险因素，血压正常且年龄在35岁以下者应至少每年测一次血压。

（5）根据最初血压基线提出进行随访的建议。

（6）血压常高值者：《指南》将正常高值血压定义为（120～139）/（80～89）mmHg，其范围与美国JNC7所定义的"高血压前期"相同。根据2002年中国居民营养与健康状况调查资料，中国成年人高血压患病率已达18.8%，正常高值血压者约占30%，其中（130~139）/（85～89）mmHg高值血压占10%左右。应该警惕正常高值血压心血管病危险。虽然血压水平越高，心血管并发症发生率也越高，但心血管并发症大多数发生在140/90mmHg左右人群，包括正常高值血压人群。在靶器官损害方面，国内外学者通过大量研究发现，欧美国家与日本的研究发现，高血压前期人群微蛋白尿危险（可作为心血管病增加的生物标志物）、颈动脉内膜厚度和氧化低密度脂蛋白（ox-LDL）水平比血压较低者明显增加。因此，在中青年人群中筛查正常高值血压者，通过一级预防，有助于延缓或阻止动脉纤维性硬化进程，推迟或阻止进入高血压期。

第五节 糖 尿 病

糖尿病是一组以慢性血葡萄糖（简称血糖）水平增高为特征的代谢疾病群。糖尿病是由于胰岛素分泌缺陷和（或）作用缺陷而引起。除碳水化合物外，蛋白质、脂肪代谢也有异常。糖尿病久病可导致多系统损害，如眼、肾、神经、心脏、血管等组织的慢性进行性病变，引起功能缺陷及衰竭。重症或应激时可发生酮症酸中毒、高渗性昏迷等急性代谢紊乱。糖尿病的病因尚未完全阐明。本病使患者生活质量降低、寿命缩短、病死率增高，因此应积极开展社区防治。

一、危险因素

（一）不可改变危险因素

1. 遗传因素　国内外报道普遍认为糖尿病有遗传易感性，表现为糖尿病有明显的家族、种族集聚现象。有糖尿病家族史者的患病率比无糖尿病家族史者高。"节约基因型"学说认为，人类在进化、生存斗争中逐渐形成"节约基因"，使人在食物不足的环境下，节约能量，以适应恶劣环境。当食物充足时，该基因继续起作用，过多能量使人肥胖，致胰岛素分泌缺陷和胰岛素抵抗，成为糖尿病的诱发因素。

2. 年龄　人口老龄化。

3. 先天的子宫内营养环境不良　子宫内营养不良可致胎儿体重不足，而低体重儿在成年后肥胖则发生糖尿病及胰岛素抵抗的机会大增。

（二）可改变危险因素

1. 后天的不良生活方式　不合理膳食，包括高热量、高脂肪、高胆固醇、高蛋白、高糖、低纤维素食物；静坐生活方式；肥胖，尤其是中心性肥胖，又称腹内型或内脏型肥胖，男性腰围≥85cm、女性≥80cm者患糖尿病的危险为腰围低于此界限者的2.5倍；酗酒；心境不良等。

2. 生物源和化学因素　病毒感染，如1型糖尿病与柯萨奇B_4病毒、腮腺炎病毒、风疹病毒、EB病毒有关；有专家指出，持续性病毒感染可引起自身免疫反应，T淋巴细胞亚群的改变与2型糖尿病自身免疫致病有关。化学毒物和某些药物，如噻嗪类利尿药、苯妥英钠可影响糖代谢并引起葡萄糖不耐受性，对这类药物敏感者可导致糖尿病。长期应用糖皮质激素可引起糖尿病。糖尿病发生也可能与避孕药有关。

（三）中间危险因素

又称伴随疾病，如高血压、血脂异常、血黏度增高、胰岛素抵抗等。

二、预防和社区护理干预

（一）治疗目标和原则

1. 治疗目标　纠正代谢紊乱，消除糖尿病及其相关问题的症状，防止或延缓并发症的发生，维持良好健康和劳动（学习）能力，保障儿童生长发育，延长寿命，降低死亡率，提高患者生活质量。

2. 治疗原则　早期、长期、综合、个体化。国际糖尿病联盟（IDF）提出糖尿病现代综合治疗的5个要点，即①饮食控制；②运动疗法；③药物治疗；④血糖监测；⑤糖尿病知识教育。IDF强调"多因素糖尿病治疗模式"，除了性别、年龄等无法更改的因素外，人们必须改变生活方式，如积极戒烟、运动、节食、减重等，还要纠正高血压、高血脂、高血糖等危险因素，以降低心血管疾病的发病率和死亡率。

（二）药物治疗和护理

药物治疗的目标　2007年美国糖尿病学会（ADA）"糖尿病治疗建议"提出，糖尿病血糖控制的基础目标是HbAlC＜7%，最终目标是接近6%；用不同的表述，前者是糖尿病患者整体达到的控制水平，后者是个体患者的控制目标。

糖尿病药物治疗的原则是：①充分考虑患者的病情、疗效、医疗保障情况、生活习惯及患者医院等情况，综合制订个体化治疗方案；②考虑控制血糖以及血压、血脂、并发症等情况，采取综合治疗；③药物应用遵循1型糖尿病规范使用胰岛素和2型糖尿病分别按照治疗流程实施，同时进行药物治疗与非药物治疗。

（三）急性并发症的护理

1. 低血糖反应的处理原则和预防

（1）怀疑患者发生低血糖反应时，应立即测定血糖以明确诊断。注意：如果无血糖检测条件时，所有怀疑为低血糖反应的患者应先按低血糖处理。

（2）清醒的患者：应尽快给予口服碳水化合物，如葡萄糖或蔗糖溶液或糖果等。

（3）意识不清的患者：可先静脉推注50%葡萄糖20～40ml，并观察到患者意识恢复，进行进一步处理。注意应用长效磺脲类药物或长效胰岛素引起的低血糖可能会持续很长时间（须至少监测48～72小时），应给予紧急处理后及时转诊。

（4）对应用胰岛素治疗的患者及家庭护理者，应进行防治、识别、处理低血糖反应的基本知识教育、指导。

（5）低血糖反应的预防：①防止胰岛素或磺脲类药物过量。在开始治疗时，医生应从小剂量开始，并逐渐加量，谨慎地调整剂量。②减少、延迟或忘记进食。患者应定时、定量进食，如不能进食常规食量，应相应减少药物剂量。③增加体力活动。活动前应额外进食复杂的碳水化合物类食物，避免过量运动。④忌过量饮酒，尤其是空腹饮酒。患者应尽

169

量减少饮酒。⑤老年人低血糖常表现为行为异常及其他一些不典型的症状，如只进行饮食控制，服用糖苷酶抑制剂或双胍类药物时，不发生低血糖，而与其他降糖药或胰岛素合用时就有可能导致低血糖。不要盲目限制饮水。平时应随身携带糖果，以备应急。

2. 糖尿病酮症酸中毒的处理原则　怀疑糖尿病酮症酸中毒患者应立即检测血糖、尿酮体，呼叫"120"，及时转送患者。

（四）高危人群健康教育

1. 糖尿病高危人群确定标准　①年龄≥45岁，BMI≥24者；②以往有IGT或IFG者；③有糖尿病家族史者；④有高密度脂蛋白胆固醇降低（≤35mg/dl）和（或）高甘油三酯血症（>250mg/dl）者；⑤有高血压和（或）心脑血管病变者；⑥年龄≥30岁的妊娠妇女，有妊娠糖尿病史者，曾有分娩大婴儿者，有不能解释的滞产者，有多囊卵巢综合征的妇女；⑦常年不参加体力活动者；⑧使用一些特殊药物，如糖皮质激素、利尿剂等的患者。

2. 社区高危人群健康教育的内容和形式

（1）群体干预及内容：①通过社区宣传和相关危险因素评价等活动，提高高危人群识别自身危险因素的能力；②通过健康教育，提高高危人群对糖尿病及危险因素的认知；③针对肥胖、缺乏体力活动、不合理膳食等危险因素，开展针对性的社区宣传和群体干预，改变不良行为和生活习惯。

（2）个体干预及内容：①利用社区卫生服务机构/乡镇卫生院的诊疗、家庭访视等途径，针对高危个体进行糖尿病患病危险的评估，给予个体化的生活行为指导；②有条件的应建立高危人群信息库，进行定期监测和管理。

（3）健康指导与干预内容：①通过社区健康教育活动，宣传糖尿病相关知识，了解危险因素和疾病的关系；②普及早期发现的知识，让高危人群知晓自身存在的糖尿病危险因素；③控制危险因素，结合高危人群特点给予有针对性的生活方式指导，如提供合理膳食、经常性体力活动、控制体重、戒烟限酒的指导，开展心理平衡的咨询、劝导等服务；④建议高危人群应进行周期性体检，定期检测血糖。

（五）糖尿病的筛查

1. 目的　早发现、早诊断是糖尿病综合防治的关键，是早治疗和规范管理的基础。

2. 发现渠道

（1）机会性筛查：社区医生在诊疗过程中，通过检测血糖发现或诊断糖尿病。

（2）重点人群筛查：对以下人群进行血糖检测①年龄45岁以上人群；②超重或肥胖者，BMI≥24（28）；男性腰围≥85cm，女性腰围≥80cm者；③高危人群筛查。

（3）健康体检：通过定期或不定期的从业人员体检、单位体检等检测血糖。

（4）其他：建立健康档案、进行基线调查、糖尿病筛查等进行血糖检测，发现患者。通过健康教育使患者或高危人群主动监测血糖。

3. 进一步确诊　通过各种方式检测发现的血糖异常者，应到综合医院明确诊断。

第九章　社区心理卫生
与精神疾病的护理

第一节　概　　述

一、社区心理卫生的概念

心理卫生是指一切旨在维护和增进人类心理健康的活动，主要包括根据个体不同年龄阶段和不同群体的心理特征及发展规律，通过教育、训练等措施促进个体健康成长，预防精神疾病、变态人格、心身疾病和适应不良的发生，提高对自然环境和社会环境适应能力。心理卫生需要心理工作者、教育工作者、精神工作者、社会学家、行为科学家等各类人员乃至全社会的共同参与和通力合作，因此说心理卫生是"大卫生"。开展心理卫生既是适应世界卫生组织提出的"人人享有健康"的战略，同时也将有利于人类生活质量和人口素质的提高，对社会的发展和进步具有积极的意义。

从广义上讲，"精神卫生"也是指对心理健康的促进和维护，因此，"精神卫生"又称为"心理卫生"。但从狭义上来说，"精神卫生"侧重于对精神疾病的防治，而"心理卫生"则更侧重于对大众心理健康的促进。两者于消极狭义的精神疾病防治及积极广义的全民心理健康促进之间，存在有轻重缓急的区别。但是，精神疾病与心理健康密切相关，故"心理卫生"与"精神卫生"常被混合使用。

心理卫生包括社区心理卫生、学校心理卫生、工矿企业心理卫生、业余团体心理卫生等。社区心理卫生作为心理卫生的重要组成部分，主要以社区为服务单位，以社区人群为服务对象，根据社区成员的特点和需求形成的一系列有组织、有系统、有计划，且适合社区的心理卫生服务。社区心理卫生是为社区群众提供多元化和人性化的心理卫生专业服务，主要包括心理健康促进、心理疾病预防、心理咨询、心理治疗、康复教育及宣传等，涉及精神医学、心理学、社会学及公共卫生学等多方面的知识。其目的在于通过社区护士向社区人群传授和普及心理卫生知识，促进社区成员心理健康的发展，满足社区的心理卫生服务需求，提高社区生活品质。

二、心理健康的概念和评价标准

心理健康科学发展至今已有百年历史，但对于心理健康的定义尚无统一概念。心理学家英格历士（H·B·English）认为心理健康是指"一种持续的心理状态，个体在这种状态下能做良好的适应，具有生命的活力，而且能充分发展其身心的潜能"。精神病学家麦宁格（Karl Menninger）指出："心理健康的人应能保持平静的情绪，敏锐的智能，适于社会环境的行为和愉快的气质。"第三届国际卫生大会（1946年）认为："所谓心理健康是指在身体、智能及情感上与他人的心理健康不相矛盾的范围内，将个人心境发展成最佳状态。"《简明不列颠百科全书》中写道："心理健康是个体心理在本身及环境条件许可范围内所能达到的最佳功能状态，但不是指十全十美的绝对状态。"另外，日本学者松田岩男给心理健康提出了这样的定义，"心理健康是指人对内部环境具有安定感，对外部环境能以社会认可的形式来适应的一种心理状态。"综合诸多专家、学者的表述，现在一般认为，心理健康就是指人能够适应生活、工作和学习环境，并能在人际关系中保持良好的平衡和协调。

心理健康的判断目前尚无统一标准，造成这种状况的原因很多，其中主要与以下几方面因素有关：①心理健康本身涉及面广且复杂；②与"生理健康"具有精确的生物学指标不同，心理健康的标准主要是通过定性观察，从优秀心理品质中总结出具有代表性的特征获得的，而且学者们在进行理论研究时所遵循的指导原则和方法也不尽相同；③心理健康的标准会因时代、文化背景、年龄阶段、性别等不同而发生变化。综合目前国内外学者的研究，认为心理健康的标准可归纳为以下10个方面：

（1）充分的安全感。

（2）充分了解自己，对自己的能力做出恰如其分的判断，并能有悦纳自己的态度。当面对无法补救的缺陷时，能安然接受，而不以为羞耻或怨天尤人。

（3）生活目标切合实际。

（4）与外界环境保持良好接触，并能有效地适应环境的变化。对各种生活问题，能用切实有效的方法谋求解决，而不企图逃避。

（5）保持个性的完整与和谐。

（6）具有从经验中学习的能力。

（7）乐于与人交往，能够与他人建立良好的人际关系。在与人相处时，正面的态度（如尊敬、信任、喜悦等）常多于负面的态度（如仇恨、嫉妒、怀疑、畏惧等）。

（8）能适度地表达和发泄自己的情绪。

（9）有限度地发挥自己的才能与兴趣爱好。

（10）个人的基本需要符合社会道德规范，并得到一定程度的满足。

应该着重强调的是，心理健康与生理健康一样也是一个处于动态的、不断变化的过程。心理健康的人未必全符合这些标准，在个别情况下也可能出现异常反应。所以一个人是否心理健康，应从总体上并以经常性的行为作为依据进行大致的判断，切不可根据某项标准轻微不符便判断心理不健康，以免带来不良影响。

第二节　社区心理卫生的发展与任务

一、社区心理卫生的发展

（一）国外社区心理卫生发展

1872年，法国医生比奈尔（Pinel）首先提出废除对精神病患者的约束，开启了现代精神医学和心理健康运动。美国比尔斯（C. W. Beers，1908年）根据他本人患有精神疾病住院3年的经历，撰写了《心灵的归来》一书，书中呼吁恢复精神病患者的自由和维护人权。同年，比尔斯在故乡康涅狄格州聚集13人，建立了世界上第一个心理卫生组织——康涅狄格州心理卫生协会。他们倡导精神疾病医疗重点应放在预防和早期治疗上，并在全国发起运动，为美国心理卫生的发展奠定了基础。迄今为止，美国一直是世界心理卫生较为先进的国家。继美国之后，加拿大、法国及其他欧洲各国也相继建立起心理卫生协会。1930年，第一次国际心理卫生大会在华盛顿召开。20世纪40年代中期，美国心理卫生运动和宣传互相配合，促进了心理卫生事业的发展。1946年美国公布《国民心理卫生法》，发展心理卫生计划。1949年美国又成立国家心理卫生研究院（NIMH），由政府承担全国心理卫生的督导及策划，这对后来社区心理卫生的开展具有深远的影响。

1963年2月5日，美国总统肯尼迪为精神病患者的医疗和社区防治问题提出了咨文及精神卫生立法案，议会审议并通过了社区精神卫生法。至此，美国开始重视社区心理卫生服务，政府呼吁重视精神疾病的防治，并在各地迅速建立了精神卫生中心。1977年左右，在R.普顿斯和前任E.塞德曼的领导下，提出建立社区心理主任委员会方案，以促进全国范围内大量训练方案的正规交流，并明确提出要缩小心理治疗医院，扩大社区服务范围的口号，通过强化患者的社会环境，尤其是减少社会团体对个体的消极影响，以预防为原则，受到了大多数学者的赞同。之后，社区心理卫生运动在全美发展愈加迅速。1981年美国颁布了《心理卫生法》，将促进社区心理卫生服务列为优先考虑的项目。1985年，全美社区心理康复中心已达750个，占全国社区之半。目前，美国每年用于心理卫生工作的费用达170亿元。

国外社区心理卫生工作开展已近40年，但仍是一项任重道远的工作。由于工作任务繁杂，涉及面广，加上资金、人力等问题，各国的社区心理卫生工作发展很不平衡。

（二）我国社区心理卫生发展

随着卫生保健向社区卫生的延伸，我国社区心理卫生也得到了相应的重视与发展，目前已初具规模。1991年，由中残联、卫生部和民政部等部委协作，开始在全国60个市、县有计划的推广社区开放性精神病防治康复机构。至1996年，已扩大到全国200个市和县。《精神卫生工作"八五"计划要点》提出，"八五"期间每10万人口争取有1名社区心理健康工作人员，并要求大力推广社区康复，使之成为初级卫生保健工作的内容之一。各级心

173

理卫生机构应设社区服务科，区县级心理健康机构应以社区工作为重点，建立健全三级防治网。"八五"计划还强调建立心理卫生协调组织。《中共中央国务院关于卫生改善与发展的决定》中提出积极发展社区卫生服务的决策，使社区心理卫生又有了进一步的发展，全面开展社区医疗、预防、康复与保健工作，如介绍心理保健知识，心理咨询，健康筛查，对患者定期随访，将便捷的治疗、康复训练和心理疏导融入家庭康复工作中。还对社区的慢性和康复期精神病患者提供治疗、管理、预防复发及康复全方位的服务，如组织家访，建立看护组、医疗站、工娱室，举办各种康复班等。1997年，全国社区卫生服务研讨会提出：社区卫生服务必须是综合服务，要把预防、保健、诊疗、护理、康复、健康教育等融为一体。因此，加强心理卫生服务将是社区卫生服务的重要环节。

二、社区心理卫生的任务

社区心理卫生实践的目的在于发挥家庭、社会预防和治疗疾病的最大潜力，增强和促进社区人群整体的心理健康水平，预防和治疗精神疾病，提高社区成员生活质量。因此，社区心理卫生可以分为两个方面：一方面，研究不同年龄、不同群体的心理卫生和对其工作、生活、学习的影响及应对办法，从而促进对社区人群心理健康的维护、促进及提高；另一方面，则注重充分利用社区资源对精神疾病进行预防、治疗及康复训练，降低精神疾病给社会、家庭、个人所带来的负担。目前，社区心理卫生工作已从传统的治疗精神病患者发展到了对正常社区人群心理健康的维护及精神疾病的预防、治疗及康复，也就是说涵盖了心理卫生的三级预防。

1. 一级（早期）预防　是保障心理健康的第一道防线，其主要目的是在某些人可能发病前，创造一种社会环境，使个体产生抵御的能力，特别是降低心理异常新发病率的比例。早期预防不是专对社区中的某个特殊个体，而是指提高社区全体人员保持心理健康的能力，以起到防患于未然的作用。对于早期预防的研究起初只是局限于寻找产生病情的各种心理、生理原因，以后才逐步了解社会环境对疾病产生的影响，如转学、失业、种族歧视、家庭邻里关系等。早期预防的工作形式主要是心理咨询和心理健康教育，其具体内容包括：①提供生命周期各阶段的心理卫生指导，如青少年心理卫生、老年人的心理卫生等；②良好生活方式的培养；③情绪调控与压力应对；④高危人群，如离婚者、下岗者的心理支持与咨询；⑤有关药物及酒精等滥用对个人身心的影响。

2. 二级预防（包括早期诊断和治疗）　其主要特点是在行为异常的过程中提供早期服务，以减轻病患的程度或降低病残率。例如，通过改变家庭环境、邻里环境、工作环境和医院环境等，使其中大部分人的病情能得到控制，少数的还能在较短时间内接近正常人的水平。二级预防的工作形式主要有心理咨询和住院治疗，其具体内容包括：①定期心理健康评估；②危机干预；③早期诊断；④合理用药；⑤心理治疗；⑥将严重患者转至精神专科医院。

3. 三级预防　即精神康复，主要是为那些已经有了各种心理异常疾病的人提供社区帮助，目的在于减轻病情，减少在医院内治疗的时间。对这样的患者，往往采取药物治疗和心理治疗相结合的办法，并尽可能改变不良的环境，创造一个新的且更有利的环境，以增加患者康复的速度和信心。三级预防的工作形式有家庭访视、门诊随访及康复训练等，其具体内容包括：①预防精神疾病的并发症；②日常生活能力的恢复；③心理功能及社会功能的恢复；④工作能力的恢复；⑤如何防止精神疾病复发。

第三节 社区心理咨询

心理咨询是指心理咨询者与来访者之间，就来访者提出的问题和要求进行商谈、研究和讨论，把整理出来的问题进行分析，找出问题的症结，经过心理咨询者的启发、教育和指导，使来访者找出摆脱困境和情绪危象的办法，以克服情绪障碍，恢复与社会环境的协调、适应，维护心理健康，使之生活幸福美满的活动。美国《哲学百科全书》认为，心理咨询能对人的一生发展提供有效帮助，通过心理咨询者的启发和教育，充分发挥来访者的个人潜力和内在力量，以适应环境、保持身心健康。因此，心理咨询作为解决心理问题、维护和增进心理健康的一种有效方法，已成为社区心理卫生服务的一个重要方面。

一、心理咨询的模式

目前，心理咨询被普遍接受的两种模式是指导模式和发展模式。国际心理科学联合会编辑的《心理学百科全书》中指出："咨询心理学始终遵循着教育的而不是临床的、治疗的或医学的模式。咨询对象（不是患者）被认为是在应付日常生活中的压力和任务方面需要帮助的正常人。咨询心理学家的任务就是教会他们模仿某些策略和新的行为，从而能够最大限度地发挥自己存在的能力和形成更为适当的应变能力。"

1. 指导模式

指导模式是指咨询者在全面了解来访者素质、专长、兴趣、性格和其他人格特征的基础上，对来访者的学习、升学、就业、工作、人际关系、家庭、婚姻等多方面问题所进行的综合性指导。指导模式的基本特征是强调对来访者特质的了解，力图充分发挥咨询者对来访者成长的理性导向作用。在此模式中，重视来访者解决问题和采取决定的技能训练。通过咨询者的指导，提高来访者解决问题的本领，并能将在咨询过程中学到的技能自觉的迁移到日后的学习、工作和生活中，以促进其适应能力的提高。

2. 发展模式

发展模式是指心理咨询应遵循个体心理发展的一般规律，针对来访者在个体发展的不同阶段所面临的任务、矛盾和个别差异，促使其心理矛盾得到妥善解决，心理潜能得到有效发挥，个性品质实现和谐发展，发展任务得以顺利完成。发展模式的基本特征是注重对来访者发展历程、发展障碍和发展规律的了解，强调发挥专业咨询人员对一般人的顾问作用。在此模式中，强调从宏观上和长远着眼来看待人的发展问题。因此，它关心的不仅是来访者当前发展障碍排除和发展任务的解决，而且还特别关注他们下一阶段发展工作的衔接和发展任务的准备。

二、心理咨询的目标

心理咨询的目标可以分为初级、中级和高级三类。了解心理咨询的目标对于把握心理咨询的过程和实施方案有一定的实际指导意义。

1. 初级目标　解决问题。即解决来访者面临的具体的独特心理与行为问题，也可以称为直接目标。如学生对学校环境不适应、学习困难问题；年轻人专业选择问题、人际交往问题、失恋；成人的婚姻危机、事业挫折；老年人的孤独、与子女的矛盾等。

2. 中级目标　预防问题。即让来访者掌握必要的心理学知识，学会应对的技巧，提高挫折耐受力和适应环境的能力，增强自己的心理素质，保持较高的心理健康水平；同时通过处理一些具体困难，对自己有一个反思，进而能够正确认识自我、接纳自我。如学会人际沟通的技巧和方法；培养独立思考和解决问题的能力；建立对恋爱、婚姻和家庭的正确观念和态度等。

3. 高级目标　促进发展与完善问题。即通过咨询使来访者了解、认识、肯定自己，增强自信，完善人格，树立正确的人生观、世界观，发挥自己的潜能，实现自我远大的抱负，达到自我实现的目标。这也是马斯洛所提出的人类基本需要层次中的最高层次。

三、社区心理咨询的服务对象与内容

心理咨询的服务对象是有轻微心理问题、处于应激状态或适应不良的正常人。由于心理社会因素纷繁复杂，因而心理咨询的内容甚为广泛，可以涉及生活、工作、学习、家庭、疾病、康复、婚姻、育儿等方面所出现的心理问题，具体包括以下几个内容：

（1）各种情绪障碍，如焦虑、抑郁、恐惧、悲观等方面的分析与指导、诊断与治疗。

（2）各种不可控制的思维、意向、行为、动作的解释、诊断与治疗。

（3）各类心身疾病，如冠心病、高血压、支气管哮喘、溃疡等疾病病因的分析、心理社会因素的探讨及治疗的方针、心理治疗的开展。

（4）长期慢性躯体疾病，这些病久治不愈，既对治疗不满意，又丧失信心，因而需进行心理上的指导。

（5）某些精神疾病的早期诊断、鉴别，以及心理治疗的进行，特别对精神病康复期患者的心理指导，促使其更好地适应社会与生活，预防复发。

（6）性变态的确诊与心理指导，性功能障碍的诊断、治疗，以及需要了解性的知识及对性生活进行指导与纠正者。

（7）儿童心理障碍的确诊、治疗及儿童教养过程中心理问题的指导。

（8）其他医学心理问题，如对有关工作、学习、家庭生活、恋爱、婚姻、计划生育中所遇到的医学心理问题的答疑与指导。

（9）介绍各种心理卫生知识，促使保障心身健康措施的落实。

（10）对各种疾病的康复期患者进行心理指导以解除其疑虑。对伤残患者进行答疑与心理指导。

（11）对防治精神病的指导，如家有精神病患者，家人应如何进行护理等问题的指导。

四、社区心理咨询的方式

用不同的划分标准，社区心理咨询可分为多种不同的形式。

（一）按照咨询的操作方式来划分

（1）个别咨询：由来访者单独向咨询机构提出咨询要求，一般也由单个咨询员出面解答和劝导的一种形式。个别咨询可以通过门诊、书信、电话等途径进行。其优点在于保密性好、来访者能获得一种安全感，使其能毫无顾忌地将自己压抑已久的各种情绪表达出来，倾吐内心的秘密，促进沟通深入；另外也有利于咨询人员耐心、有针对性地帮助来访者，咨询效果较好，是心理咨询中最常用的方式。

（2）集体咨询：咨询者根据咨询对象提出的问题，将他们分成若干小组进行商讨、引导，解决他们共同的心理问题的一种方式。这种咨询方式的优点是节省时间和精力，通过团体的感染力可以达到相互支持、积极互动的效应，因而效率较高。但缺点是有些人不愿在众人面前暴露自己深层的想法或隐私问题，咨询有时不够深入。

（二）按照咨询途径来划分

（1）书信咨询：即以通信的方式进行心理咨询。咨询对象来信提出自己要求咨询解决的心理问题，咨询者予以回信答复。其优点是简便易行，不受居住条件限制，对于一些不善言谈或较为拘谨的咨询对象来说，这是一种较易接受的方法。但此种咨询方式会因受到咨询对象文化程度、文字水平的限制，不能将其咨询的问题全面、确切地表达；咨询者信息来源比较单一，因而影响咨询者对咨询对象问题的把握和指导。

（2）电话咨询或网上咨询：利用电话通话或网络通信的方式给咨询对象以劝告、安慰或鼓励的一种咨询方式。国外主要是为了预防由于心理危机所酿成的悲剧（如自杀、犯罪等）而设立的一种非常专业化的咨询方式。通过对咨询对象缓解情绪的应激反应和干预心理危机，能起到及时、明显的效果。这种咨询方式具有方便、快捷、保密性好的优点，因此深受咨询对象的接受和喜爱。

（3）现场咨询：是指心理咨询机构的专职人员深入到基层或咨询对象家中，为其提供多方面服务的一种咨询方式。如某些单位或部门出现较为突出的心理卫生问题，且带有一定特征，请心理专家到现场作心理咨询；又如在重大考试前深入学校进行考前心理辅导等。

第四节　个体发育中不同阶段的心理卫生

一、儿童心理卫生

儿童期是个体心理生理发育最快的时期，儿童期健康心理的维护和培养关系到个体成年后的心理健康和职业成就，具有不可替代性。

（一）婴幼儿期心理卫生

婴幼儿期是指个体出生到3、4岁这一时期。在个体心理的发展历程中，婴幼儿期占有非常重要的位置。

（1）营养：充足的营养对婴儿的发育是至关重要的，关系到其体质和智力的发展。社区护士应指导母亲尽量采用母乳喂养。如果采用人工哺乳要注意选用合适的奶粉。不论采用何种喂养方式，都应注意定时定量，这样不仅有利于婴儿的消化，更重要的是可以从小养成良好的有规律的生活习惯。

（2）睡眠：睡眠是婴幼儿时期的主要需求。首先要保证足够睡眠和养成良好睡眠习惯；其次，要提供安静舒适的睡眠环境。

（3）刺激和母爱：婴儿一般从5~6个月开始要求母亲陪伴并有对其爱抚或与其玩耍的需求。实验证明，拥抱抚摸儿童能促进其脑和心理发育，使儿童产生安全感；而母爱和刺激的剥夺与贫乏则影响个体脑发育进而导致智力和语言的不可逆损伤。

（4）语言训练：1~3岁的儿童由于中枢神经系统的发育和成熟，其语言发育快速。如果这一时期语言得不到发展，日后将难以弥补。这一时期的适当刺激是语言的听和说。社区护士可以指导家长在孩子4个月时，尽量多与孩子交流，引导其发音。1.5岁以后可以通过讲故事，或教孩子唱简单的歌曲帮助孩子迅速发展语言表达能力。

（5）指导家长根据婴幼儿的发育规律对其进行训练和教育：家长对孩子的训练和教育是促进其心理健康发展的重要手段之一。指导家长通过阅读或参加一些教育辅导班，了解孩子在特定时期会出现的心理特征或发展问题，以便预防和应对实际生活中面临的成长问题。

（二）儿童期心理卫生

儿童期心理卫生是指4~12岁这一年龄段儿童的心理健康问题。这一时期儿童神经系统进一步发育和完善，神经纤维的髓鞘基本形成，为心理发展提供了基本条件。这一阶段儿童智力发育和健康习惯的形成，是社区心理卫生的重点。促进儿童期心理健康应努力做好以下几方面的工作。

（1）支持孩子多做游戏：3~6岁孩子的主要需求之一就是游戏。通过游戏可以对儿童运动器官、感觉器官和心理的发展产生积极的影响作用。因此，要支持孩子多玩自己喜欢的游戏，要支持他与伙伴们一起玩，这对孩子来说本身就是一种学习。不仅可以促进儿童智力发展、培养其记忆力、观察力和想象力，而且还可以培养孩子勇敢、坚毅、关心别人和遵守规则的个性品质，并初步认识人与人交往的各种关系。

（2）注意培养健全的人格：儿童期的人格特点还处在形成过程中，具有很大的可塑性和不稳定性。因此，应该注意从多方面培养孩子的人格。5岁以前儿童的人格发育主要受父母和家庭的影响，5岁以后则受家长、学校同学和教师的影响。因此，父母和老师应该正确的引导和教育孩子，正确对待孩子在成长过程中出现的过失和错误，以便使其人格得到健康发展。

（3）鼓励和引导学习：儿童从进入幼儿园和学校以后，生活环境和人际关系发生很大转变，学习成为其主要的活动，这一转变是个体心理发展的转折期。在入学前，家长要协助孩子提前改变饮食习惯、起居规律等，使之逐渐与学校一致起来。进入学校后，家长正确使用奖励与处罚引导孩子形成正确的学习动机和态度，并逐步引导他们对学习产生兴趣，把被动学习变成主动学习。

（4）民主合理的家庭教养模式：家庭关系的互动模式及父母的教养方式可影响到儿童的心理健康。研究发现父母以民主式教育子女，则子女活泼开朗、主动外向，富有自信，心理发育平衡；反之，放任式或专制式的教养，可导致儿童自我中心、任性或适应能力差。

二、青少年时期

青少年期又称为青春发育期，是由儿童期走向成人期的转变期，身体和心理快速发展，主要表现为身体发育成熟，自我意识发展并逐渐完善，人生观逐步成熟，并面临选择恋人和择业。因此，这一时期也是易于发生矛盾和冲突的时期。如果没有良好的社会条件或得不到及时正确的引导，他们可能会出现很多不良心理反应，甚至导致青春期的各种精神障碍。社区护士应积极配合家庭和学校做好疏导工作，以促进其心理健康发展。

1. 性心理卫生教育　青春期的心理卫生首先是性心理卫生教育。此时男孩和女孩处于第二性征发育阶段并开始出现性欲，这些生理上的巨大变化可以引起其一系列复杂的内心情感体验。此时可能会出现许多他们从未遇到的问题，需要他们正确理解和处理。社区护士应注重这一时期的性教育，其内容包括性生理卫生（两性生殖器官的解剖结构、初潮、遗精的处理、对手淫的观点等）和性道德规范，识别由于性生理的发育和成熟而产生的性心理体验和对异性的爱慕和吸引。培养青少年正确的性知识，树立对待恋爱和婚姻的正确态度，帮助其正确对待和处理好可能出现的问题，从而避免由此产生的各种不良后果。

2. 发展良好的自我意识　青春期是自我意识发展的重要阶段，青少年普遍存在有"成人感"，渴望独立，并能像成人一样独立完成各种社会义务，拥有与成人一样具有平等的地位和权利。这种愿望可以提高他们的责任感，发扬创造性和主动性，但也容易使他们产生对家庭和社会的拮抗性。家长和教师应根据这些特点，加以正确引导：①尊重他们的地位和权力的同时，帮助其正确的认识自我、评价自我；②鼓励他们参加社会实践活动，通过实践认识自己的潜能，发现自身的价值，摆正自我位置；③教他们学会辩证地分析问题和解决问题。

3. 帮助其正确对待学习中的问题 学习是青少年时期重要的任务，也是其主要压力之一。学习障碍可以困扰人的精神生活，引起各种心理问题；而心理问题又可以反过来影响学习效果，两者可以互为因果形成恶性循环。因此，指导青少年学习也是心理卫生工作的重要内容之一。社区护士应指导家长和教师发现造成其学习障碍的各种原因（如学习兴趣不足、抱负水平不高、学习方法不恰当、班内学习风气不良等）并指导他们学习。

4. 引导正确的友谊与恋爱态度 指导青少年进行正确的人际交往是心理卫生的重要内容。由于他们刚刚步入社会，常常遇到多种疑虑和困惑，包括精神上的困惑、学业上的困难和生活物质需要等问题。此时仅有家长和老师是远远不够的，这些都要求他们寻找更多伙伴、结交更多朋友或表达爱情来获得。但也要引导其选择与具有正确世界观、人生观的人交朋友，注意树立正确的恋爱观。

三、中年时期

中年一般指30～60岁，是人一生中责任最重大的阶段。这段时期，人的智力继续增长，生理功能与心理功能都较稳定，精力充沛，具有独立观察、思维和解决问题的能力。中年人既是社会的中坚力量，又是家庭的精神和物质支柱。因此，担任众多角色，并肩负种种义务和责任。如何成功地适应并承担各种角色是中年人社会适应的重要问题，也是社区心理卫生的重要内容之一。

1. 保持美满的婚姻和稳定的家庭 研究表明，婚姻美满、家庭稳定是中年人情绪稳定、乐观和事业成就的基础。中年人作为维系家庭幸福的核心，可以从以下几个方面努力：①认真对待恋爱与婚姻，夫妻双方应建立互敬互爱、忠实信任的关系，注意夫妻间经常有效的交流；②培养子女身心健康成长；③维持和增进家庭里老年人的身心健康；④正确处理家庭中的人际关系。

2. 事业上量力而为，不超负荷工作 绝大多数中年人处于事业的顶峰，工作压力大，社会责任重，易于超负荷工作而造成体力和心智上的透支，不利于心身健康。在实际生活中，要正确认识和估计自己的体力和能力，尽量缩小理想、追求与现实的差距。对困难较大的任务应尽力而为，细水长流，少因求全、求善、求精而责备自己。

3. 善于调控自我情绪 成年期在"成家"与"立业"中一定会遇到各种问题和矛盾冲突，这些都可以引起较大的心理波动。学会控制自己的情绪，创造良好的心境是增进和维持个体身心健康的重要前提：①做事要心胸豁达，从大处着眼；②遇到挫折时，可以暂时将烦恼放下，做些喜欢的事以分散注意力，平抑激动情绪，激发积极的精神活动；③善于疏导自己愤怒的情绪，可以将自己的烦恼向自己信任的挚友或师长倾诉，心情就会顿感舒畅。

4. 注意更年期保健 更年期一般认为是在50岁左右，此阶段是一个人从成熟走向衰老的过渡时期。社区护士应指导这一时期的中年人了解有关更年期的生理变化规律并接纳，加强自我心理调控，保持家庭环境的稳定和社会责任感，保持乐观情绪，合理安排生活劳逸，做一些力所能及的工作，维护良好的人际关系，坚持体育锻炼。

四、老年时期

在我国，习惯上将60岁以上者称为老年。进入老年期，不仅生理上表现出衰老现象，心理上也会发生巨大变化，主要表现为感、知觉减退、记忆力下降、智力结构改变、情绪不稳定、容易产生焦虑和抑郁等消极情绪，人格也发生一系列变化，表现为孤独、自卑和多疑等特点，精神方面由有依赖感变为无依赖感，在思维、生活、情绪、习惯、人际关系等方面都会出现不适应。

1. 躯体疾病的防治　老年人比年轻人易患躯体疾病，特别如高血压、动脉硬化、慢性支气管炎、肺心病、糖尿病、恶性肿瘤等。这类疾病严重影响老年人的健康，积极预防和适当治疗是保持晚年情绪愉快、延长寿命的重要保证。因此应及时或定期检查身体，早期发现，早期治疗。如果患有某种疾病，也不要紧张、恐惧、惊慌和悲观，安心、平静、乐观是取得良好效果的重要因素。

2. 接受现实，保持乐观的情绪　对于进入老年期以后躯体的生理和心理各方面趋于衰退的变化，社区护士应指导老年人在思想上要有所准备，承认现实才能够正确对待、泰然处之。

3. 坚持学习，保持良好的智力　坚持学习实际上就是进行脑力锻炼，可以提高老年人的心理活动水平，尤其是记忆力和智力水平。坚持学习是延缓和推迟衰老的重要手段。

4. 培养兴趣爱好，丰富生活　如何将闲逸的生活安排得富有乐趣，丰富多彩，是老年人心理卫生的一个重要问题。适当的户外活动既有益于身体健康，在心理上也可以有一种轻松愉快青春焕发的感受。老年人还可以通过养鸟、养鱼、种花等等来补充生活，增添生活的情趣，并能协调、平衡神经系统的活动，使神经系统更好地调节身体的各个器官系统的生理活动，对推迟和延缓衰老有积极作用。

5. 保持良好的人际关系　老年人在人际交往方面应承认弱势地位，保持良好的人际关系，互敬互助，心情舒畅，有益于心理健康。

181

第五节　社区精神疾病的护理

一、社区精神疾病的基础护理

（一）安全护理

精神障碍病人由于受精神症状的支配，常可出现自杀、自伤、伤人等行为。即便是在疾病的恢复期，也不能放松警惕。大量调查显示，疾病恢复阶段有很多精神病患者仍有自杀念头，并且成功率要高于其他患病阶段。因此，安全意识要贯穿于患病的全过程，随时警惕潜在的不安全因素，谨防意外发生。

1. 家庭设施要安全 经常检查门窗、门锁、床、玻璃等设施，如有损坏应及时修理。尽量使用安全的电路、电器等设施，防止病人接触发生意外。

2. 加强危险物品的管理 家庭中危险物品如药品、器械、玻璃制品、绳带、易燃物、锐利物品等，必须放置妥当。注意检查病人床头、铺底或衣柜中有无暗藏的药物、锐器、绳带等危险物品。

3. 加强监护，严防意外 对于情绪有波动的患者，要安排专人监护，避免让患者独处，以防发生意外造成不可挽回的后果。

（二）睡眠护理

睡眠紊乱往往是精神障碍患者的最初表现，也是影响疾病发生、发展的重要因素。精神分裂症的患者往往生活比较懒散，睡眠增多；而躁狂、抑郁、神经衰弱的患者往往彻夜难眠。良好的睡眠可促进疾病恢复，否则可导致其焦虑、烦躁，甚至会发生意外。因此，睡眠的护理对精神患者尤为重要。

1. 创造良好的睡眠环境 主要包括保持室内整洁、安静，空气流通，温度适宜。按照病人的睡眠调整合适的光线，床褥整洁、干净、平整，使病人感觉舒适。

2. 合理安排作息时间 帮助病人制定合理的作息制度，并督促执行。对于生活懒散、睡眠增多的患者要督促起床并鼓励其参与各种活动，促进精神处于良好状态。对于生活自理能力差的病人应协助做好就寝前的准备。

3. 促进养成良好的睡眠习惯 指导患者睡前避免饮用过量的水、茶或兴奋饮料。可以建议睡前用温水浸泡双脚或沐浴，促进四肢血液循环，增加舒适感，促进睡眠。

4. 妥善安置躁动患者 给予兴奋吵闹患者适当的安眠处理。待患者入睡后要注意保持室内安静，尽量做到说话轻、走路轻、关门轻。

（三）饮食护理

精神障碍患者往往出现各种异常进食情况，如拒食、抢食、不知饥饱、暴饮暴食。这些行为可能导致患者极度消瘦或体重迅速增加，而影响身体健康。因此，要认真做好患者的饮食护理指导。

（1）做好进餐前的准备：①创造轻松、愉快的进餐氛围；②准备清洁的餐具、干净的饮食环境；③尽量准备患者喜欢的饭菜，促进患者的食欲；④督促或帮助患者洗手。

（2）进餐过程中，根据患者具体情况处理进餐方式：①对于吞咽动作迟缓的患者给予软食，或将馒头等浸泡入菜汤中，进餐时避免催促，给予充分时间并防止发生噎食意外；②对有被害妄想、疑心饭菜有毒的患者应鼓励其与家人一起用餐，也可以任其挑选饭菜或与家人互换食物；③对抢食、暴饮暴食者，要提醒患者放慢进食速度，并适当限制进食量；④对认为自己罪大恶极、拒食的患者，可将饭菜拌杂，使患者误以为是他人的残汤剩饭而促进进食。

（四）用药护理

药物治疗是精神障碍患者治疗的主要途径。经验和实践证明，相当一部分精神障碍患者需要长期服药以利于康复，且不易波动和复发。因此，应加强对患者用药的指导。

1. 做好用药的宣传教育　社区护士要加强对患者及其家属对抗精神病药物治疗重要性的宣传教育，提高按医嘱长期维持用药的重视程度。

2. 妥善保管药物　指导患者及家属要将普通药物与抗精神病药有区分的妥善放置，以防混用发生意外。对拒服药物的患者要耐心劝导，并谨防患者在舌下藏药或服药后到隐蔽的地方将药物抠出。

3. 注意观察药物副作用　使家属了解有关药物的副作用以及处理的原则。如有嗜睡、动作呆板、便秘、流涎、食欲增加等副作用时，可不用特殊处理；但若有吞咽困难、四肢肌肉颤抖等症状时应注意及时就医以调整服药剂量。恢复期维持治疗期间，还要定期到门诊检查，根据医嘱调整用药剂量，以便达到最佳的治疗效果和最低的药物副作用。

（五）日常生活护理

精神病患者往往生活懒散，日常生活自理能力下降甚至消失。因此，做好精神病患者日常生活护理也是社区卫生工作的重要内容。

1. 加强卫生宣教　经常向患者宣传个人卫生和防病知识，鼓励患者自行料理个人卫生。协助患者养成良好的卫生习惯。

2. 协助患者做好各项生活护理　其内容主要包括口腔卫生、皮肤（毛发）、排泄、衣着卫生等。关心和帮助患者修饰自己的仪表仪容，并鼓励其适当打扮自己。

二、常见精神疾病的家庭指导

（一）精神分裂症

（1）协助患者和家属了解精神分裂症的病程发展、预后及复发情况，明确患者实际可达到的程度，以降低患者和家属的过高期待。

（2）建立良好的排泄习惯。由于患者的饮食不正常、活动量少而且又服用抗精神病药，故可能会发生便秘或排尿困难，应经常观察并定时督促患者上厕所，给其增加饮水量及活动量。

（3）对于具有幻觉或妄想的患者，应做好安全护理，防止其自杀、自伤、攻击或破坏行为的出现。

（4）避免精神刺激，生活要有规律。调查结果显示，家庭关系紧张情况下疾病的复发率比家庭气氛融洽时高4倍。因此，应告诉家属给患者提供一个温暖环境，并避免应激事件的刺激。鼓励患者多与社会接触，参加适量的社会活动，多与他人交往，防止社会功能的衰退。

（5）进一步锻炼和恢复患者的生活与社会功能。注意疏导患者因疾病产生的自卑心理，鼓励其与外界环境多接触，扩大交际范围，改善心情，促进康复。

（6）使患者及家属了解病情波动、复发的早期症状，以便及早得到处理。如无故自行停药、懒散、情绪不稳等。

（7）指导患者定期到医院复诊，以便使医生能够动态地、连续地了解病情，及时根据实际情况调整治疗方案和用药，改善患者的预后。

183

（二）情感性精神障碍

1. 躁狂状态

（1）要有安静、和睦的家庭氛围，房间的色彩宜用冷色调；周边环境也不宜吵闹。

（2）与患者接触时，态度要和蔼、亲切、耐心。对话多的患者可适当地转移其注意力。

（3）避免疾病复发的诱因。

2. 抑郁状态

（1）了解引起患者产生抑郁情绪的原因，分析、去除不良的刺激因素。

（2）加强心理护理，了解患者内心想法，注意观察患者情绪的变化及异常的言行，防止其自杀。

（3）设法打断患者的一些负性思考，以使其从负性情感中摆脱出来，并逐步培养其正性认识方式。

（4）鼓励患者参加适当的社会活动，可提高其生活的兴趣和信心。

（5）帮助患者改变旧的应对方式，学习新的心理应对技巧。

（三）儿童多动症患者

（1）向家长和儿童讲解多动症的有关知识，使其了解儿童多动症不是先天的，而是后天不良习惯造成的一种病态行为。

（2）指导家长教育孩子的正确方式，要奖罚分明，奖惩得当。尽量多使用奖励的办法强化孩子的良好行为，不要过高要求小孩。

（3）鼓励家长多与患儿沟通，以便了解其心理状态，帮助或协助其采取适当的措施应对心理压力。

（4）督促患儿按时服药，并注意观察药物的疗效与副作用。

（5）注意培养患儿专心的习惯，指导患儿要从小事开始做起，如进餐时不要一边吃一边看电视。

（6）告诉家长多动症的孩子需要家长、老师和医护人员的通力配合才能帮助孩子矫正不良行为。因此，家长应多与老师保持联系，随时了解孩子在学校的情况。

（四）神经症

（1）根据患者的性格特征、起病原因及病情，有目的地做好心理疏导。

（2）帮助患者培养良好的性格，提高心理素质，增加个人应对、承受及调节各种心理压力的能力。

（3）改变不良行为和不健康的生活方式，做到劳逸结合、生活有规律。

（4）适当进行体育锻炼，以调节精神和增强体质。

第六节　社区心理危机干预

　　心理危机是指由于突然遭受严重灾难、重大生活事件或精神压力，使个体生活状况发生明显的变化，尤其是出现了用现有的生活条件和经验难以克服的困难，以致使当事人陷入痛苦、不安状态，常伴有绝望、麻木不仁、焦虑，以及植物神经症状和行为障碍。心理危机干预是指心理卫生工作者对处于心理危机状态的个体给予及时有效的紧急社会心理援助，使之尽快摆脱困难，避免发生意外的活动。引起心理危机的原因很多，如急性残废或急性严重疾病；恋爱关系破裂；家庭关系的巨大变动（如离婚，父母、配偶或子女死亡等）；破产或重大财产或住房损失；晋升失败；严重自然灾害，如火灾、洪水、地震等。

一、心理危机干预的原则

　　（1）迅速确定要干预的问题，强调以目前的问题为主，并立即采取相应措施。
　　（2）保护接受干预者的隐私，不随便透露个人信息。
　　（3）鼓励自信，不要让当事人产生依赖心理。
　　（4）把心理危机作为心理问题处理，而不要作为疾病进行处理。

二、社区常见的心理危机与干预

（一）恋爱关系破裂所致心理危机及其干预

　　失恋可引起严重的痛苦和愤懑的情绪，甚至可能导致当事人采取自杀行为，或把爱变成恨，采取攻击行为对付恋爱对象或所谓的第三者。如能及时得到支持性心理治疗或心理疏导，可以缓解当事人的激动情绪，避免意外事件的发生。进行干预时要与当事人充分交谈，指出感情不能勉强，恋爱失败是属于正常现象，以后还会有机会找到自己心爱的人。对于有自杀或攻击性行为的人，要帮助其分析这些行为可能带来的后果，以阻止其鲁莽行为。

（二）婚姻、家庭问题所致心理危机及其干预

　　导致此类心理危机的因素很多，如夫妻感情破裂、财产或经济纠纷、婚外恋、受虐待、亲人死亡、家庭关系紧张等。对于此类危机干预要根据具体情况区别对待。如当夫妻双方尚有共同生活的愿望，则采用家庭治疗方法，建议夫妻双方尽早采用协商的办法解决矛盾和分歧；如果协商后旧的问题尚未解决好，而在子女教育、经济等问题上又产生新的矛盾时，夫妻双方就应分别接受有关治疗，并对夫妻双方进行人格检测。对有人格缺陷一方给予心理卫生指导。此种方法可使部分夫妻重归于好或避免矛盾进一步激化。

（三）自杀企图及其干预

　　许多自杀的企图和行为是在心理社会应激作用下的心理危机导致的，并非都由精神疾病引起的。而他们常常求助于心理咨询门诊或通过热线电话求助。由于电话心理咨询具有

快速方便的优点，能对陷入心理危机者在紧急状况下提供强有力的支持，深受咨询者的欢迎。为了能及时迅速有效地帮助当事人摆脱心理危机，并使之逐渐恢复正常状态，干预者应该让当事人充分表达其情绪体验，并分析其企图自杀的直接原因，以便与当事人商讨解决问题的步骤和办法。因此咨询人员的交谈技巧非常重要。否则容易影响双方的沟通，更不利于当事人情绪的疏泄。

（四）灾难事件后的心理危机干预

灾难事件后心理危机干预的目标人群涉及广泛，主要包括直接卷入灾难的人员、死难者家属及伤员，与受灾人群有密切联系的个人和家属，现场救护人员，灾后幸存者，从事灾后重建或恢复工作的人员或志愿者等。心理卫生工作者要以富于同情心、助人的方式与出现心理危机的人进行接触，并耐心倾听他们内心的痛苦，向他们保证这种灾难只是偶然的。积极动员和发挥社会支持系统的作用，鼓励多与家人、亲友、同事接触和联系，减少孤独和隔离。

第十章 社区康复护理

第一节 概 述

一、社区康复护理的基本概念

（一）康复

康复（rehabilitation）一词来源于中世纪的拉丁语，是"复原"、"复健"、"恢复原来的良好状态"的意思。随着社会不断发展，人们健康意识不断提高，康复的内涵也得到了进一步拓展，新的康复定义强调使残疾人重返社会。

20世纪60年代，世界卫生组织（WHO）医疗康复专家委员会对康复的定义是：康复是综合协调地应用各种措施，最大限度地恢复和发展与病、伤、残者的身体、心理、社会、职业、娱乐、教育和周围环境相适应的潜能，以减少病、伤、残者身体、心理和社会的障碍，使其重返社会，提高生活质量。也就是说，康复以病、伤、残者为研究对象，以提高功能水平为主线，在充分利用各种社会资源的条件下，以提高生活质量并最终回归社会为目标，使病、伤、残者最大可能恢复或重建身、心、社会功能，达到最佳状态，担负起他们能承担的和应该承担的社会职能。

（二）社区康复

社区康复（community-based rehabilitation，CBR）是指病、伤、残者经临床治疗阶段后，以社区为基地开展的康复工作，使病、伤、残者能重返社会。根据世界卫生组织专家委员会（1981年）定义：社区康复是指依靠残损、残疾、残障的人员本身，以及他们的家庭和社会社区等人力资源而采取的康复措施。

1994年，联合国教科文组织、世界卫生组织、国际劳工组织联合发表了一份关于社区康复的意见书。根据这份建议书对社区康复的阐述和E. Helander社区康复先驱博士近年来对CBR的界定，社区康复可定义为："社区康复是属于社区发展范畴内的一项战略性计划，目的是促进所有残、伤者得到康复，享受均等的机会，成为社会的平等一员。社区康复的实施，要依靠残、伤者自己和他们的家属、所在社区，以及相应的卫生、教育、劳动就业和社会服务部门等的共同努力。"

（三）社区康复护理

社区康复护理（rehabilitation nursing in the community）是指在社区康复过程中，根据总的康复医疗计划，围绕全面康复目标，在康复医师的指导下，在社区层次上，以家庭为单位，社区护士依靠社区内各种力量，即残疾者家属、义务工作者和所在社区的卫生教育劳动就业和社会服务等部门的合作，对社区伤残者进行的康复指导，使他们自觉地坚持功能锻炼，以达到最大限度的康复。

二、社区康复护理的对象

1. 残疾人　根据联合国残疾人文件，残疾人是指任何由于先天性或非先天性的身心缺陷而不能保证自己可以取得正常的个人生活和社会生活上一切或部分必需品的人。在我国，残疾人是指那些在生理、心理、人体结构上由于某种组织不同程度的功能丧失或者不正常，造成部分或全部失去正常人的功能或失去社会生活能力的人。其中包括肢体、脏器等损害引起的各类残疾人，可分为肢体残疾、听力残疾、语言残疾、智力残疾、多重残疾、精神残疾和其他残疾的人。2002年，根据中国残疾人联合会报道，我国有6000万残疾人，其中听力言语残疾2057万人，智力残疾1182万人，视力残疾877万人，肢体残疾877万人，精神残疾225万人，多重残疾及其他残疾782万人。我国残疾人数量有逐年增加的趋势。世界卫生组织（WHO）按残疾的性质、程度和影响，把残疾分为三个水平，即残损、残疾和残障：

（1）残损（impairment）：指身体结构和/或功能（生理、心理）出现一定程度缺损，引起身体和/或精神与智力活动受到不同程度的限制，进而对独立生活或工作和学习造成一定程度的影响，但个人生活仍然能够自理，属于生物器官系统水平上的残疾。因此，又称结构功能缺损。

（2）残疾（disability）：指身体组织结构和/或功能出现较严重的缺损，造成身体和/或精神或智力方面的明显障碍，以致不能以正常的方式和范围独立进行日常生活活动，属于个体水平上的残疾。因此，残疾又称个体能力障碍。

（3）残障（handicap）：指由于残损或残疾引起个体部分或完全不能完成正常情况下（按年龄、性别、社会、文化等因素）应能完成的社会工作，是社会水平的残疾。因此，残障也称社会能力障碍。

如脑血管疾病后病人出现一侧肢体肌力弱，但能行走、生活自理，属残损；若后遗症一侧出现偏瘫，只能扶拐杖慢行，上下楼梯、洗澡等有困难者，属残疾；若后遗症全身瘫痪、卧床不起、个人生活不能自理，并且不能参加社会活动，属残障。

事实证明，如能够给残疾人与健全人同等的机会和权利，通过实施有效的康复手段，可以使残疾人的功能水平明显改善，并能使其生活能力、学习能力、工作能力和参与社会活动能力得到显著提高。甚至，有时候还可以促进残疾人创造更大的社会价值。因此，残疾人是康复护理的重点对象。

2.老年体弱者　老年体弱者与残疾有着密切关系。一方面是由于当个体进入老年期后，自身生理功能退化，新陈代谢水平降低，个体会出现不同程度的耳目失聪、痴呆、行动不便等功能减退的表现；另一方面，由于疾病，特别是高血压、冠心病、慢性骨关节疾病引起的功能障碍而致残疾。因此，老年人特别是老年残疾人，在生活自理、经济收入、参与家庭和社会活动等方面存在着不同程度的康复需求。康复护理的措施有利于延缓衰老的过程，提高年老体弱者的生活质量。根据第五次全国人口普查数据表明，我国60岁以上老年人口已达1.32亿，其中65岁以上老年人口近9000万，占全国总人口的6.96%。专家预计，到21世纪中叶，我国老年人口将达到4亿人，约占人口比重的26.53%。因此年老体弱者的社区康复护理将受到更多的关注。

3.慢性病人　随着康复医学的发展，康复范围不断扩大，已由原来的促进存在于疾病的发生、发展过程中的康复，扩大到促进精神残疾、智力残疾、感官残疾以及心肺疾病、癌症、慢性疼痛等的康复。这些病往往以慢性病的形式表现出各种各样的障碍，且更多的时间在社区家庭中生活。因此在社区中，慢性病人对康复护理的需求更为明显。

三、社区康复护理的工作内容

社区康复护理主要任务是预防慢性病、促进伤残者康复、纠正不良行为；预防并发症和伤残的发生，最大限度发挥伤残者的自理、自立能力以及进一步加强伤残者生活应对能力和适应能力。社区护士在社区工作中，依靠社区的力量，并与伤残者保持一种良好的沟通和交流，保证他们在社会和法律上得到帮助。

1.普查社区残疾人　在本社区范围内逐户进行调查，对社区康复状况及康复对象进行全面评估。查出本社区的残疾人员和分布后，应做好登记，为制定残疾预防和康复计划提供资料。

2.康复功能训练治疗　针对残疾人不同性质、不同程度的功能障碍，在家庭或社区卫生服务中心的康复训练室对其进行必要的、可行的功能训练。如生活自理训练、步行训练、简单的语言沟通训练、家务活动训练、儿童游戏活动训练、心理辅导等。这是社区康复护理最基本的内容。对疑难的、复杂的病例则需要转诊到区、县、市以上的医院、康复中心等有关专业机构进行康复诊断和治疗。

3.康复教育　①帮助残疾儿童解决上学问题，或在社区内举办残疾儿童的特殊教育学习班。②对社区内还有一定劳动能力的、有就业潜力的青壮年残疾人，提供就业咨询和辅导，或把他们介绍到区、县、市的职业辅导和培训中心进行就业前的评估和训练。对个别残疾人，指导自谋生计的本领和方法。③帮助残疾人解决医疗、住房、交通、参加社会活动等方面的困难和问题；对社区的群众、残疾人及其家属进行宣传教育，使其能正确地对待残疾和残疾人，为残疾人重返社会创造条件。

4.指导社会康复　对家庭、社区有关部门进行协调工作，确保对病、伤、残者进行照顾，建立完善支持系统，为康复对象提供安全、舒适的康复环境。

5. 指导独立生活　协助社区内残疾人组织起"独立生活互助中心"，提供有关残疾人独立生活的咨询和服务，如有关残疾人经济、法律、权益的咨询和维护、有关残疾人用品用具的购置和维修服务、独立生活技能咨询和指导等。组织残疾人参与能力范围之内的各种活动，如文娱、体育和社会活动。

6. 心理护理　有研究结果显示，残疾人心理障碍的发生率高于一般群体，且程度比较重。残疾人的心理状况不仅会影响到个体健康状况，还会影响其康复训练的进行。因此，在进行各项康复护理的同时，社区护士还要注意了解残疾人的心理状况，并根据具体情况提供相应的支持和干预，以促进伤残者生理和心理的康复。

7. 预防残疾的发生　落实各项有关残疾预防的措施。如给儿童服用预防小儿麻痹症的糖丸，进行其他预防接种，搞好优生优育和妇幼卫生保健工作，开展环境卫生、营养卫生、精神卫生、保健咨询、安全防护、卫生宣传教育等工作。

四、社区康复护理的特点与实施原则

（一）特点

（1）社区康复护理的资源主要依靠社区中的人力、物力、财力。

（2）社区康复护理工作面向社区，其护理对象主要是有功能障碍者、伤残人员、老年体弱者、慢性病者。

（3）社区康复护理内容丰富，主要是利用康复护理技术向护理对象提供躯体、精神、教育、职业以及社会生活等方面的康复训练。其中以日常生活活动训练为主，包括语言、认知、吞咽动作、步态、轮椅使用、洗浴等。康复技术力求通俗易掌握。

（4）通过建立良好的支持系统，取得家庭、康复机构、社区卫生部门、民政部门及残疾人联合会的支持。

（5）社区康复护理的目的是充分调动护理对象的积极性，鼓励自护，提高和改善其功能水平。

（6）社区康复护理的宗旨是利用最少的康复费用，取得最大的社会受益。

（二）实施原则

（1）尊重患者，严格遵守医务人员守则。热情耐心地为患者服务，用鼓励支持的语言帮助患者树立信心，配合康复训练。

（2）严格康复护理操作，规范各项康复技术操作，对患者负责。在社区康复站或居家环境下，进行康复训练，尤其要树立安全意识，严格按各项康复技术的操作规程进行。

（3）重视心理护理，要将康复护理对象看作是一个"完整"的功能个体，以整体护理观实施对其身体、心理的护理。

（4）提倡"自我护理"，充分发挥康复护理对象的主动性，让其主动参与自我护理、自我照顾。

（5）鼓励"协同护理"，康复护理人员应与康复治疗小组的其他成员共同协作，根据护理对象的病情予以适当的辅助。

（6）定期进行业务活动，康复治疗小组成员及病人共同研讨康复方案，交流康复技巧，总结经验，不断提高康复疗效，实施康复护理目标。

第二节　社区残疾人的康复护理程序

社区残疾人康复护理实践是个体或群体对残疾人现存的或潜在的健康问题做出的反应、诊断和治疗，其中包括改变残疾人的功能状况和生活方式。社区康复实践的目的是康复护理人员运用科学的工作方法和相关专业知识，充分动员和利用社区、家庭和个人的资源，通过居家护理的方式，提高残疾人的生活质量。康复护理人员所采用的工作方法就是康复护理程序。

一、社区康复护理评估

社区康复护理评估（community based rehabilitation nursing assessment）是指收集、分析社区康复护理对象（个体、家庭、社区）的有关资料，并与正常标准进行对照，找出护理问题，为制定社区康复护理计划提供参考依据的过程。评估是社区康复护理的基础，是制定计划的前提，是判断康复护理问题的依据。

（一）社区评估

1. 社区环境　包括社会环境和地理环境。主要收集社区残疾人生活的经济、文化和社会状况以及生活周边的居住环境等方面信息。

2. 社区人群评估　主要包括人口数量、性别、年龄、教育程度等，人口增长及流动趋势，残疾人的家庭形态，职业状况和婚姻状况等。

3. 社区健康与康复状况　社区疾病及趋势，主要疾病类型，卫生服务、康复设施状况及社区支持系统。

4. 社区康复护理的结构与设置　主要包括康复护理小组人员配备情况、层次水平，康复设置安置状况等。

（二）社区康复家庭评估

包括收集残疾人的家庭功能、家庭结构、家庭环境及家庭资源的相关资料。详见第四章的家庭健康护理评估。

（三）社区康复个体评估

1. 一般资料　包括现病史、既往史、发育史、心理行为史、家庭和社会生活史。重点

191

是功能障碍发生的时间、原因、发展，对日常生活、学习、工作、社会活动的影响，疾病的治疗和功能障碍的适应情况。

2. 检查　包括身体检查和心理状况评估，重点检查与残疾有关的肢体及器官以及精神状况。

3. 康复功能评定　①肢体及器官残疾程度评定。包括以残疾或疾病为中心的功能评定；日常生活活动能力等专项功能评定；实验室检查、影像检查及相关检查的评定。②总体功能评定。以多项功能表现为依据，做出总体评估。

4. 撰写康复评定报告　根据获得的综合资料和检查结果，撰写康复评定报告。内容主要包括：①有无残疾。②残疾的原因。如先天性残疾、发育性残疾、伤残、病残等。③残疾的部位及数目。如聋、哑、盲、智力、精神肢体和内脏等。④残疾的类别。残损、残疾、残障。⑤残疾的程度。如偏瘫分为重度、中度、轻度。⑥残疾对生活、学习及劳动能力的影响。⑦康复潜力。⑧康复处理意见。包括医疗康复、教育康复、职业康复、社会康复等方面。

（四）社区康复护理的评估

1. 测量评估　测量评定法是一种最为简单，但应用非常广泛且极为重要的一种评定方法，它是运用皮尺、量角器等简单的工具测量肢体长度和周径，或是关节的活动范围后，再与健侧进行比较，来评定肢体残损的情况。测量的主要内容包括肢体长度，肢体周径以及关节活动范围。

2. 智力状态检查　常见的有简易智力状态检查（mini-mental state examination，MMSE）（见表10-1）。

表10-1　简易智力状态检查（MMSE）

内容	得分：	错	对
1.今年的年份		0	1
2.现在是什么季节		0	1
3.今天是几号		0	1
4.今天是星期几		0	1
5.现在是几月份		0	1
6.省（市）		0	1
7.县（区）		0	1
8.乡、镇（街道）		0	1
9.现在我们在几楼		0	1
10.这里是什么地方		0	1
11.复述（移去物品，问刚才让您看过哪些东西）：皮球		0	1
12.国旗		0	1
13.树木		0	1
14.100−7=（93）		0	1
15.93−7=（86）		0	1
16.86−7=（79）		0	1
17.79−7=（72）		0	1
18.72−7=（65）		0	1
19.回忆（请你告诉我刚才要你记住的东西是什么）：皮球		0	1

续表

内容	得分：	错	对
20.国旗		0	1
21.树木		0	1
22.辨认：手表		0	1
23.铅笔		0	1
24.复述：44只石狮子		0	1
25.停令动作：闭上眼睛		0	1
26.右手拿纸		0	1
27.将纸对折		0	1
28.放在大腿上		0	1
29.说一句完整的句子（记下所述句子的全文）		0	1
30.依下样画图		0	1

注：MMSE总分30分，结果分析国际：24分为分界值，18～24分为轻度痴呆，16～17分为中度痴呆，小于或等于15分为重度痴呆。国内：按教育程度分界值：文盲组为17分；小学组（受教育年限小于或等于6年）为20分；中学或以上（受教育年限大于6年）为24分。

3. 肌力评估　残疾人由于肢体活动受限、缺乏功能锻炼或是功能锻炼不当，往往存在肌力问题。通过肌力评估可以判断有无肌力低下以及肌力低下的范围和程度，找出导致肌力低下的原因，为制定治疗、训练计划提供依据。主要方法有手法检查和器械检查两种。常用的有徒手肌力检查（manual muscle testing，MMT分级标准），（见表10-2）。

表10-2　徒手肌力检查（MMT分级标准）

测试结果	Lovett 分级	MRC 分级	Kendall 百分比
能抗重力及正常阻力至标准姿势或维持此姿势	正常 N	5	100
	正常⁻ N⁻	5⁻	95
能抗重力但仅能抗中等阻力运动至标准姿势或维持此姿势	良⁺ G⁺	4⁺	90
	良 G	4	80
能抗重力但仅能抗小阻力运动至标准姿势或维持此姿势	良⁻ G⁻	4⁻	70
	好⁺ F⁺	3⁺	60
能抗肢体重力运动至标准姿势或维持此姿势	好 F	3	50
抗肢体重力运动至接近标准姿势，消除重力时运动至标准姿势	好⁻ F⁻	3⁻	40
在消除重力姿势做中等幅度运动	差⁺ P⁺	2⁺	30
在消除重力姿势做小幅度运动	差 P	2	20
无关节运动，可扪及肌收缩	差⁻ P⁻	2⁻	10
	微 T	1	5
无可测知的肌收缩	零 0	0	0

注：MRC：美国Medical Research council分级。

Kendall百分比：占肌力的%。

4. 日常生活活动能力评估　日常生活活动（activities of daily living，ADL）是人在生活中反复进行的最必要的基本活动，是人们在日常生活中完成衣、食、住、行等所需的基本动作以及将这些活动连续起来的转移性活动。ADL能力评定是从实用的角度出发，全面了解伤残者在生活和工作方面的活动程度，这些活动是如何进行的，因此能反映病人综合活动能力。通过ADL能力测定，了解伤残者日常生活活动能力的困难所在，以及造成这些困难的原因。评估方法有很多，有Barthel指数法、五级分法、八级分法、kenny自理评估等，现在常用Barthel指数法评价残疾人的日常生活活动功能（见表10-3）。

表10-3　日常生活活动ADL（Barthel指数法）

项目	自理	稍依赖	较大依赖	完全依赖
进食	10	5	0	0
洗澡	5	0	0	0
修饰	5	0	0	0
穿衣	10	5	0	0
大便	10	5	0	0
小便	10	5	0	0
上厕所	10	5	0	0
床椅转移	15	10	5	0
行走	15	10	5	0
上下楼梯	10	5	0	0

注：日常生活活动（activities of daily living，ADL）Banhel指总分数100分，ADL损害严重程度：0～20分＝极严重功能缺陷；35～45分＝严重功能缺陷；50～70分＝中度功能缺陷；75～95分＝轻度功能缺陷；100分为ADL完全自理。

5. 偏瘫恢复功能评估　常见的有 Brunnstrom 偏瘫功能恢复六阶段的功能评定（见表10-4）。

表10-4　Brunnstrom偏瘫功能恢复六阶段的功能评定标准

阶段	上肢	手	下肢	功能评定
1	无任何运动	无任何运动	无任何运动	I
2	仅出现协同运动模式	仅有极细微屈伸	仅有极少的随意运动	II
3	可随意发起协同运动	可作钩状抓握，但不能伸指	在坐和站位上，有髋、膝、踝协同性屈曲	III
4	出现脱离协同运动的活动；肩0° 肘屈90° 下前臂旋前旋后；肘伸直可屈90° ；手臂可触及腰骶部	患侧捏及松开拇指，手指有半随意的小范围屈伸活动	坐位屈膝90° 以上，可使足后滑到椅子下方，在足跟不离地的情况下能使踝背屈	IV
5	出现相对独立的协同运动活动；肘伸直肩外展90° ；肘伸直肩前屈30° ～90° 时前臂旋前和旋后；肘伸直前臂取中立位，上肢举过头	可作球状和圆柱状抓握，手指同时伸展，但不能单独伸展	健腿站，患腿可先屈膝后伸髋，在伸膝下作踝背屈（重心落在健腿上）	V
6	运动协调近于正常，手指指鼻无明显辨距不良，但速度比健侧慢（小于5秒）	所有抓握均能完成，但速度和准确性比健侧差	在站立位可使髋外展到超出抬起该侧骨盆所能达到的范围；坐位下伸直膝可内外旋下肢，能完成合并足的内外翻	VI

6. 康复职业工作能力评估　康复职业工作能力的评估是指在康复对象重新就业或恢复工作之前，对其所从事的职业工作能力进行检查和评估。职业工作能力评估的主要对象是从事体力劳动或机关工作的残疾人或病人。评估的内容包括体力因素、技能因素、智能因

素和心理因素四个方面，分析职业对于这四个方面因素的要求及程度，检查有无这些方面的缺陷，确定能否适合相应职业工作要求。评估时应分析他们所从事职业的性质，考虑残疾人工作的体力劳动强度，与工作有关的技能、体力、心理以及智能等方面的特殊问题，据此进行相应的训练或是决定是否重新选择职业等，最后提出就业及工作安排的建议。

二、康复护理诊断

社区康复的护理诊断是康复护理人员对运用护理手段能够解决的个人、家庭或社区现存的或潜在的康复问题及原因的陈述，是制定康复护理计划的基础。通过护理诊断明确疾病所致功能丧失的情况，功能障碍的性质、程度、范围以及原因，了解残疾人的心理状态、社会环境、生活方式及职业等，进行综合分析明确诊断，并按问题的轻重缓急以一定的先后次序排列。

三、康复护理计划

社区康复护理计划是根据评估获得的主客观资料和诊断判定的社区、家庭和个人的不同护理问题，确定护理目标，制定康复护理计划的过程。根据残疾人轻重缓急、功能康复特征以及康复护理诊断提出的问题确定相应的长期和短期目标，制定相应康复护理措施。

四、康复护理的实施

实施康复护理就是社区护士将护理计划付之于实践的过程。在实施过程中，护士既要能够确定残疾人对护理需要的程度，以帮助病人康复，也要注意最大限度的发挥病人的主观能动性，帮助病人恢复自理能力。实施阶段需要护士既要有良好的护理知识、精湛的操作技能，又要有丰富的沟通和人际交往能力。

（一）实施的内容

（1）将计划内的护理措施进行分配、实施。

（2）执行医嘱，将医疗与护理有机结合，保持护理与医疗活动协调一致。

（3）解答护理对象及家属的咨询问题，进行健康教育，指导他们共同参与护理计划的实施活动。

（4）及时评价计划实施的质量、效果，观察病情发展变化，处理突发急症。

（5）继续收集护理对象的资料，及时、准确完成护理记录，不断补充、修正护理计划。

（6）与其他医护人员保持良好、有效的合作关系。

（二）实施步骤

（1）准备：包括进一步审阅计划，分析实施计划所需要的护理知识与技术；预测可能会发生的并发症并制定预防措施；安排实施计划的人力、物力与时间。

（2）执行：在执行护理计划过程中，熟悉运用各项护理操作技术，同时与其他医护人员相互协调配合，并充分发挥护理对象及家属的积极性，注意密切观察执行计划后护理对象的反应，有无新的问题发生；及时收集资料，迅速、正确处理一些新的健康问题与病情变化。

（3）记录：实施各项护理措施后，应准确进行记录。

（三）实施后的记录

记录内容包括实施护理措施后护理对象和家属的反应及护理人员观察到的效果；护理对象出现新的健康问题与病情变化，所采取的临时性治疗、护理措施、护理对象身心需要及其满意情况；各种症状、体征，器官功能的评价，护理对象的心理状态等。

五、康复护理的评价

康复护理评价是实施一定疗程后，对护理的效果给予评价并与所计划的护理目标进行比较，以衡量是否达到了目标。如果达到了目标，可以终止该护理诊断，如果目标没有达到，需要护士进一步的评估，重新根据现在的功能和心理等情况，制定出新的护理计划。

护理程序的每一步骤应记录在康复护理病历中，病历书写要及时准确，并且要有系统性和连续性。评价内容包括康复组织管理评价、护理程序评价以及护理效果评价。

第三节　社区残疾人康复护理基本技术

一、康复护理环境

康复环境是实施康复护理计划的基础，理想的康复环境有利于促进康复目标的实现。康复护理人员应重视康复环境的创造和选择，了解和掌握康复环境及设施的要求，康复对象提供良好的康复环境。

（1）环境设施的要求：①无障碍设施；②住平房者不要有门槛，住楼房者最好能换到一层，门口台阶也要尽可能低；③房间、厕所等房门应当以推拉式为宜；④门把手、电灯开关和水龙头等设施的高度应低于一般常规高度；⑤地面防滑，地板不要打蜡，也不要放地毯，应干燥无水；⑥房间的窗户和窗台的高度也应略低于一般房间的高度；⑦厕所便池应是坐便式；⑧在厕所、楼道走廊应设有扶手，便于康复对象的行走和起立。

（2）心理康复环境的要求：心理康复环境是由康复护理人员和心理医生针对康复的需要，对康复对象所采取的一系列心理相关措施而获得的。如：康复护理人员根据康复对象残障的不同性质和阶段，在交流方式上和对心理状态的观察上，都有与心理环境相关的要求。

二、日常生活活动训练

日常生活活动对于每个人都非常重要，对于正常人是极为简单、普通的活动，但对于病、伤、残者来说，由于功能障碍，往往部分甚至全部丧失日常生活能力。因此，日常生活活动训练的目的是为了使残疾者在家庭和社会中，尽量不依赖或少依赖他人而完成的各项功能活动。

日常生活活动训练的基本方法为：①评估康复护理对象的肌力，如肌力不足或缺乏协调性时，可先做一些准备训练，如加强手指肌力的训练。②将日常某些活动动作分解成简单的运动方式，从易到难，结合护理，进行床旁训练。③选择适当的方法完成一个动作，并按实际生活情况进行训练，如拿筷子、端碗。④某些情况下，可应用自助具（为残疾人特制的辅助工具、器皿等）做辅助。

日常生活活动训练的内容包括以下几个方面：

1. 饮食训练　要根据康复护理对象的功能状态选择适宜的餐具、进餐姿势、进餐动作、咀嚼和吞咽功能等的训练。如坐在床上吃饭，可分解为体位变化、抓握餐具、送食物入口、咀嚼和吞咽动作。

（1）进餐的体位训练：最简单动作从仰卧位变为坐位，根据病人残疾程度不同，选择不同的方法，如训练病人应用健侧手和肘部的力量坐起，或由他人帮助和用辅助设备等坐起。维持坐位平衡训练，做到坐好、坐稳、依靠背支撑坐稳。

（2）抓握餐具训练：开始可抓握木条或橡皮，继之用匙。丧失抓握能力的病人、协调性差或关节活动范围受限的病人常无法使用普通餐具，应将餐具加以改良。如将特制的碗、碟加以固定，特制横把或长把匙、刀、叉等。

（3）进食动作训练：先训练手部动作和模仿进食，然后再训练进食动作。训练时帮助护理对象用健手把食物放在患手中，再由患手将食物放于口中，以训练患、健手功能的转换。

（4）咀嚼和吞咽训练：吞咽困难者必须先做吞咽动作的训练后再进行进食训练。进食前要先肯定无误咽并能顺利喝水时，才可试行自己进食。先用糊状食物、稀粥等，逐步从流质到半流质再到普食，每次量不宜过多，并尽量放在舌后部，且要稳、慢。

进行饮食训练时必须要创造良好的饮食环境，根据康复护理对象的具体情况提供适宜的饮食种类，并保证充足的营养成分和足量水分的摄入。偏盲护理对象用餐时应将食物放在健侧；对于视觉空间失认、全盲者，应将食物按顺序摆放，并告之护理对象。

2. 排泄训练

（1）排尿功能自理训练：可以按照以下步骤进行，首先建立排尿反射的训练；其次是排尿方法的训练；最后，还要指导通过对水分的控制与排尿时间的配合来建立排尿的规律。

（2）排便功能自理训练应采取以下三个方面的护理措施：①通过手法按摩腹部的方式促进肠蠕动进行排便；②针对康复对象存在排便功能障碍的性质和原因采取对策，无排便功能者采取手法摘便；③配合使用一些栓剂或灌汤方法。

3. 清洁训练　包括洗漱动作，即移到洗漱处、开关水龙头、洗脸、刷牙、化妆等；入浴活动，即移至浴室、完成入浴的全过程、移出浴室等。根据病人残疾情况，尽量训练其自己洗漱、洗浴。

（1）洗脸、洗手、刷牙：①脸盆放在护理对象前方中间，指导其用健手洗脸、洗手。洗健手时，将脸盆固定住，患手贴在脸盆边放置，擦过香皂后健手及前臂在患手上搓洗。拧毛巾时可以将毛巾绕在水龙头上或将毛巾绕在患侧前臂上，再用健手将其拧干。②牙膏盖可以借助身体将物体固定的方法，再用健手将盖旋开。③剪指甲时，可以将指甲剪固定在一木板上，木板再固定在桌上，一端突出桌沿，剪把处系上小绳并穿过木板，绳端系上一小环。一手伸入环中用力一拉即可剪去伸入指甲剪刀口内的指甲。

（2）洗浴:①沐浴:康复对象坐于椅子或轮椅上，先开冷水管，再开热水管调节水温。洗澡时可用健侧手持毛巾擦洗或用长柄的海绵刷擦后背。②盆浴:康复对象坐在浴盆外椅子上（最好是木制椅子，高度与浴盆边缘相等），先用健手把患腿置于盆内后，再用健手握住盆沿，健腿撑起身体前倾，康复对象移至盆内椅子上，再把健腿放于盆内。另一种方法是护理对象将臀部移向浴盆内横板上，将盆外的两腿中的健腿放入盆内，然后帮助患腿入盆内。

4. 更衣训练　衣物穿脱动作的训练，必须在坐位平衡的条件下进行；在衣物选择上，应选用大小、松紧、厚薄适宜、易吸汗，又便于穿脱的衣、裤、鞋、袜。大部分病人在日常生活活动中，穿脱衣服可用单手完成。如偏瘫病人穿前开襟上衣时先穿患肢；脱衣时，先脱健肢，这样容易完成穿脱衣动作；穿套头上衣时患手穿好袖子拉到肘以上，再穿健手侧的袖子，最后套头，脱时先将衣身脱至胸部以上，再用健手将衣服拉住，在背部从头部脱出，脱出健手，最后脱患手；截瘫病人若能取平稳坐位，可自行穿、脱上衣，穿裤子时，可先取坐位，先将患腿伸入裤腿中，再穿健腿，再取卧位，抬高臀部，将裤子提上、穿好。如病人活动范围受限，穿脱普通衣服困难，应设计特制衣服，宽大的、前面开合式衣服。如病人手指协调性差，不能系、解衣带或钮扣时，可使用摁扣、拉链、搭扣等，以方便病人使用（见图10-1和图10-2）。

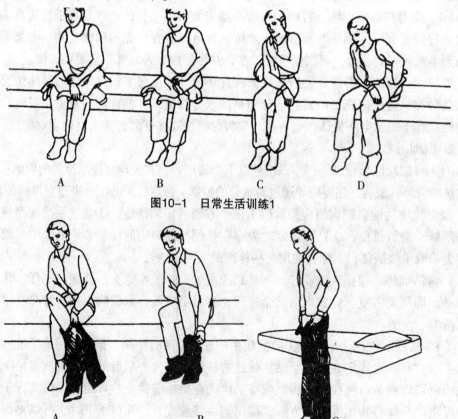

图10-1　日常生活训练1

图10-2　日常生活训练2

三、体位与变换

主要包括翻身、移动（纵、横移动）、体位转换（卧位－坐位－立位）、独立坐位、手支撑位等。其目的是帮助防止压疮和肢体挛缩，保持关节良好的功能位置。基本的体位有：仰卧位、侧卧位、俯卧位、坐位和立位。

1. **仰卧位**　双足紧蹬足底板，以防足下垂。足跟悬空放在足底板与垫子之间的空隙处，足后跟悬空状态，足趾朝上，以防压疮。在臀部外侧置小枕，以防髋外旋畸形。两膝及两髋关节置于伸位，以防髋和膝关节屈曲性挛缩，并为站立、步行打下基础。肩外展90°左右，肘伸直或屈，腕伸直，手指与指关节及掌指关节处部分屈曲，拇指外展，手指间关节处略屈曲。如握小布卷，保持腕关节及手功能位置，从中位至充分伸展的活动以及掌指关节全范围的活动，其次是掌指关节的屈曲和拇指对掌运动。挛缩者，可用掌面夹板使指间关节伸直（见图10-3）。

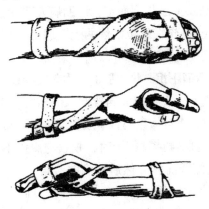

图10-3　床上运动训练

2. **侧卧位**　偏瘫病人以向健侧卧最适宜，截瘫和四肢瘫病人，应两侧轮流侧卧。侧卧时上方的下肢呈髋、膝屈曲位，用软枕分隔两下肢，上肢放置胸前。侧卧时下方的上肢外旋、部分伸展。

3. **俯卧位**　如病人心、肺及骨骼情况允许，可采用俯卧位。可使髋关节充分伸展，并可缓解身体后部骨隆突处受压组织部位的压力。

4. **坐位**　长期卧床病人坐起时，有倾倒现象。为保持躯体平衡，可先用靠背架支撑或端坐在靠背椅上。坐稳后，可左右、前后轻推，训练其平衡力。偏瘫病人可将患手放置腹部，患腿放置健腿之上，并移至床旁，健手抓住床栏坐起，将双腿移至床沿下。也可在床上系带，用健手拉带坐起等。

5. **立位**　当病人能够自行坐稳，下肢肌力允许时，可行起立动作及立位平衡训练。起立后要注意扶持，以防发生意外。偏瘫病人站立时，首先将身体重心放在健肢上，两脚分开约30cm，站稳后再试将重心移向患肢，作轮流负重训练。转换方向时，将患侧下肢抬起，以健侧下肢为轴，向外或向内旋转，然后将两腿放好。训练时要注意安全，尤其是高龄或体弱者，要进行辅助，防止摔倒、骨折等事故发生。可给予单拐或双拐辅助器辅助。

6. **移动训练**　残疾人因某种功能障碍，不能很好完成移动动作，需借助手杖、轮椅等完成，严重者需靠他人帮助。移动动作训练是帮助病人学会移动时所做的各种动作，独立完成日常生活活动。

（1）立位移动训练：当病人能平稳站立时，应进行行走训练。起立动作与行走动作几乎同时开始。

（2）扶持行走训练：病人需要扶持时，扶持者应在患侧扶持，也可在病人腰间系带子，便于扶持，同时以免限制病人双腿活动。

（3）独立行走训练：先将两脚保持立位平衡状态。行走时，一脚迈出，身体倾斜，重心转移至对侧下肢，两脚交替迈出，整个身体前进。训练时，可利用平衡杠，这是病人练习站立和行走的主要工具。病人可以练习健肢与患肢交换支持体重，矫正步态，改善行走姿势。

（4）拐杖行走训练：拐杖训练是用于使用假肢或瘫痪病人恢复行走能力的重要锻炼方法。拐杖长度应按病人的身高及上肢长度而定，帮助病人选择合适的拐杖（见图10-4）。

双拐行走训练步骤为：①首先在卧位锻炼两上臂肌力，肩部肌力，锻炼腰背部和腹部肌力，然后练习起坐和坐位平衡，完成后可以训练架拐站立。②将两拐杖置于足趾前外侧15~20cm，屈肘20°~30°，双肩下沉，将上肢的肌力落在拐杖的横把上。背靠墙站立，将重心移至一侧拐杖或墙壁，提起另一侧拐杖，再提起双侧拐杖。③两拐杖置于两腿前方，向前行走时，提起双拐置于更前方，将自体重心置于双拐上，用腰部力量摆动向前。

单拐行走训练步骤为：健侧臂持杖行走时，拐杖与患侧下肢同时向前，继之健侧下肢和另一臂摆动向前。或将健侧臂前移，然后移病腿，再移健腿，或反之也可，可由病人自行选择。

（5）上下楼梯训练：能够熟练在平地上行走后，可试着在坡道上行走。①扶栏上下楼梯训练。上楼时，偏瘫病人健手扶栏，先将患肢伸向前方，用健足踏上一级，然后将患肢踏上与健肢并行。下楼时，病人健手扶栏，患足先下一级，然后健足再下与患足并行。②拐杖上下楼梯训练。上楼时，先将手杖立在上一级台阶上，蹬上，然后患肢跟上与健肢并行。下楼时，先将手杖立在下一级台阶上，健肢先下，然后患肢。

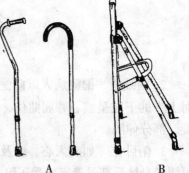

7. 轮椅训练　轮椅为残疾人使用最广泛的辅助性支具，轮椅的使用应视病人的具体情况而定，病人应按个体具体情况配置和使用轮椅。轮椅应具有坚固、轻便耐用、容易收藏、搬动，便于操纵和控制的特点。

（1）轮椅要求：①座位宽度。轮椅宽度是两臂或两侧股骨大转子之间的最大距离加上5cm。②座位深度。座位深度是后臀部至小腿腓肠肌后缘之间的水平距离减去5~7cm。座位太深，会压迫腘窝部，影响血液循环；

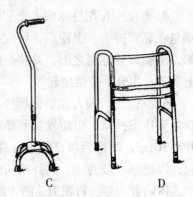

图10-4　行走训练用各种拐杖

座位太浅，身体重心太集中，局部受压太重，重心太靠前，轮椅平衡难以掌握。③座位高度。座位高度为足跟至腘窝的距离加上5cm。放置脚踏板时，板面距地面至少5cm，坐垫应选择透气性好的材料。④靠背高度。现代轮椅的背高要求尽可能低，为坐面至腋窝的距离减去10cm，但颈椎高位损伤者，应选用高靠背，距离为坐面至肩部的距离。

（2）训练方法

1）从床移到轮椅的转移：将轮椅置于病人的健侧，与床呈30°～45°；刹住车闸，向两侧旋开足托。伤残者按照床上运动训练方法坐起。坐稳后，以健手抓住床档并支撑身体，将身体大部分重量放在健腿上，健手放在轮椅远侧扶手上，以健腿为轴心旋转身体坐在轮椅上。调整位置，用健侧足抬起患侧足，用健手将患腿放在脚踏板上，松开轮椅闸，轮椅后退离床。

2）从轮椅移到床的转移：轮椅朝向床头，残疾者的健侧靠近床边，关好轮椅闸，病人用健手提起患足，将脚踏板移向一边，躯干向前倾斜并向下撑而移至轮椅前缘，双足下垂，使健侧足略后于患足。健手抓住床扶手，身体前移，用健侧上、下肢支持体重而站立，转身坐到床边，推开轮椅，将双足收回床上（见图10-5）。

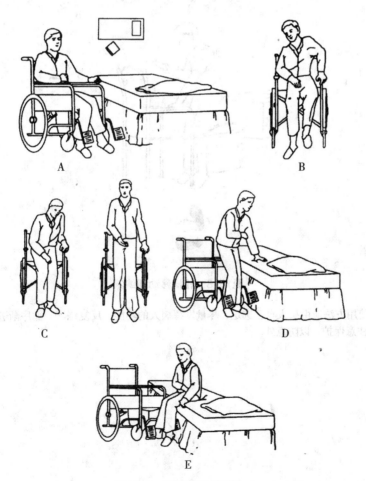

图10-5　轮椅移动训练1

3）轮椅与厕所便器间的转移：便器一般高于地面50cm。坐便的两侧必须安装扶手。先将轮椅靠近厕座，关好轮椅闸，足离开足踏板并将足踏板旋开，解开裤子，用健手扶轮椅扶手站起，然后握住墙壁上的扶手，转身坐在便器上（见图10-6）。

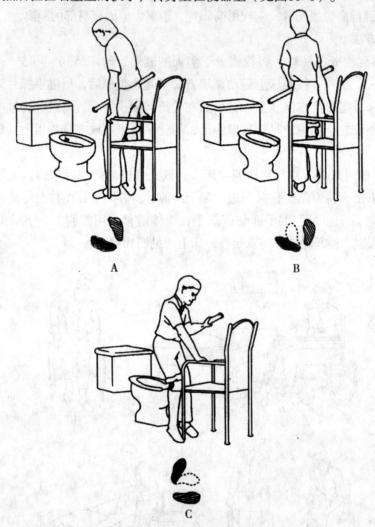

图10-6　轮椅移动训练2

注意事项：使用方法应由病人自己选定，尽量发挥病人的功能；反复练习，循序渐进，多练习肢体的柔韧性和力量；注意保护，以防意外。

第十一章　社区紧急救护

无论是在医院还是在社区，护士与患者的接触最为密切。尤其是在社区，护士需要经常进行家访，相比医院急诊更加了解社区状况。因此，作为一名社区护理人员，不但要掌握相关的急救知识，配合社区医生，而且要有独立处理急性事件的能力。同时，社区护士还应该把急救相关知识普及到社区居民中去。这样，一旦发现危急患者，在医护人员未到达之前，居民能够准确及时地进行自救、互救。

第一节　概　　述

社区急救（community emergency medical care）又称社区紧急救护或院前急救，指急、危、重症伤病员进入医院前的医疗救护。院前急救不同于医院急诊科或病房的抢救，其特点是情况紧急，现场条件差，缺乏客观资料，病情程度各异，设备条件受限等。因此，进行社区急救知识的普及势在必行。

一、社区紧急救护意义

（一）医疗角度

社区（院前）急救是整个医疗体系中最前沿的阵地，加之社区医护人员比医院急诊科室医护人员更熟悉社区环境，距离短、到达出事现场的时间较早，在必要情况下还能调动社区其他人员协助工作。及时有效的社区急救，对维持患者的生命，防止再损伤，减轻患者痛苦，避免病情恶化，提高抢救成功率以及其远期预后都有重要的意义。

（二）社会角度

社区（院前）急救是整个城市和地区应急预防功能的重要组成部分。一个协调的救援体系既能使灾难造成的损失和影响降到最低，又能使人员伤亡降到最少。

二、社区紧急救护基本原则

社区急救在时间上必须强调"争分夺秒"，其目的是强调"活着到医院"。社区急救的目的不是根治疾病，而是要给予急、危、重患者最基本的救护手段。其基本原则包括：立即使患者脱离危险区；先救命后治病；争分夺秒，就地取材；保留离断的肢体或器官；加强途中监护并记录。

三、社区急性事件预防

（一）深入社区，了解情况

这是一项相当重要而且极为细致的工作，应在社区行政部门的领导下，依靠基层骨干分子，广泛发动群众来进行。通过调查和收集、整理材料，社区卫生服务机构应该掌握社区的各种主要情况，包括交通情况、公共绿地、各种公共场所、饮食店、公安派出所、附近大医院以及各种可能与今后工作有联系的机构位置及电话。所有这些，均应有详细记录，随时可查找。尤其是社区的老年人、婴幼儿及慢性病病人是社区医护人员工作的重点对象，应有专门登记，熟知其居住地点及联系电话。需要时应上门访视，了解病情，进行健康指导。

（二）善于观察，消除安全隐患

在外出工作过程中，社区医护人员应善于注意发生伤病的各种潜在的危险因素，包括车辆多而秩序较乱的地区容易发生交通事故，饮食卫生不佳易发生肠道感染和食物中毒，楼房阳台边上放置花盆等重物可能坠落伤人等。如其中有些问题不便直接干预，应及时向有关部门反映。在充分了解这些情况后，社区医护人员应充分利用各种机会围绕疾病预防进行口头及书面形式的宣传教育工作。

（三）加强健康教育，预防意外伤害

1. 针对各人群特征，制定有针对性的健康教育 如老年人反应较迟钝，腿脚不便，行动不便，容易跌倒或被碰撞，在家时也要注意安全，改变体位时最好手扶一牢固物；夜间上厕所时，通往厕所的通道应无任何障碍物；外出行走及跨越台阶时更要注意安全，到人多杂乱地区最好有人陪伴，尤其是高龄老人。

2. 根据不同季节进行健康教育 许多疾病有明显的季节性，如夏季的肠道感染、食物中毒及游泳溺水，冬季的呼吸道感染、煤气中毒以及心血管疾病的恶化等。除此之外，如北方春季多风和南方沿海夏秋间的台风季节，容易发生高楼阳台上花盆、杂物、广告标牌等被风吹落下坠伤人，暴雨水灾造成房屋倒塌等事件。这些问题虽非依靠社区医务人员自己单独解决，但应与社区领导协同进行防范，并做好相应的预防和应急准备。

3. 其他临时性健康教育 节假日防止暴饮暴食、酗酒，春节期间防止烟花爆竹伤人和引起火灾等。

（四）定期家访，发现问题

社会—心理—行为因素是形成当今许多疾病的重要原因，家庭是社会的基本单位，对每个社会成员的生活"幸福度"起着重要作用。家庭生活中的各种问题都可能成为一种致

病的因素，如离婚、丧偶、老人、儿童受虐待等严重事件。但也有许多尚未表现而实际上已存在的矛盾有时却很难被察觉。社区医护人员通过对一些重点人群的家庭访问，往往可发现某些潜在问题的苗头，如夫妻感情不和、老年人遭冷遇、病人得不到起码的照顾等。在一般情况下，医护人员从防病、治病角度出发，提出一些积极的建议，有助于调整这些关系，防止病情加重，防止进一步发展为家庭暴力、斗殴、虐待、自杀等严重事故。

第二节　昏迷病人的紧急救护

意识是机体对自身及外界环境感知并能作出正确反应的状态，是中枢神经活动的综合表现，这种综合表现的能力减退或消失称为意识障碍。昏迷（coma）是严重的意识障碍。其主要特征为随意运动丧失，对外界刺激失去正常反应并出现病理反射活动。昏迷是社区比较常见的急症，约占全部急诊病人的3%。

一、病因评估

昏迷是一种临床综合征，昏迷的病因按其病变部位分为全身性疾病和颅内病变两大类。

（1）全身性疾病　①急性感染性疾病：各类病原微生物导致的感染，如病毒感染、细菌感染、立克次体感染和寄生虫感染等，病情严重者均可出现不同程度意识障碍，甚至昏迷；②内分泌与代谢障碍：如糖尿病酮症酸中毒、尿毒症、肺性脑病、肝性脑病等；③水、电解质平衡紊乱：如各种原因引起的酸中毒、碱中毒等；④外源性中毒：如有机磷农药中毒、一氧化碳中毒、乙醇中毒、安眠药中毒等；⑤物理因素及其他：如中暑、触电、溺水、高山病、妊娠高血压综合征等。

（2）颅内病变　①脑血管疾病：脑出血、脑血栓形成、蛛网膜下腔出血等；②颅脑外伤：脑震荡、脑挫裂伤、颅内血肿、颅骨骨折等；③颅内感染：脑炎、脑膜炎、脑型疟疾等；④颅内占位：颅内肿瘤、脓肿等。

二、病情判断

昏迷属于急危重症，因此必须迅速做出判断，争分夺秒地抢救，才能挽救昏迷病人的生命。应通过询问病史和体格检查，明确病人是否昏迷、昏迷程度及可能的原因。

（一）收集病史

昏迷病史对于明确疾病的病因具有十分重要的意义。有些病例可根据病史得出可能的诊断，并为进一步诊治提供线索。如病史中提供卧室内用煤炉取暖、关闭门窗睡眠，提示可能为一氧化碳中毒所致昏迷；有高血压史者突发昏迷，应警惕血管意外等。昏迷病史是

205

通过对病人亲属、单位同事或护送者的询问得出，并应从被询问者与病人的关系中估计其可靠程度。询问中应注意以下问题。

1. 昏迷的发病过程 必须了解起病的缓急，昏迷持续时间和被发现的过程。昏迷发生于疾病早期而持久者，常为脑血管意外、急性药物中毒、急性脑缺氧、急性一氧化碳中毒等；急性起病而历时短暂者，常提示轻度脑外伤、癫痫、高血压病等；昏迷比较缓慢者，常为某些慢性病如尿毒症、糖尿病酮症酸中毒、肝性脑病、肺性脑病、颅内占位性病变等。

2. 昏迷的伴随症状 昏迷伴有脑膜刺激征，常见于脑膜炎、蛛网膜下腔出血等；伴抽搐，常见于高血压脑病、癫痫等；反复头痛、呕吐伴偏瘫，常见于脑出血、脑外伤、颅内血肿等。

3. 病人的年龄与发病季节 有高血压史的中老年病人，有脑出血的可能；青壮年发病则以脑血管畸形为多；年幼者，在春季以流行性脑膜炎多见，夏秋季则常见于中毒性菌痢、乙型脑炎等。

4. 既往史 病人有无心、脑、肝、肾等重要脏器的慢性病史，如高血压、癫痫、局部感染及既往发作史。脑出血者多有高血压病史和脑动脉硬化症，低血糖常有类似发作史。

5. 其他 昏迷现场有无安眠药、农药等遗留；病人的思想、私生活情况，如有无精神刺激及服用安眠药的习惯等；与体力活动或情绪激动的关系等。

（二）判断意识障碍程度

昏迷是最严重的意识障碍，对于存在意识障碍的病人，必须判断其障碍程度，确定是否处于昏迷状态。

1. 临床分级 ①嗜睡：是最轻的意识障碍，是一种病理性的倦睡，病人精神萎靡不振，睡眠过多，能够唤醒，基本能够正确回答和配合检查，但如果停止刺激后病人很快会入睡；②意识模糊：是意识水平的轻度下降，病人表现为对时间、地点、人物的定向能力发生障碍，思维混乱，语言表达无连贯性，应答错误，可有错觉、幻觉、兴奋躁动、精神错乱等表现；③昏睡：病人处于沉睡状态，仅能被较强的刺激如被压眼眶，用力摇动身体等唤醒。一旦刺激停止，病人立即进入熟睡状态；④浅昏迷：病人随意运动丧失，对外界的语言、呼唤或强光等刺激无反应，但对强烈刺激（如疼痛刺激）有反应，能引起肢体简单的防御性运动和痛苦表情，各种生理反射如吞咽、咳嗽、瞳孔对光反射、角膜反射等存在。呼吸、脉搏、血压一般无明显变化；⑤深昏迷：所有的自发动作均消失，对任何刺激均无反应，生理反射和病理反射均消失，出现生命体征异常，如呼吸不规则、血压下降，多有大小便失禁或尿潴留。

对于昏迷病人，特别是颅脑损伤者，发病过程中意识障碍的变化是判断伤情严重程度及预后的最有价值指标之一。脑震荡意识短暂丧失又恢复，一般不超过30分钟；如果意识障碍时间延长，则可能有脑挫裂伤；如果意识好转后又逐渐昏迷，则提示脑受压、颅内血肿可能。

2. 昏迷量表　使用昏迷量表（见表11-1）评估意识状态比较简便易行，在临床上应用也十分普遍。其中格拉斯格昏迷分级（Glasgow coma scale，GCS）被世界许多国家采用。该方法是根据病人的睁眼反应、语言反应和运动反应三个方面对病人的意识状态进行评分，并以三者的积分表示意识障碍的程度。满分15分，表示病人的意识状态良好，8分以下为昏迷，最低分为3分，表示病人有脑死亡的可能。

表11-1　Glasgow昏迷评分法

睁眼反应		语言反应		运动反应	
自行睁眼	4	能对答，定向正确	5	能按吩咐完成动作	6
呼唤睁眼	3	能对答，定向有误	4	刺痛时能定位，手举向疼痛部位	5
刺激睁眼	2	胡言乱语，不能对答	3	刺痛时肢体能回缩	4
不能睁眼	1	仅能发音，无语言	2	刺痛时双上肢呈过度屈曲	3
		不能发音	1	刺痛时四肢呈过度伸展	2
				刺痛时肢体松弛，无动作	1

三、紧急救护原则

昏迷一旦发生，无论是何原因，都提示病情危重，患者应尽快得到有效的现场救护，其主要内容有：

（一）保持呼吸道通畅，及时清除气道异物

这是抢救危重病人的首要措施。患者一般取稳定仰卧位，尽量减少搬动，头偏向一侧，以防舌后坠阻塞气道，同时便于分泌物从口腔排出，以免吸入呼吸道；如有舌后坠，可用舌钳将舌拉出；痰液较多的病人应及时吸痰；根据病人病情，做好气管切开及使用呼吸机的准备工作。

（二）支持及对症治疗

给予吸氧，建立静脉通道，维持血压及水、电解质及酸碱平衡。对呼吸异常者提供呼吸支持（面罩气囊人工呼吸、呼吸兴奋剂等），对于抽搐者给予地西泮类药物，对于高颅压患者给予脱水药物治疗等。

（三）经初步处理，立即送医院

运送途中要密切观察病情变化，随时观察意识及生命体征的变化。注意昏迷程度、瞳孔的变化，有无瘫痪、脑膜刺激征、抽搐等伴随症状，并详细记录，以便及时通知医生并做出相应的救护。若出现体温骤升、脉搏渐弱转慢、呼吸不规则、血压波动、瞳孔散大、对光反射消失，均提示病情严重。

（四）尽早开展病因治疗

第三节 喉阻塞病人的紧急救护

喉阻塞亦称喉梗阻，是因喉部或其邻近组织的病变使喉腔变窄或发生阻塞而引起严重的呼吸困难，可导致病人窒息而死。

一、病因评估

常见于：①急性炎症：如小儿急性喉炎，急性喉炎、气管支气管炎，急性会厌炎，白喉，咽后壁脓肿等；②外伤：喉部挫伤、烧伤、切割伤、火器伤以及腔镜检查引起的损伤；③肿瘤：喉癌、咽部肿瘤；④异物：如误吸、心肺疾病引起的痰液和血块阻塞；⑤喉水肿：血管神经性水肿、药物过敏等；⑥其他：如声带麻痹、畸形等。

二、病情判断

（一）存在引起喉阻塞的病因

如大咯血、昏迷、严重心肺疾病病人呼吸道分泌物较多、异物吸入、急性咽炎、喉头水肿或颈部外伤、肿瘤、过敏等。

（二）症状和体征

表现突发呼吸困难，以吸气困难明显，伴烦躁不安、多汗、全身发绀、吸气期喘鸣及三凹征，听诊肺部呼吸音减弱或消失。危重病人于短期内出现意识丧失、血压下降、脉搏细弱及呼吸停止。

三、紧急救护原则

（1）立即将病人头部转向一侧，抬高下颌，避免因舌根及会厌后坠而加重呼吸困难。

（2）血块、痰液、呕吐物、异物等引起气道不完全性阻塞时，立即使病人处于头低脚高位，并轻拍其背部，鼓励病人将阻塞物咳出。

（3）情况紧急或上述处理无效时，立即进行气管插管，吸出或取出阻塞物。

（4）各种原因所致的喉部完全性阻塞，应立即行环甲膜穿刺或环甲膜切开术。环甲膜穿刺具体方法为：在颈部前正中环状软骨与甲状软骨之间的三角间隙处，以粗针头穿刺。当有落空感并有气体穿过针头时，提示针头已进入声门下区。通过粗针头通气，可暂时部分缓解呼吸困难。

（5）喉阻塞病人经初步处理后，应立即转院。转院途中应密切观察病人生命征，并坚持以上处理不间断。

第四节 心搏骤停病人的紧急救护

心搏骤停指患者的心脏在正常或无重大病变的情况下，受到严重打击，致使心脏突然停搏，有效泵血功能消失，引起全身严重缺血、缺氧。若能采取及时有效的心肺脑复苏（CPCR），则有可能恢复；否则可导致死亡。据统计，心脏停搏后4分钟内即开始初期复苏（现场急救），8分钟内进行后期复苏，成功率最高。

一、病因评估

（一）心源性心搏骤停

①冠状动脉粥样硬化性心脏病：急性冠状动脉供血不足或急性心肌梗死常发生室颤或心室停顿，是成人猝死的主要原因。由冠心病所致的猝死，男女比例为3～4:1，大多数在急性症状发作一小时内发生；②心肌疾病：急性病毒性心肌炎、原发性心肌病常伴室速或严重的房室传导阻滞，易导致心搏骤停；③主动脉疾病：如主动脉瘤破裂、主动脉夹层及主动脉发育异常。

（二）非心源性心搏骤停

①呼吸停止：气道阻塞（气管异物、窒息、烧伤等导致气道组织水肿）、脑卒中、巴比妥类药物过量及颅脑损伤等，均可致呼吸停止，继而心肌和全身器官组织严重缺氧，引起心搏骤停；②严重的电解质与酸碱平衡失调：如严重缺钾和严重高血钾、严重高血钙和高血镁、酸中毒等；③药物中毒或过敏：洋地黄类药、苯妥英钠、氨茶碱、氯化钙、利多卡因等药物中毒，或青霉素、链霉素、某些血清制剂所致的过敏反应；④电击、雷击、溺水、麻醉和手术意外等；⑤其他：如血管造影、心导管检查、急性胰腺炎、脑血管病变等。

二、病情判断

（一）临床表现

①意识突然丧失或伴有短阵抽搐；②呼吸突然停止；③大动脉（如颈动脉、股动脉）搏动消失；④心音消失、血压测不出、瞳孔散大、面色苍白兼有青紫。

（二）判断方法

①有无意识和颈动脉搏动：救护者轻拍并呼喊病人，若无反应，即可判定为意识丧失；同时用手指触摸病人喉结再滑向一侧胸锁乳突肌前缘的凹陷处（为颈动脉搏动点），触摸颈动脉有无脉搏。②有无自主呼吸：在病人气道开放条件下，救护者将耳部贴近病人口鼻，观察有无胸廓起伏，聆听有无呼气声并感觉有无气流。若有意识丧失伴大动脉（颈动脉）搏动消失，即可判断为心脏骤停，应立即进行急救。

209

三、紧急救护原则

针对心脏骤停的抢救措施称为心肺脑复苏。完整的心肺脑复苏包括3个阶段：初期复苏、后期复苏和复苏后治疗。

（一）初期复苏（现场急救）

主要任务是迅速有效地恢复生命器官的血液灌流和供氧。初期复苏的步骤可归纳为ABC：A（airway，开放气道）；B（breathing，人工呼吸）；C（circulation，人工循环）。

1. 开放气道　开放气道以保持呼吸道通畅，是进行人工呼吸的首要步骤。病人仰卧，衣领及裤带松解，取出口中污物、呕吐物及义齿等，然后救护者一手抬起病人颈部，另一手用小鱼际侧下按病人前额，使其头后仰，颈部抬起。对疑有头、颈部外伤者，不可抬颈（避免损伤脊髓），救护者可一手置于病人前额，手掌用力向后压，使其头后仰，另一手的手指放在下颌骨（靠近颏部）的下方，将颏部向前抬起，使病人牙齿几乎闭合。

2. 人工呼吸　现场复苏最适宜的方法是口对口（鼻）人工呼吸，救护者先将病人头后仰，一手将其下颌向上、后方抬起。另一手按压病人前额，使病人头部后仰以保持呼吸道通畅，同时用拇指和食指捏住病人鼻孔，深吸一口气后，对准病人口部吹气，使病人胸廓扩张，吹气完毕，救护者头部侧转换气，同时松开捏鼻孔的手。开始连续快速吹气3～4次，以后按每5秒钟1次的频率进行。每次吹气的同时，应注意观察胸廓起伏情况。通气适当的指征是：病人胸部起伏及呼气时听到并感到有气体逸出。

3. 建立有效循环　①心前区捶击：对心脏骤停无脉搏者而一时又无除颤器时，可进行心前区捶击。右手松握空心拳，小鱼肌侧垂直向下捶击胸骨下段，捶击1～2次，每次1～2秒。观察心电图变化，如果无变化，立即施行胸外心脏按压和人工呼吸。②胸外心脏按压：病人仰卧于硬板床上、地上或背部垫一木板。按压点在病人剑突以上4～5cm处，即胸骨体中、下1/3交接处。操作者双手重叠，掌根长轴置于胸骨长轴按压点上，两臂伸直，垂直下压，使胸骨下陷3.5～4cm，然后放松，使胸廓复原但双手不离开胸壁按压点。按压频率为80～100次/分。单人复苏时，先行口对口人工呼吸2次，然后做胸外心脏按压15次；2人复苏时，一人先做口对口人工呼吸1次，另一人做胸外心脏按压5次，如此反复进行。2005年底美国心脏学会（AHA）发布了新版CPR急救指南，与旧版指南相比，主要就是按压与呼吸的频次由15：2调整为30：2。胸外心脏按压的有效指标：瞳孔由大变小；按压时可扪及大动脉搏动，肱动脉收缩压≥60mmHg；缺氧情况明显改善；有知觉反射、呻吟或出现自主呼吸。

（二）妥善处理，立即转院

进行二、三阶段的复苏，后期复苏是初期复苏的继续，包括建立静脉输液通道、气管插管和机械呼吸、药物治疗、电除颤等一系列维持和监测心肺功能的措施。复苏后处理的主要内容是防治多器官功能衰竭和缺氧性脑损伤。

第五节　社区常见中毒病人的紧急救护

一、食物中毒病人的紧急救护

食物中毒系指摄入了含有生物性、化学性有毒有害的食物，或把有毒有害物质当作食物摄入后所出现的急性或亚急性疾病。按病原物质可将食物中毒分为细菌性食物中毒、有毒动植物中毒、化学性食物中毒、类过敏性食物中毒。本节讨论的细菌性食物中毒，是食物中毒最常见的类型。

（一）病因评估

在我国，细菌性食物中毒以沙门菌属、变形杆菌属和葡萄球菌肠毒素中毒较为常见，其次是副溶血弧菌、致病性大肠埃希菌和肉毒杆菌等，少数由志贺菌属引起。本病有明显季节性，夏秋季发病率高，多有进食可疑被污染食物史，如已变质的食品、海产品、腌制品或未加热处理的卤菜等。共同发病者往往有食用同一食物史，未食者不发病。儿童发病最多见。

（二）病情判断

潜伏期短，除部分沙门菌属及志贺菌属中毒外，潜伏期一般不超过24小时，多在12小时内发病。急性胃肠炎症状为最主要的表现，严重者可出现水、电解质和酸碱平衡紊乱，甚至休克。

1. 沙门菌食物中毒　潜伏期一般为4～24小时，短者可2小时，长者可达2～3日。起病急，畏寒、发热伴呕吐、腹痛、腹泻等，大便呈水样便，量多，深黄色或绿色，有恶臭。严重者有脱水征及中毒症状。小儿重症者可出现昏迷、惊厥等。病程一般3～5日。

2. 志贺菌食物中毒　水样便，黄稀便，可有脓血便、黏液血便，伴有里急后重感。

3. 副溶血弧菌食物中毒　潜伏期一般为6～20小时。有严重的上腹部绞痛和腹泻，多为水样便，典型者为洗肉水样便。可有脱水表现，病程一般3～5日。

4. 产肠毒素大肠埃希菌食物中毒　潜伏期通常为4～6小时。起病急，以腹痛、腹泻为主要症状，重者有发热。可有血样便、脓血便等。

5. 金黄色葡萄球菌食物中毒　潜伏期短，通常为2～5小时。恶心、呕吐最为剧烈，呕吐物可含胆汁、黏液或血液。水样腹泻可导致虚脱。体温大多正常或偏高，多于1～2日内恢复。

6. 肉毒杆菌食物中毒　潜伏期6～36小时。以神经系统症状为主，如眼肌和咽肌瘫痪，言语及呼吸困难等。体温一般不高，胃肠道症状轻。一般于数日内恢复，病重者可因呼吸中枢麻痹而死亡。

（三）紧急救护原则

1. 密切观察病情变化　及时测量体温、脉搏、呼吸、血压并记录，观察吞咽及呼吸情

211

况及有无肌肉瘫痪、有无抗毒血清反应等。

2. 消化道隔离（肉毒杆菌及金黄色葡萄球菌食物中毒例外）　呕吐停止后给予易消化的流质或半流质饮食。

3. 对症处理　①呕吐严重者，补充适量电解质溶液。呕吐后协助病人用清水漱口，做好口腔护理，并记录呕吐物的量、颜色及性质，留取标本送检。②缺氧者给予氧气吸入，注意保暖，防止肺部并发症。③脱水、休克及酸中毒者，鼓励病人多饮水。同时注意补充碱性药物，如碳酸氢钠。④肉毒杆菌食物中毒应早期洗胃，24小时内注射多价抗毒素血清，并积极对症治疗。

二、急性酒精中毒病人的紧急救护

急性酒精中毒是指一次大量饮酒引起的一种暂时的神经精神障碍。饮酒后，一般两小时左右即全部入血，乙醇的毒理作用是抑制中枢神经系统，使中枢先兴奋后抑制，最后麻痹而死亡。

（一）病因评估

绝大多数急性酒精中毒是酗酒引起。偶因将酒精误认为其他溶液喂小儿或肛注引起中毒。老年人、肝肾功能不全的病人以及特殊体质的人易发生。

（二）病情判断

1. 兴奋期　当体内乙醇达20～40ml时，出现头晕、乏力、自控力丧失、自感欣快、语言增多、哭笑无常，有时粗鲁无礼、感情用事，颜面潮红或苍白，呼气带酒味。

2. 共济失调期　体内乙醇达50～100ml时，出现动作不协调、步态蹒跚、动作笨拙、语无伦次、精神错乱、眼球震颤、躁动。

3. 昏睡期　体内乙醇达200ml以上时，病人出现昏睡，面色苍白，皮肤湿冷，口唇发绀。严重时出现潮式呼吸、心跳加快、大小便失禁，可因呼吸衰竭而死亡，也可因咽部反射减弱，饱餐后呕吐，导致吸入性肺炎而死亡。乙醇可抑制糖原异生，并使糖原明显下降，引起低血糖，加重昏迷。

（三）紧急救护原则

1. 轻度中毒　病人只需卧床休息，保护病人不受其他因素伤害，如受凉、跌伤等。必要时，可用筷子、手指刺激舌根部，将胃内容物吐出。

2. 中度中毒　①立即催吐（禁用阿扑吗啡），必要时用1%～2%碳酸氢钠或清水洗胃。②对烦躁不安或过度兴奋的，可遵医嘱用小剂量地西泮，避免使用吗啡、氯丙嗪、苯巴比妥类镇静药。③抗毒治疗：可用50%葡萄糖溶液250ml+普通胰岛素12～16IU静脉滴注，维生素B_1、维生素B_6及叶酸各100mg肌内注射，以加速乙醇氧化，促进清醒；也可静脉注射纳洛酮，半小时左右可重复注射。

3. 严重中毒　尤其伴有呼吸衰竭、发绀、大小便失禁时，可用鼻导管高流量吸氧，必要时予以人工辅助呼吸，同时给以呼吸兴奋药，如纳洛酮。尽早转院，并予以血液透析。

4. 加强护理　注意保暖，预防吸入性肺炎和窒息的发生，对躁动病人加床栏保护，防止坠床；严密观察呼吸、血压、脉搏、瞳孔及神志变化，出现异常时及时与医生联系，遵医嘱给予相应处理。

三、安眠药中毒病人的紧急救护

急性镇静安眠药中毒是指一次性或短期内服用大剂量具有镇静催眠作用的药物，引起的包括延脑中枢在内的全身性麻醉或抑制状态，严重者可导致死亡。

（一）病因评估

绝大多数安眠药中毒是由于自服、误服或他杀所致，对可疑中毒病人应设法注意收集证据，包括中毒现场、中毒者衣袋。向病人家属了解中毒药物的名称、剂量、服毒时间、有无联合用药，必要时应留取病人的呕吐物、胃内容物和血尿标本，做毒物鉴定和分析，以帮助诊断。

（二）病情判断

1. 苯二氮䓬类中毒　表现为嗜睡、眩晕、言语含糊不清，四肢无力，运动失调，呈软瘫状，意识模糊、一时性精神错乱；严重者可表现为血压下降，昏迷或呼吸抑制。

2. 巴比妥类药物中毒　轻度中毒表现为嗜睡，反应迟钝，发音含糊、言语不清，步态不稳，可有定向力和判断力障碍；中度中毒表现为沉睡，给予强刺激能唤醒，但呈似醒非醒状态，不能言语，随即进入昏睡状态，常伴有眼球震颤、呼吸减慢，也可表现为浅昏迷；重度中毒呈深昏迷，瞳孔缩小，对光反应消失，呼吸浅而慢，直至呼吸停止，血压降低或休克，肌张力低、腱反射消失。

3. 氯丙嗪中毒　表现为意识模糊、昏睡或昏迷、瞳孔缩小、体温下降、肌张力低，腱反射消失、大小便潴留或失禁、心动过速、全身血管扩张、心脏传导阻滞、血压降低或休克，严重者可出现呼吸衰竭或心跳停止。

4. 水合氯醛中毒　表现为头晕、谵妄、昏睡、知觉丧失、瞳孔扩大、肌肉松弛、腱反射消失，严重者可出现抽搐、昏迷、血压下降、呼吸衰竭、心力衰竭，并有肝、肾功能损害。

5. 苯妥英钠中毒　表现为眩晕、头痛、无力、手颤、眼球震颤、视力模糊、流涎、言语不清和共济失调，严重者出现吞咽困难、烦躁、精神失常、呼吸不规则，甚至抽搐、瞳孔散大、昏迷、血压下降或休克、呼吸衰竭。

（三）紧急救护原则

1. 催吐、洗胃或导泻　对意识清醒的患者要立即实施催吐，最好实施洗胃（尤其是意识不清者应尽早插胃管进行抢救），进而导泻，尽快排除毒物。由于安眠药多能使胃排空延迟，因此服毒时间即使超过4小时或更长，也应给予洗胃。一般首选1∶5000高锰酸钾液，也可以用生理盐水和温开水灌洗，反复冲洗，直至洗胃液完全澄清。待吸清胃内液体后，注入50%硫酸钠溶液（由于硫酸镁可少量吸收而加重中枢抑制，故不用）导泻。

213

2. 保持呼吸道通畅 患者采用稳定侧卧位，既能保持呼吸道通畅，又能防止呕吐物反流导致误吸或窒息。

3. 提供呼吸支持 一般用于重度中毒或严重缺氧的患者，可采用口对口人工呼吸或面罩气囊人工呼吸，甚至气管插管。

4. 特效解毒剂及吸附剂的应用 如氟马西尼为苯二氮䓬类药物中毒的特效拮抗剂，每次0.2mg，稀释后缓慢静注，可重复使用，总量不超过2g；纳洛酮能明显缩短病人苏醒时间，降低血中毒物浓度，为治疗急性安眠药中毒的首选药物。此外还可用活性炭混悬液洗胃，因为活性炭可以吸附巴比妥类药物，使之不易被吸收。

5. 碱化尿液并利尿 应用5%的碳酸氢钠碱化尿液，同时静推呋塞米利尿，促使毒物自肾排出，此措施可重复使用。

6. 应用中枢神经兴奋剂 应注意控制药量和滴速，防止过量。对于有深昏迷或呼吸抑制的病人，可适量使用美解眠50mg肌注或静滴，亦可用洛贝林、尼可刹米、咖啡因等。

7. 对症支持疗法 如补液、维持血压、调节酸碱平衡及保护胃黏膜等。

8. 转送医院 经初步处理，迅速送医院。对于危重症患者要送往有血液净化治疗条件的医院。

四、鼠毒药中毒病人的紧急救护

鼠药品种繁多，按其毒性作用的速度可分为两大类。一类是速效制剂：毒性强，起效快，多于食用后短期内就出现症状，是引起人畜中毒的主要类型，如磷化锌、毒鼠磷、氟乙酰胺、毒鼠强等；另一类是缓效制剂：起效缓慢，症状出现前有潜伏期，易被误诊为其他疾病，如杀鼠灵、敌鼠钠盐等。本节仅介绍有机氟类杀鼠剂、敌鼠钠盐杀鼠剂中毒和已被禁止使用但仍时有发生的毒鼠强中毒。

（一）病因评估

鼠药中毒多由于误服、自服或食用被其毒死的畜、禽肉而中毒，少数也可由投毒所致。①有机氟类杀鼠剂：可被消化道吸收，也可通过皮肤侵入人体。在体内主要通过干扰三羧酸循环的正常代谢，引起中枢神经系统兴奋性增高，损害心肌。②敌鼠钠盐：进入人体后，竞争性干扰肝脏对维生素K的正常生物利用，影响肝内的凝血活酶和凝血酶原的合成，使凝血时间和凝血酶原激活时间延长。同时，可直接损害毛细血管，增加毛细血管的通透性。③毒鼠强：口服后迅速吸收。毒鼠强是一种神经兴奋剂，具有强烈的致惊厥作用，并可引起心、肝的损伤。

（二）病情判断

1. 有机氟中毒 主要表现为消化系统症状，如恶心、呕吐、流涎、上腹部疼痛或烧灼感；循环系统症状，如心肌炎、心律失常、血压下降、休克、心力衰竭，也可突发室颤而致死；神经系统症状，如头痛、头昏、肢体麻木、肌肉震颤、烦躁，严重时可发生昏迷、全身阵发性强直性抽搐，常导致呼吸衰竭。

2. 敌鼠钠盐中毒 主要表现为恶心、呕吐、腹痛、腹泻、食欲不振，精神萎靡、关节疼痛。3～7日后发生广泛性出血，如鼻出血、齿龈出血、皮下出血、尿血、便血、咯血等，严重病人可有消化道、心、脑、肺及阴道大出血，伴休克。凝血时间和凝血酶原激活时间延长。

3. 口服毒鼠强中毒 其表现为头痛、头晕、胸闷、心悸、恶心、呕吐、口唇麻木、躁狂等，严重中毒可突然晕倒、癫痫大发作。可因剧烈抽搐，导致呼吸衰竭而死亡。部分病人有不同程度的心肌和肝脏损害。

（三）紧急救护原则

1. 迅速清除毒物 接触中毒者应立即脱离现场，脱换被污染的衣服，用肥皂水彻底冲洗污染的皮肤、毛发和指甲；口服中毒者，应立即口服活性炭悬浮液并用清水或1∶5000高锰酸钾（对硫磷禁用）或生理盐水反复洗胃，用50%硫酸镁导泻。眼部污染者用2%的碳酸氢钠或生理盐水冲洗。禁催吐，以免引发惊厥。

2. 应用解毒剂 根据中毒药物，选择针对性的解毒剂。有机氟类杀鼠剂中毒可用乙酰胺（解氟灵）；敌鼠钠盐中毒可选用维生素K_1；毒鼠强中毒无特效解毒剂，应立即送往医院，可使用血液灌流加血液透析。

3. 对症支持处理 促进毒物的排泄，有惊厥者遵医嘱给以巴比妥类、地西泮或苯妥英钠。有贫血者予以输血。

4. 加强病情观察 注意生命体征、意识、瞳孔的变化，有异常者及时向医生汇报，并协助抢救。

5. 尽早转院 情况紧急者，应在抢救的同时立即转院。

五、一氧化碳中毒病人的紧急救护

一氧化碳（CO）俗称煤气，是一种无色、无味、无臭、无刺激的窒息性气体。急性一氧化碳中毒，是指人体短期内吸入过量一氧化碳所造成的脑及全身组织缺氧性疾病，最终可导致脑水肿和中毒性脑病。细胞内窒息是一氧化碳中毒最重要的机制，尤其是靠葡萄糖有氧氧化供能的神经细胞对缺氧最敏感，故脑组织最先受累，严重中毒可引起脑水肿、肺水肿、心肌损害，并可因缺氧窒息造成死亡。

（一）病因评估

工业生产和日常生活中，由于通风不良或防护不周等是引起一氧化碳中毒最常见的原因。

1. 职业性接触 工业生产煤气、炼铁、矿山爆破及化工部门因设备故障或违反操作规程，均可产生大量一氧化碳气体，人体吸入后造成急性中毒。

2. 日常生活接触 家庭使用的煤炉排烟不良，煤气灶、燃气热水器漏气，且门窗紧闭，都可引起急性一氧化碳中毒，也可见于失火现场或利用煤气自杀、谋杀等。

3. 个体因素 急性一氧化碳中毒的轻重，除与接触时一氧化碳的浓度及吸入时间的长短有关外，还与人体的健康状况及对一氧化碳的敏感性有关。如妊娠、嗜酒、贫血、营养不良、慢性心血管疾病或呼吸道疾病以及劳动强度过大等因素，均可加重一氧化碳中毒的程度。

（二）病情判断

1. 轻度中毒　表现为头痛、头晕、耳鸣、眼花、乏力、恶心、呕吐、心悸以及感觉迟钝、表情淡漠、嗜睡、意识模糊等症状。如能及时脱离现场，吸入新鲜空气，症状可较快消失。

2. 中度中毒　除上述症状加重外，常出现浅昏迷，瞳孔对光反应迟钝、呼吸和脉搏增快、皮肤多汗、颜面潮红、口唇呈樱桃红色（一氧化碳中毒的特征性表现）。经积极治疗可恢复且无明显并发症及后遗症。

3. 重度中毒　病人迅速陷入深昏迷，各种反射消失、呼吸困难、脉搏微弱、血压下降、四肢厥冷、大小便失禁。常并发脑水肿、肺水肿、中枢性高热、肺炎、心肌损害及心律失常，部分病人胸背部和肢体受压处出现水疱和红肿，最后可因呼吸、循环衰竭而死亡。抢救后存活者常留有去大脑皮质状态（四肢肌张力增高、双臂屈曲内收、双下肢僵硬伸直）、震颤麻痹、瘫痪等神经系统后遗症。

（三）紧急救护原则

1. 迅速使患者脱离中毒环境　立即将病人转移至通风良好处，取平卧位，松解衣服，呼吸新鲜空气，促进一氧化碳排出，但需注意保暖，保持呼吸道通畅，呼吸心跳停止者应立即行心肺复苏。

2. 迅速纠正缺氧　轻、中度病人可采用面罩或鼻导管高流量吸氧（5~10L/min）；严重中毒病人首选高压氧治疗，故应尽快送患者去医院进行高压氧疗。

3. 支持治疗　①改善脑水肿：严重一氧化碳中毒后24~48小时常为脑水肿发展的高峰，并可持续数日。病人应绝对卧床休息，保持病室安静，避免探视。床头宜抬高15°~30°。遵医嘱给予20%甘露醇快速静脉滴注，也可与呋塞米及糖皮质激素合用，或配合头部物理降温，以保护脑细胞，减轻脑水肿，降低颅内压，减少缺氧性脑损害。②提供能量及改善脑细胞代谢：可给予磷酸腺苷、细胞色素C、辅酶A、大剂量维生素C、葡萄糖等。

六、有机磷农药中毒病人的紧急救护

急性有机磷农药中毒，是指短期内大量有机磷农药进入人体，抑制胆碱酯酶活性，导致乙酰胆碱积聚而引起的以毒蕈碱样、烟碱样和中枢神经系统症状为主要表现的全身性疾病。严重者可因呼吸衰竭而死亡。

（一）病因评估

1. 职业性中毒　接触史常较明确，多由于生产、运输、使用过程中不遵守操作规程或不注意个人防护所致，经皮肤或呼吸道途径吸收中毒。

2. 生活性中毒　多为误服、自服或食用被农药污染的瓜果、蔬菜所致，常以口服中毒途径为主。

（二）病情判断

急性中毒发病的时间与毒物侵入途径密切相关。经皮肤接触吸收中毒者，症状常在2~6小时内出现；经呼吸道吸入或口服者可在几分钟或数十分钟内出现。

1. 中毒表现　可分为三种：①毒蕈碱样症状（M样症状）：主要表现为平滑肌痉挛和腺体分泌增加，如恶心、呕吐、腹痛、腹泻、多汗、流涎、支气管痉挛、呼吸道分泌物增多、呼吸困难，还可出现瞳孔缩小、心率减慢等，严重者出现肺水肿。②烟碱样症状（N样症状）：表现为全身骨骼肌痉挛性收缩所致的肌束颤动、牙关紧闭、抽搐、全身紧束感，而后发生肌力减退，甚至呼吸肌麻痹，导致呼吸衰竭。③中枢神经系统症状：主要有头痛、头晕、乏力、共济失调、躁动不安、意识模糊、语言障碍、昏迷等。

此外，还可嗅到大蒜样气味（敌百虫中毒除外）。全血胆碱酯酶测定是确诊有机磷农药中毒以及观察疗效、判断预后的最重要指标。

2. 中毒程度　①轻度中毒：以M样症状为主，血胆碱酯酶活力为70%~50%。②中度中毒：除上述症状加重外，还伴有N样症状，血胆碱酯酶活力为50%~30%。③重度中毒：除上述症状外，还发生肺水肿、呼吸肌麻痹、脑水肿、昏迷等，血胆碱酯酶活力在30%以下。

（三）紧急救护原则

1. 迅速清除毒物　①吸入性中毒者，应立即撤离中毒环境。②皮肤沾染中毒时，需脱去被污染的衣服，用清水、肥皂水或2%碳酸氢钠溶液（敌百虫忌用）彻底冲洗，禁用热水或乙醇擦洗。③眼部污染者，可用2%碳酸氢钠或生理盐水反复冲洗。④胃肠道吸收中毒者，宜选择适当的洗胃液尽快彻底洗胃，洗胃需用粗胃管，先将胃内容物尽量抽净，再注入清水或2%碳酸氢钠溶液反复洗胃，每次200~300ml，直至洗出液清澈无农药气味为止；敌百虫中毒禁用碱性溶液洗胃，对硫磷中毒禁用高锰酸钾溶液洗胃；洗胃后要保留胃管24小时，防止洗胃不彻底而加重病情；洗胃后可向胃管内注入50%硫酸钠30~50ml导泻，不宜使用硫酸镁，禁用油类泻剂。

2. 应用解毒药物　①抗胆碱药，最常用药物为阿托品；②胆碱酯酶复能剂，常用的药物为碘解磷定和氯解磷定。用药原则为尽早给药、首次足量、重复应用。中度和重度中毒时，两者合用有协同作用，此时阿托品用量应酌减。

3. 安置病人　让病人平卧，头偏向一侧，意识不清的病人肩下垫高，颈部伸展，防止舌根后坠发生窒息，并随时清除呼吸道分泌物，保持气道通畅。呼吸困难、发绀者给予高流量吸氧，4~6L/min。随时做好气管插管或气管切开的准备工作，对气管已切开的病人，按气管切开术后进行护理。尽快建立静脉通路，以方便抢救时用药，加速毒物从尿中排出和保持水、电解质及酸碱平衡。

4. 对症治疗　防止并发症的发生并尽快送往医院。

第六节　社区常见意外伤害的紧急救护

随着我国社会经济的不断发展，人民生活水平普遍提高，生活节奏加快、现代化程度提高和交通运输多样化等因素，各种意外事故的发生有明显增加趋势。对此，若无有效的现场紧急救护，很可能导致一些可以挽救的生命丧失救护的机会。因此，社区护士必须重视意外伤害的现场救护。

一、电击伤病人的紧急救护

触电又称电击伤，是指一定强度的电流通过人体，造成机体损伤或功能障碍，甚至死亡。电流对人的致命作用，一是引起室颤导致心脏停搏，二是对延髓呼吸中枢的抑制导致呼吸停止。电流对机体的伤害及引起的病理改变很复杂，主要发病机制是引起组织缺氧。

（一）病因评估

触电有多种原因：不懂安全用电常识；自行安装电器；家用电器漏电，用手接触开关、灯头、插头等；因大风雪、火灾、地震、房屋坍塌等使高压线断后掉地，10米内都有触电危险；在房檐下或大树下避雷雨，雷雨天接打电话及衣帽被雨淋湿则容易被雷击；在电线上晒湿衣物；救护时直接用手拉触电者等。

（二）病情判断

1. 全身性损害　轻者有心慌、面色苍白、恶心、头晕或短暂的意识障碍；重者可有呼吸急促、心跳加快、血压下降、昏迷、心室颤动、呼吸中枢麻痹，以至呼吸停止。

2. 局部损害　高压电流通过人体时可形成"入口"和"出口"，入口处伤情常较出口处重。入口处为一环形炭化烧伤，可深达骨骼，损伤范围外小内大，浅层组织尚可，但深部组织损伤却很广泛。局部渗出较一般烧伤重，由于邻近血管易受损常引起相关组织的进行性坏死，故伤后坏死范围可扩大数倍。在电流通过肢体时，可引发强烈的挛缩，关节屈面可形成"跳跃式"伤口。

（三）紧急救护原则

1. 迅速脱离电源　依据触电现场的情况，采用最安全、最迅速的办法，使触电者脱离电源。①若电闸就在触电现场附近，应立即拉下闸门或关闭总电源开关，拔掉插头；急救者也可用扁担、木棍等绝缘品挑开接触病人的电源；如病人仍在漏电的机器上时，赶快用干燥的绝缘棉衣、棉被将病人包住，然后推、拉开。触电灼伤部位予以清洁后用无菌敷料包扎，不要在现场给伤口涂抹油膏。抢救高空高压线触电病人时，要注意有无摔伤。②急救者最好穿胶鞋，踏在木板上保护自己。未切断电源之前，切忌用手直接去拉触电者，否则自己也会触电受伤。③确认病人心跳停止时，应立即施行人工呼吸和胸外心脏按压。在进行以上抢救措施的同时尽快转运医院做进一步处理。

2. 对症处理　①保持呼吸道通畅，维持有效呼吸。②如出现心脏停搏时，应立即给予心肺复苏，口对口人工呼吸及胸外心脏按压。③局部电灼伤应用消毒无菌液冲洗后，用无菌敷料包扎。④对于电击伤者的电烧伤、外伤出血、骨折等应进行止血、包扎、骨折固定等。在高空高压线电击伤抢救中，要注意防止再摔伤。

二、烫（灼）伤病人的紧急救护

烫伤是生活中常见的损伤，小孩、老年人、孕妇以及偏瘫等是发生烫伤或灼伤的高危人群。临床上最常见的是热力烫伤。

（一）病因评估

常见烫伤原因有以下几种：热力烫伤如开水、热蒸汽、火焰、热稀饭、热金属；化学性灼伤如强酸、强碱等。

（二）病情判断

Ⅰ度烫伤为红斑性改变，皮肤发红，并有烧灼样疼痛。Ⅱ度烫伤为水疱性病变。Ⅲ度烫伤呈坏死性病变，皮肤剥落。酸灼伤使组织蛋白凝固而坏死，组织脱水，呈皮革样痂，不形成水疱，一般不向深部侵蚀。碱烧伤可使组织脱水，脂肪皂化，并能向深处穿透。

（三）紧急救护原则

（1）首先安慰病人，稳定情绪。

（2）对局部较小面积的轻度烫伤，尽快将受伤部位浸泡于冷水内，或以流动的自来水冲洗，快速降低皮肤表面温度。在清洁创面后，可涂消肿、止痛药。

（3）正确处理创面，先剃除伤区附近的毛发，用肥皂水及清水洗净皮肤，再用0.1%苯扎溴铵溶液或75%乙醇擦洗消毒，创面用等渗盐水清洗污垢等。保护小水疱勿损破，大水疱可用空注射器抽出水疱液。已破的水疱或污染较重的创面用纱布轻轻辗开，上面覆盖薄层凡士林纱布，外加多层脱脂纱布加压包扎。

（4）酸碱烧伤时，先用大量清水冲洗伤处，然后选用相应的解毒药或拮抗剂。有些腐蚀性酸碱烧伤，如石炭酸，不易溶解于水，清水冲洗后，可以70%乙醇清洗；氢氟酸立即用大量清水冲洗后，用5%～10%葡萄糖酸钙加入1%普鲁卡因于创周浸润注射，防止其继续扩散和侵入；生石灰和电石烧伤必须在清水冲洗前先去除伤处的颗粒或粉末，以免加水后产热增加损伤。磷烧伤时，应将伤处浸入水中，忌暴露于空气中，忌用油质敷料包扎。

（5）常规使用抗生素和破伤风抗毒素，以防感染。

三、骨折病人的紧急救护

骨折是指骨的完整性或连续性中断。骨折一般均伴有软组织和骨周围的骨膜、韧带、肌腱、肌肉、血管、神经及关节的损伤。严重多发性骨、关节损伤，伤情复杂，可造成永久性伤残，甚至死亡。

219

（一）病因评估

骨折主要是遭受各种暴力所致，均有严重外伤史，如交通事故、重物砸击、高处坠落、机械损伤等，多合并内脏的损伤，需紧急救护。

（二）病情判断

1. 一般表现　关节损伤部位可以出现明显的疼痛和压痛感，局部肿胀或有淤斑，有明显的功能障碍。多发性骨折、骨盆骨折、股骨干骨折等出血量较大，易发生创伤性或失血性休克。

2. 特有体征　①畸形；②异常活动即假关节活动；③骨擦音或骨擦感。

（三）紧急救护原则

主要救护原则是抢救生命。首先检查病人受伤部位，及时处理威胁生命的合并伤；预防和抢救创伤性休克，建立静脉通道，及早补液输血，注意保暖和镇静止痛。

1. 伤口处理　一般伤口出血，用无菌棉垫或干净布类加压包扎止血。如有肢体活动性大出血，可采用止血带止血法。骨折端外露者不进行现场复位，及早使用抗生素及破伤风抗毒素以预防感染的发生。

2. 妥善固定　固定技术在急救中占有重要位置，及时、正确地固定，对预防休克，防止伤口感染，避免神经、血管、骨骼、软组织等再遭损伤有极好的作用。院外急救骨折固定时，应就地取材，如2～3cm厚的木板、竹竿、硬纸板，以及伤者健侧肢体等，都可作为固定代用品。四肢损伤的临时性固定范围包括骨折部位的上下邻近关节。

3. 转运伤员　伤员经过初步抢救和妥善包扎固定后，应迅速平稳地转送医院，以便及时正规地治疗。正确的搬运方法对脊柱损伤的病人尤为重要。正确搬运如下：3～4名救护者站在伤员的一侧，分别托起其头背、腰臀及双下肢，将伤员置于担架或门板上，使伤员始终保持脊柱中立位，不可用背驮、抱持等方式，以免脊柱扭曲致骨折处移位而损伤脊髓。疑有颈椎骨折或脱位时，要使伤者的头颈与躯干保持直线位置，并用棉布、衣物等将伤者的颈部、头两侧垫好，防止左右摆动。

四、中暑病人的紧急救护

中暑是指人体处于热环境中，体温调节中枢发生障碍，突然发生高热、皮肤干燥、无汗及意识丧失或惊厥等为临床表现的一种急性疾病。中暑一般在气温超过34℃以上时发生，年老体弱者、儿童、产妇更易发病。

（一）病因评估

在夏天烈日的曝晒下或高温环境中劳动时间长，且没有充分的防暑措施时，易发生中暑。老年人、体弱多病、过度疲劳、睡眠不足、肥胖和伴有潜在性疾病（心脏、肾、肝疾病）是发生中暑的诱因。

（二）病情判断

1. 先兆中暑　在高热环境下，突然出现高热、皮肤干燥伴有中枢神经症状，这是诊断中暑的主要依据。病人大汗、口渴、头晕、耳鸣、恶心、心慌、四肢无力、疲惫、精力不集中，动作不协调、体温正常或略升高，不超过38℃。

2. 轻度中暑　除有上述症状外，病人出现面色潮红、胸闷、皮肤灼热或体温在38.5℃以上，或有早期周围循环衰竭的表现，如恶心、呕吐、面色苍白、四肢皮肤湿冷、多汗、脉搏细速、血压下降等。

3. 重度中暑　除具有轻度中暑症状外，同时伴有昏厥、昏迷或高热痉挛。重度中暑分为4种类型：①中暑衰竭：高温引起大量出汗，体液严重丢失，致血容量不足，发生循环衰竭。发病急骤，病人头痛、晕厥，有休克症状及生命体征的改变；②中暑痉挛：强力劳动后，大量出汗，丢失大量氯化钠，因血中氯和钠离子含量减少而引起的综合征。其表现为口渴、无力，肌肉痉挛，以腓肠肌为著；③中暑高热：体温调节紊乱，产热增加、散热减少，使体热逐渐积累所致。病人体温高达41℃~42℃，有不同程度的意识改变，头晕、头痛、恶心、呕吐，皮肤无汗，严重者可出现弥散性血管内凝血及多器官功能损害，甚至死亡；④日射病：烈日下曝晒，长时间直接作用于头部，使脑组织充血、水肿所致。病人头痛剧烈，呕吐严重，有头晕、眼花、烦躁不安，重者昏迷。

（三）紧急救护原则

（1）迅速将病人搬离高热环境，安置到通风良好的阴凉处；解开外衣；取平卧位；保持呼吸道通畅；补水，给病人饮含盐的冰水或清凉饮料。

（2）准确降温　①物理降温：包括环境降温（室温20℃~25℃）、体表降温（冰水敷擦、大血管走行处置冰袋、15℃~16℃冰水浸浴）和体内降温（4℃~10℃的10%葡萄糖盐水1000ml注入病人胃内或给病人灌肠）；②药物降温：用氯丙嗪、山莨菪碱静脉滴注，可防止肌肉震颤，减少机体分解代谢，以利散热。在降温过程中应监测病人的脉搏、呼吸和血压，如有呼吸抑制、深昏迷、血压下降（收缩压低于80mmHg），应停用药物降温。降温有效的指标为：体温下降、四肢末梢转暖、发绀减轻或消失。

（3）对症处理　对伴有周围循环衰竭的病人，可酌情输入5%葡萄糖盐水，预防休克的发生，注意输液速度不宜过快；疑有急性肾衰竭时，应早期使用20%甘露醇和呋塞米，保持尿量在每小时30ml以上。

五、溺水病人的紧急救护

溺水是指人淹没于水中，呼吸道被水、泥沙、杂草等物堵塞，引起换气功能障碍、反射性喉头痉挛而造成缺氧、窒息，进而引起血液动力学及血液生化改变的状态。严重者若抢救不及时可导致呼吸、心跳停止而死亡。

（一）病因评估

溺水多见于儿童、青少年和老人。以误落水为多，偶有投水自杀者，意外事故如遇洪水、船只翻沉等也是重要原因。

221

（二）病情判断

有确切的淹溺史，和（或）伴有面部肿胀、青紫、四肢厥冷、呼吸和心跳微弱或停止；口鼻充满污泥或泡沫，腹部膨胀，胃内充满水而扩张，即可诊断为淹溺。①轻者：落水时间短，口唇四肢末端青紫，面肿，四肢发硬，呼吸浅表。吸入水量为每千克体重2ml时出现轻度缺氧现象；②重者：吸水量在每千克体重10ml以上者，1分钟内即出现低氧血症。落水时间长，面色青紫，口、鼻腔充满血性泡沫或泥沙，四肢冰冷，昏睡不醒，瞳孔散大，呼吸停止。严重者可因急性肺水肿、急性脑水肿和心力衰竭而死亡。

（三）紧急救护原则

1. 脱离水源　迅速使溺水者出水，以改善病人的呼吸功能，减少缺氧时间。

2. 保持呼吸道通畅　立即清除病人口、鼻内的泥沙、呕吐物等，有义齿者取下义齿，以防坠入气道。松解衣领、纽扣、乳罩、内衣，腰带、背带等，必要时将舌用手巾、纱布包裹拉出，确保呼吸道通畅。

3. 倒水　急救者一腿跪在地，另一腿屈膝，将溺水者腹部横放在大腿上，使其头下垂，接着按压其背部，使胃内积水倒出。急救者或从后方抱起溺水者的腰部，使其背向上、头向下，也能将水倒出。

4. 心肺复苏　清理呼吸道后，尽快实施心肺复苏，是抢救溺水者最主要的措施。

5. 转院　经现场初步处理后应立即转送到附近医院进一步治疗，注意在转送途中仍需加强监护与救治。

六、自缢病人的紧急救护

自缢指颈部受外力作用使气管被压扁至完全闭塞。此时，病人无法呼吸，气体进出通道被切断，造成病人严重缺氧，甚至死亡，也可因刺激迷走神经而发生反射性心跳停止。

（一）病因评估

自缢常见于因某些社会因素引起心情绝望者及有精神障碍者。偶见于意外事故或刑事案件之中。

（二）病情判断

病人颈部可见有明显的勒痕。基本表现类似急性呼吸道阻塞，但有些症状更严重，如病人面部、颈部充血，颈静脉怒张，病人面部青紫并频繁抽搐，严重者心跳、呼吸停止而死亡。

（三）紧急救护原则

（1）发现自缢者，立即抱起病人双腿向上托，减轻绳索对颈部的压迫，并剪断绳索解除扼缢。使自缢者处于仰卧位，松解衣扣，检查心跳、呼吸是否存在。若两者都停止，应口对口呼吸，胸外心脏按压，直至恢复自主呼吸、心跳。

（2）自缢者的衣物、绳索等物品应妥善保存，以便有关部门验证。

（3）重者立即送医院，继续维持呼吸功能和循环功能。

七、狂犬病病人的紧急救护

（一）病因评估

狂犬病又称恐水病。全世界每年约有3万人死于此病，犬咬伤是主要原因。患病动物唾液中携有致病的棒状病毒，沿咬伤、舔伤或抓伤的创口侵入神经系统到大脑内繁殖，引起严重的症状。除狗之外，被带病毒的猫、狼咬伤后也可致病。

（二）病情判断

狂犬咬伤后一般有10日至数月的潜伏期。发病初期感到伤口周围麻木、疼痛，逐渐扩散至整个肢体；继而出现烦躁、发热、易兴奋、乏力、恐水、吞咽困难以及咽喉痉挛；最后出现瘫痪、昏迷、循环衰竭，甚至死亡。

（三）紧急救护

（1）将伤人的犬兽加以隔离观察，若动物存活10天以上，可以排除狂犬病。

（2）病人受伤后，立即用20%肥皂水或0.1%苯扎溴铵彻底清洗伤口，然后用70%的酒精消毒，再使用狂犬病免疫球蛋白（RIG）以每千克体重20U做伤口周围浸润注射。使用动物源性免疫球蛋白。用药前先做过敏试验，如试验阳性，应在注射肾上腺素的前提下再注入免疫球蛋白。采用狂犬病疫苗主动免疫，在伤后第3、7日皮内注射2点（每点0.1ml），第14、28日再各皮内注射1点。如曾经接受过主动免疫，则咬伤后不需被动免疫治疗，仅在伤后当日与第3日强化主动免疫各一次。

第十二章　临终关怀

第一节　临终关怀学

一、概念

临终关怀（hospice）一词源于中世纪时代，当时是用来做朝圣或旅人中途休息，重新补足体力的一个中途驿站。后来引申其义，指一套组织化的医护方案，用于帮助那些处于人生路途最后一站的人。临终关怀就是对临终者的关怀，或对"快要死的人"给予关怀。具体而言，临终关怀是一种"特殊服务"，是对现代医学治愈无望的临终者及其家属所提供的一种全面照护，包括医疗、护理、心理和社会等方面，其目的在于使临终患者的生命质量得以提高，能够无痛苦和舒适地走完人生的最后旅程，并使家属的身心健康得到维护和增强。临终关怀学是一门探讨临终患者的生理、心理特征和为临终患者及其家属提供全面照护的实践规律为研究内容的新兴学科，根据研究的内容，临终关怀学也可分为临终医学、临终护理学、临终心理学、临终关怀伦理学、临终关怀社会学、临终关怀管理学等分支学科。

临终关怀学的几个重要的观念：①接纳死亡，将死亡视为生命的一部分，承认生命的有限性，死亡是一个必然过程。虽然我们在尽力为患者治疗，仍不可避免地有患者不能治愈而死亡。②尊重生命，强调生命的存在并非只有肉体活动，还有高尚的精神生活，人在临终阶段，应受到的尊重和关怀，不该因生命活动力的殆尽而减低。③尊重临终患者的权利，工作人员以患者的要求为服务重点，依据年龄、人生经历、宗教观、价值观不同，患者对自己病情的接受程度和治疗方式的要求也就不同。④生命的质量重于生命的数量，即生命的质量比生命的长短更为重要。临终关怀对濒死患者的生命品质的关怀是临终关怀中的重要一环。其追求的生命品质，是希望提供一个安适、有意义、有尊严、有希望的生活，让濒死患者在有限的日子中能有清醒的头脑，在可控制的病痛下，与家人共度温暖生活，享受余晖。从1967年D·C·桑德斯博士创办英国伦敦圣克多斯多弗临终关怀机构，经历了30余年的历史，但作为一门新的学科和一种特殊的卫生保健医疗项目，临终关怀学在国内外发展很快，引起我国各方学者越来越多的关注。

二、临终关怀的内容

1. 临终患者及家属的需求　包括生理的、心理的、社会的需求及家属对临终患者的医护要求和提供服务。

2. 临终患者的全面照护　包括患者的医疗护理、生活护理、心理护理，其中特别是临终患者疼痛等症状的控制问题。临终关怀的核心是控制疼痛和其他主要的不舒适（如恶心、呕吐、便秘、食欲缺乏、焦虑、腹水、真菌性口炎、意识模糊/谵妄、惊厥、咳嗽、抑郁、口干、吞咽困难、呼吸困难等），这些症状可能诱发的恐惧感困惑着病人，分散他们的注意力，妨碍他们在生命的最后旅程中参加有益的和能使他们感到很满足的社交和家庭活动。

3. 死亡教育　是实施临终关怀的一项重要内容，包括对临终患者及家属的死亡教育，目标在于帮助濒死患者突破对死亡的恐惧，学习"准备死亡、面对死亡、接受死亡"，"让生命活的庄严，死的尊重"。对临终患者家属进行死亡教育的目的在于帮助他们适应患者病情的变化和死亡，帮助他们缩短悲痛过程，认识自身继续生存的社会意义和价值。

4. 临终关怀的模式　东西方文化的不同导致东西方死亡态度的差异，其差异要求中国的临终关怀项目有自己的特色。

5. 临终关怀的基本原则及其他　原则包括临终关怀机构所采用的医疗体系，应具有什么样的特点，遵循什么样的医疗护理原则；机构的管理与实施，人员的组成与培训；临终关怀与其他学科的关系等。

三、临终关怀的特点

现代医疗体系皆以治疗为重点，即医院主要以检查、诊断、医治等各种手段，以治愈及延长患者生命为目的。在此种治疗为主的体系中，容易陷于只诊断病情，而不诊断患者；只重视生病器官的发展，而不重视患者情绪的变化。另外也易使医师与病人的关系变为强者和弱者的关系，医院制度也易忽略个体，趋向整体化，与传统医疗体系比较，临终关怀具有以下特点。

1. 以病人为中心　让病人舒适是最基本的目的。"关心人胜似关心病"，它不是以治疗疾病为主，而是以支持患者、控制症状、姑息治疗与全面照护为主。了解与协助患者解决各种生理需要，其中特别是控制疼痛等症状，尽最大可能使患者处于舒适状态。

2. 以家庭为中心　病人是家庭和朋友这个网络中的一部分。在危急情况下，家庭成员都很紧张。临终关怀人员的任务之一就是很清楚地区分哪些是源于病人、哪些是源于家庭其他成员的烦恼。家庭随访在澄清这些紧张方面往往是很有价值的。

3. 综合性　这种治疗注意照顾病人和家属在身体、情绪、精神方面的需要。同时关心患者的心理及社会需求。它涉及恐惧、愤怒和疼痛的内容，并且认识到了躯体痛苦与情绪之间的联系。治疗实施者提供能使病人舒适的简单的处理措施，像有效的药物治疗一样是有

225

潜力的。给其以心理上的支持，用各种切实可行、有效的办法使患者正视事实，摆脱恐惧，认识生命的价值及弥留之际生存的社会意义，顺其自然，至死保持人的尊严。注重患者的尊严与价值，不以延长患者的生存时间为主，而以提高患者临终阶段的生命质量为宗旨。

4. 持续性　目的是把照顾病人和家属的需求贯穿于护理开始至病人离去的全过程。

5. 协作性　有许多个人和机构正在而且已经为处在某些疾病晚期的病人提供这种治疗，他们中包括有专家、家庭医生和护士、医院和家庭病床、互助小组、慈善机构、家庭成员和朋友，一个临终关怀计划的目的是将这些有价值的服务带入姑息治疗的协作网中，以使临终关怀的缺陷减至最少。

6. 集体性　由于许多人在帮助临终病人工作中是相当重要的，所以每个人都应认识到他（她）在临终关怀中所扮演的角色和所起作用的重要性。

7. 按时评估　一个处于疾病晚期的病人病情可能变化很快，一种今天有效的治疗方案明天也许已不十分恰当了。对有效治疗的评估应该经常有规律地进行，比如，由于体重减轻和脏器功能的衰退，药物治疗的目的和细节可能发生变化。

四、临终关怀的原则

1. 照护为主　就临终患者的治疗与护理相比较而言，它不以延长患者生命过程的治疗为主，而以全面护理为主，借以提高患者临终阶段的生命质量，维护患者死的尊严。

2. 适当治疗　晚期患者的基本需求有三条，①保持生命；②解除痛苦；③无痛苦地死去。患者保持生命无望，便要求解除痛苦，无痛苦地死去。在尊重生命和死亡的自然过程方面，临终关怀提出适度治疗的原则，即不以延长生命的治疗为主，而以解除痛苦、姑息治疗为主。这既是医疗原则，又是伦理原则。

3. 注重心理　晚期患者的心理活动分为5个阶段，即否认期、愤怒期、协议期、绝望期、接受期，从而逐步走向死亡。临终患者的心理是极其复杂的，且因人的经济地位、政治地位、文化程度、宗教信仰、职业与年龄等的不同而有差异。因此，对晚期患者加强心理治疗和护理，对其进行安抚、同情、体贴、关心，因势利导地使其心理获得平衡，从而正视现实，面对死亡。这是临终关怀的一个基本原则。

4. 整体服务　即全方位服务，包括：①对临终患者的生理、心理、社会等方面给予关心和照护；②为患者提供全天即24小时的服务；③既关心患者自身，又关心患者家属；④既为患者生前提供高服务，又为其死后提供居丧服务等。

5. 实施人道主义　对临终患者充满爱心、关心、同情，理解临终患者，尊重他们生的权力和尊严，也尊重患者选择死亡的权利，对于那些欲生不能且极端痛苦，难以忍受的晚期患者，尊重他们选择死亡的权利，也应视为人道主义的体现。

五、常见症状及其处理

1. 疼痛

（1）疼痛的评估：大多数临终患者都会出现疼痛，主要是慢性疼痛，即患者的疼痛会一直延续到生命的终点。这种疼痛产生的原因为疾病或治疗造成的组织损伤、神经压迫等，可导致机体不适、身体极度衰弱、病情恶化等。社区护士应注意对患者进行疼痛的评估，以了解其程度，为镇痛护理提供依据。常用的评估方法有视觉类似尺度、高兴脸—不高兴脸尺度和WHO的疼痛分级标准。

（2）做好镇痛护理：在临终患者的镇痛护理中，常采用药物镇痛和非药物镇痛法。

药物镇痛：WHO阶梯镇痛法，即从少侵入性、低危险性逐步到高侵入性、高危险性的用药步骤。对1级疼痛，即一般性疼痛，可使用阿司匹林、匹米诺定（去痛定）等非麻醉性镇痛药；对2级疼痛即中等程度疼痛，使用布桂嗪（强痛定）等弱麻醉性镇痛药；对3级疼痛即严重疼痛，可给予吗啡、哌替啶（杜冷丁）等强麻醉性镇痛药。给药方法可采取口服给药、皮下注射、直肠给药和药物阻滞破坏痛觉传导，以达到镇痛的目的。

非药物镇痛：在使用药物镇痛的同时，为患者提供各种非药物镇痛方法，如放松疗法、音乐疗法、分散注意力、热敷、冷敷、按摩、针刺疗法、心理护理等方法，以减轻疼痛。

2. 恶心、呕吐 在肿瘤晚期持续恶心、呕吐是最常见，最苦恼的症状，一个病人可能有多种原因造成此种症状，例如吗啡对化学感受器的刺激，胃肠道作用引起的便秘。大脑边缘系统引起的情绪低落，综合起来刺激呕吐中枢。

因而对于任何恶心、呕吐不是用一种药物就可能达到满意效果，核查一下可纠正的或一些特殊的原因。如肠梗阻（腹痛、腹胀、无肛门排气）、便秘（可行直肠检查）、高钙血症及尿毒症等，如果选用止吐药，则应考虑是否有效，是否采用口服，或皮下或通过直肠。

3. 便秘 活动量减少，进食不足甚至由于环境陌生都会使病人发生便秘，而且在疾病的终末期这些情况是常见的。由于腹部和盆底肌肉的软弱无力使排便能力减弱。另外，大多数强有力的止痛药、抗抑郁药、抗胆碱能药会引起肠神经丛部分麻痹，从而引起便秘。因此在使用强有力的阿片类药物时，需要同时应用缓泻剂。

不能及时明确原因的和长时间的便秘会引起腹痛、加重其他部位的疼痛，使大便失禁或引起假性腹泻、肠梗阻、还会导致精神烦躁和沮丧。以下几种方法可以促进肠道运动。

（1）保证饮食中纤维成分含量（如麦麸），以增加对肠道刺激，加上足够的水分入量，可保证大便规律。但疾病的终末期，由于病人摄入很少、肌肉无力，往往很难做到并因此加重便秘。

（2）软化剂：乳果糖是一种高渗药物，可使水分进入肠道；还有山梨醇溶液，硫酸镁等。果导（酚酞）刺激肠壁蠕动，增加肠壁分泌，作用较温和。

（3）润滑剂：液体石蜡10～20ml，每晚应用可以使老年人或重病人的排便变得容易。

（4）推动剂：番泻叶直接作用于平滑肌增加肠壁运动。

如果出现大便嵌塞而必须解除时，可能还需要一些麻醉剂和镇静剂，以使病人在解除嵌塞时不会过于疼痛。

4. 食欲缺乏 大多数肿瘤病人都有不同程度的食欲缺乏，随之而来的虚弱和消瘦使病人和他们的家属很担心。这里不包括那些可以治疗的病因，如真菌性口炎引起的口腔疼

227

痛；药物引起的恶心；高钙血症；便秘。尝试定时口服抗恶心药物如灭吐灵、泼尼松、地塞米松，能够帮助病人暂时恢复食欲和改善一般情况。

虽然恢复正常体重希望很小，但高热量、高蛋白的营养补充可以被病人很好的接受并且对持续稳定病情有帮助。鼓励家属寻找病人喜爱的口味和口感的食物，使用香料和调味汁刺激病人食欲，尝试新的花样和少量多餐，这些方法都可以收到良好效果，而不要仅仅坐餐桌前唉声叹气。

5. 焦虑和抑郁　大多数病人在面对死亡时会感觉焦虑。通常情况下，恐惧、不了解不适产生的潜在原因会增加病人的焦虑感。功能和自我控制力的丧失，认识到人生只剩下一段很短的旅程，这些可以使几乎所有人感到沮丧。

帮助焦虑病人的主要方法是鼓励和帮助他们表达出内心的恐惧和焦虑：倾听，再倾听。通常并不需要建议什么，彻底的倾听就足够了。有时可以作一些特殊的保证，保证医生或护士总会随叫随到。家庭成员，尤其是在家庭中起主导角色的人和病人的谈话，对他的支持是非常重要的，特别在亚洲这一点更为明显。专门的姑息治疗病房或疗养院这类提供支持治疗的机构在很大程度上可以减少病人的焦虑。此外，轻柔的按摩、音乐、令人愉快的香味、艺术治疗、选择迁入的时间和结识一些人员，可能也会有效。家庭成员照顾病人有时会过度劳累，可以请自愿者来倾听、和病人谈话、支持病人，以保证家庭成员得以休息。

药物可能是必需的，选择温和的、不会引起嗜睡的药物。很难判定哪一种药最好，三环类抗抑郁药、5-HT重摄取抑制剂（SSRI）、苯二氮䓬类均可选用。药物依赖在疾病的终末期通常不去考虑。

6. 呼吸困难　鉴别原因和进行适当治疗，如左心衰竭可用利尿剂；肺炎可用抗生素和理疗；气管阻塞可用雾化吸入沙丁醇胺或激素；其他的原因还包括贫血、胸腔积液、肺纤维化、癌细胞广泛肺转移、腹水、放射性肺炎、肺栓塞、心包填塞。

减轻症状的方法：一些简单的措施可能在很大程度防止窒息；帮助病人放松和减少恐慌。多垫一些枕头让病人坐的更直一些，或让病人坐在舒服的椅子上；打开窗户或使用一把扇子使空气流通。虽然氧气有强有力的安慰剂的作用，它在急性呼吸困难时比在慢性呼吸困难时更有用，但要考虑一些减轻呼吸困难的其他方法，而不要把氧气当作治疗憋气的唯一方法。

7. 口干　是一种非常常见的令人烦恼的症状。引起的原因有：与衰弱有关的因素——脱水，用嘴呼吸，鹅口疮；与治疗有关的因素——面部的放疗，麻醉剂，抗抑郁药，抗痉挛药等。

明确这些症状，使用含有苏打水的口腔洗剂进行规律（每2小时一次）细致的口腔冲洗。治疗鹅口疮可用软牙刷和双氧水轻轻擦净舌苔。经常饮用有刺激性味道的饮料，吃新鲜的菠萝片，嚼口香糖，冰片，还可用注射器或滴管往口里滴水。将一片维生素C片放置舌头上可能增加味觉。可用凡士林或菜油涂在嘴唇上，还可使用人工唾液。如果口腔较脏并且感觉很疼，可用蘸了稀释的利多卡因和洗必泰的含漱剂清洗口腔。

8. 吞咽困难 首先进行防止口干的治疗。口腔溃疡很常见，可能是由于不合适的假牙、化疗或营养缺乏引起。如果发现口腔和咽部有真菌感染，即鹅口疮，那么食管可能也有，可以用抗霉菌的滴剂或片剂治疗。

此外还需要考虑：颈部或纵隔的实性肿瘤引起压迫。局部照射或激素可使肿瘤暂时缩小。食管肿瘤可能引起梗阻，硅胶管可以通过梗阻，也可能用局部照射、激素使肿瘤缩小。胃造口术治疗很少适用于晚期病人，虽然在长时间肠梗阻时这种方法很有用。

9. 咳嗽 需要避免刺激性的、过冷的、被烟污染的气体。病毒感染后有时导致刺激性咳嗽，对这种咳嗽用沙丁胺醇（舒喘灵）喷剂有效。在沙丁胺醇喷雾器中加入1%利多卡因2ml通常更为有效。支气管肺癌可能引起黏膜刺激。吗啡喷剂（5～10mg加入到雾化器中）也是常用的。

可待因30～60mg，每日4次，可以中止绝大多数过敏性咳嗽，吸入激素可能减轻咳嗽，其原理在于降低支气管刺激和炎症反应。

10. 意识模糊/谵妄 考虑以下可能的原因：高钙血症、缺氧、感染、尿潴留、尿毒症、脱水、使用太多镇静剂、鸦片制剂、皮质激素或其他药物、陌生的环境等。

除非病人出现持续性的坐立不安，总想从床上起来、从楼上跳下去，或者制造大量噪声影响其他病人和家属，谵妄状态可能不一定需要治疗。家庭成员或志愿者保持平静是有好处的。维持一个熟悉的环境，把灯打开，可能比药物治疗更有效。避免监禁病人，继续鼓励其他人像往常一样对待病人。尽量减少用药，更换另一种阿片制剂，考虑增加皮质激素的用量，或者使用氧气。必要时可使用药物治疗。

病人夜间谵妄主要是由家庭成员来照料，由于睡眠不足，他们很快会变得筋疲力尽。找其他人帮忙在夜间帮助照看病人很有益处。

11. 腹水 首先需要检查并除外其他引起腹部膨胀的原因：肿瘤本身，气体、肠梗阻、便秘。恶性腹水可能会达到10L或更多。腹水使腹壁张力的增加，对横膈运动的限制，以及对身体运动的影响可能对病人造成更大的痛苦。虽然利尿剂增加脱水，但对腹水至少有一定效果，如安体舒通加速尿。皮质醇激素（地塞米松）可能减轻肿瘤周围的炎症，并减少血清向腹腔的渗漏。腹腔穿刺放液可能会丢失大量蛋白，并且可能加重虚弱和消耗，因此只在腹壁张力过高的情况下才重复采用。在病人感觉极度不适的情况下，可以使用一种V型插管，引流出腹水至床旁引流瓶或尿袋中。

12. 惊厥 发生惊厥的可能原因有脑肿瘤、尿毒症。当一次大发作过后应该开始规律服用苯妥英钠（300mg/d）。安定10～20mg静脉注射对于中止癫痫持续状态有效。持续的、严重的癫痫发作可能需要大量的镇静剂或直接应用麻醉剂。

229

第二节　死亡教育

一、死亡态度

死亡态度是指人们对于死亡的思考或看法，对死亡期待时期准备做出何种反应的心理状态。

1. 接受死亡　认为死亡是不可避免的，死亡是赋予生命循环以有意义的连贯性，是人类作为一个整体存在所必要的事情。

2. 蔑视死亡　多与宗教信仰有关，以死亡为解脱，或新生活的开始，例如转世、回皈天主、升入天堂的开始。

3. 否认死亡　认为人不应死亡，特别期望医学的发展能使人永生。死亡教育的目的在于使人们具有第一类对待死亡的态度，接受死亡。

老年时期通常面临四方面的变迁：①经济来源与所得方面；②社会角色与人际关系方面；③心理与精神状态方面；④身体健康方面。这些变迁，使老年人面临极大的困境。人们通常以为老年人比年轻人更害怕死亡，但Kalish和Reynolds认为老年人因经常想到死亡，反倒不害怕死亡。原因在于年纪较轻的人认为他们的死亡来得太快，剥夺他们的生存权；而老年人之所以能够应付他们最终的死亡，部分是因为他们都已面对过其他各种不同的丧失，例如：朋友与家人的死亡，各种身体功能的衰退，年轻的外表、主动的角色，以及重要关系的丧失。Klugh和Boss的研究发现，当老年人思考死亡的程度大于中青年人时，大多数的老年人不再害怕死亡的发生。但如同较年轻的阶段，老年人在接近死亡阶段仍有焦虑和担忧，接受过去的生活及未来的死亡，成为老年人重要的发展课题。不同的死亡态度，的确会影响到个人的死亡焦虑程度。经常想到死亡的老人、认为死亡过程很痛苦的老人、及害怕面对死亡的老人，有较高的死亡焦虑。无论如何，老人面临拥有的短促未来，及不知何时、何地遭遇死亡的危机。当老人濒临死亡时，他们最易被家人和朋友分离，而他们正害怕此种孤独和寂寞。

二、濒死者心理反应

当患者知道自己的生命接近死亡时，其心理反应是十分复杂的。许多西方研究者针对濒死患者的心理做探讨时，最常引用的是库柏·勒罗斯1969年在"on Death and Dying"一书中，把绝症患者获知病情到临终时的心理反应过程，分成以下几个阶段。

1. 忌讳期　狭义地说是患者已患绝症，而家属和医护人员没有把实情告诉患者的阶段。所以家属和患者之间，不谈论死，刻意回避此话题，即使垂死者自知将不久离开人世，想找人谈谈，往往被家属的逃避态度所阻止。广义地说，忌讳期是指一般人平日视死亡有关的言论为禁忌，对死亡的知识太少，导致自己或亲人面临死亡时，感到手足无措，不知如何调整自己的心态或持何种态度对待亲人。就因为社会忌讳谈死，时间之长久几乎从一个幼年开始直到他生老病死。像父母担心让幼儿参加葬礼仪式，会使幼儿产生害怕的心理，却反而增加幼儿的"被分开离别"的害怕心理。因此，一旦得知自己将死，最常见的反应就是否认。

2. 震惊和否认（shock and denial） "不，不是我!"这是患者得知他们患不治之症时，所表现的震惊与否认，此时患者尚未准备好去接受自己疾病的严重性。故否认是为了暂时躲开病症现实的压迫感，且给予患者及家属多一点时间去发展其他的防御准备。有的患者直到迫近死亡仍处于否认期。而据库柏勒·罗斯所言，她的大部分患者，几乎都能很快停止否认，只要他们的家属及医生没有鼓励他们一味否认下去。作为知悉自己即将死亡的第一个反应，否认可说是健康的，因能把那种震撼推远些。

3. 愤怒（anger） "为什么是我？"患者进入此阶段表现出生气、愤怒及怨天尤人的情绪。常常迁怒家属及医护人员。对于类似这种问题，并无答案，但患者或家属却必须由迁怒医护人员，责怪上帝的不公平，发泄他们的苦闷及无奈。

4.讨价还价（bargaining） "假如你给我一年时间，我会每天上教堂（或多做善事）。"此时期，患者通常接受自己患绝症的事实，只有乞求发生奇迹，要求上帝宽恕自己，并承诺上帝去做某些事，作为延长寿命的交换，或者患者会要求活到完成某些重要事情。这个阶段人还存着希望，也肯努力配合医疗。

5. 沮丧（depression） "好吧!是我!"当患者知道自己的讨价还价无效之后，即将死亡的事情就非常明显。在正视自己死亡的时候，悲伤、生活萎缩、情绪低落、胃口减退、体重下降、甚至自杀都可能发生在此阶段。先后会有两种不同的沮丧发生，其中之一是他们会为已经失去的一些东西觉得悲痛，例如健康、薪水、独立自主和家人团聚。接着他们会为即将而来的损失感到悲痛，属于比较沉默的沮丧。患者会体验到一种准备后事的悲哀，此时他们应被允许为他们未知的将来，事先哀痛，但家属必须在其身旁全心陪伴。

6. 接纳（acceptance） "是，是我，而我准备好了。"此阶段是相当平静的，患者会感到自己已经尽了力，届时已无所谓真正的感谢或悲哀，他们只是接纳与之俱来的一切罢了。一般患者会有些身体疼痛，仿佛慢慢地滑进生命之初的历程，对多数的患者来说，死亡的那一刻，最终的分离，是既不害怕也不痛苦的，死亡给身体带来平静的功能停止。

家庭中的每个人都很难面对其中成员濒临死亡的事实，从患者生病到死亡甚至死后，不只患者本身，对家属而言，也是一连串的哀伤过程，他们可能和患者一样会体验到否认、愤怒、讨价还价、忧郁等阶段。

1. 临终抛物曲线（dying trajectory） 临终抛物曲线的长短快慢和形式决定临终的历程，可能很快急转直下，也可能慢慢拖延时间，或起伏波动，时好时坏很难预测。时间的长短对医护人员及家属在照护临终患者的心理反应影响重大。即如果死亡适时来到，患者的亲友都已有预期的心理准备；如果死亡一再拖延，家属哀痛过久，心理负担大，反而感到挫伤、厌烦、甚至内心气愤，好像患者或上天有意拖累折磨；如果死得太快，意外突然的死，家属措手不及，心理完全没有准备，会觉得对死者亏欠内疚，甚至责难怀疑医护人员的疏失。

2. 濒死患者家属的心理压力　濒死者家属的最大困扰有两种原因：一是在长期看护的过程中，感到心力交瘁。因为金钱、体力和精神的耗损，几乎拖累整个家庭，同时也要承受痛苦。家属往往产生极矛盾的心理，有时欲其生有时又欲其死，以免连累全家；而这种心理也会引起家属强烈的内疚及罪恶感。二是第一个知道患者病情的人通常是家属。心理最大的压力在于不知是否告知患者病情真相。若家属未告知患者，也就是不让濒死者面对即将死亡的事实，此时家属的心理压力会更大。因为他们不能与患者分享内心的悲伤感受，谈论有关的死亡感觉或彼此安慰鼓励。反之在患者面前必须掩藏自己真实的情绪，抑制自己的悲伤，这对家属是无益的。

不论是濒死的患者或其家属，都在濒死过程中遭受极大的心理压力。最重要的是妥善地疏导患者及家属的悲伤、鼓励双方谈论死亡的问题，给予患者及家属精神上的支持和安慰，让个体濒死的过程中，减低身心的损害，并肯定死亡带给生命的积极意义。

3. 悲伤与适应　适当的表露是很重要的，如Bach Marks说："有一段时间去接受死亡，比突然或预料不到的死亡要好得多。"也就是说，在适当的时间内经过悲伤的过程是很重要，不然它可能在我们没有心理准备的情况下造成很大的打击；当我们不能面对死亡，死亡对我们的影响会连续不断的存在。假如这些悲伤不能接受或处理，则其他本来可能忍受的悲伤情景，可能被扩大成不能忍受，甚至走上自杀的途径。

Kavanaugh曾用七个阶段来描述丧失亲人的悲伤过程：①震惊（shock），突然获知亲人好友的去世，可能出现反常的行为，举止和谈吐发生怪异的迹象，并可能会拒绝相信事实。②解组（disorganization），在震惊过后，一个人可能有不知所措的心态，无法做理性选择。③反复无常的情绪（Volatile emotions），痛失亲友的人，除了对死者感到气愤、怨恨之外，对自己也会无助、痛苦和挫折的感觉。④罪恶感（guilt），觉得应该在死者生前好好善待他，甚至觉得自己对死者的死亡要负责。⑤失落与孤单（loss and loneness）这种感觉会出现在生活中任何细节上，而带来全面的伤感和难过。空的床位、留下来的照片及物件，都会令人难以适应。⑥解脱（relief），认清逝者已逝，折磨已成为过去，临终患者死亡不仅使逝者本身得到解脱，也使服侍他的人得到解脱，包括精神和经济的解脱。⑦重建（reorganization），重组的过程是渐渐的，个人重新寻找生活的方向，准备过新的日子。

三、死亡教育

（一）概念

死亡教育是探讨生与死的一个教学历程，是对死亡有关的医学、心理学、精神、经济、法律、伦理学等知识进行教育，帮助人们树立正确的生死观、生命价值观、生命伦理观，使受教育者更加珍惜生命、欣赏生命、减少盲目的轻生和不必要的死亡。

（二）目标

1. 资讯分享/知识获得　资讯、知识指的是介绍与死亡和濒临死亡这一主题相关的具体事实，以帮助受教育者获得基本知识并进而有正确的观念，做决定的能力和积极的行为。

2. 自我意识/价值澄清 这方面的内容指的是对有关死亡、濒临死亡及居丧，死时别人的想法、情感和态度的审视和澄清，同时也包括个人在有关所谓死亡的风格多项选择中以及在生死攸关的机会前做出抉择时所持的观点看法。

（三）内容

死亡教育所涵括的范围包括一切涉及濒死与死亡问题、知识与领域。所包括的内容相当广泛，凡从宗教、哲学、心理学、社会学、人类学、医学、生物学、经济学、法律、伦理学、文学艺术等众观点所探讨的死亡、残废相关现象问题，都是死亡教育学科所欲探讨研究的内容。基本上可分成三大类，分别是死亡的本质，有关死亡和濒死的态度及情绪，及对残废与濒死的调适处理。

第三节　临终病人及家属的护理

一、临终病人生理改变及护理

（一）生理改变

1. 肌张力丧失 大小便失禁、吞咽困难；无法维持良好、舒适的功能体位，软弱、无力；脸部外观改变（嘴唇、面颊松弛）；不能进行自主的身体活动。

2. 胃肠道蠕动逐渐减弱 出现恶心、呕吐；食欲不振；腹胀；脱水、口干等。

3. 循环功能减退 皮肤苍白、湿冷、大量出汗；四肢发绀、斑点；脉搏细速、不规则或测不到、心尖搏动常为最后消失；血压逐渐降低甚至测不到。

4. 呼吸困难 频率或快或慢，呼吸表浅、鼻翼呼吸、潮式呼吸、张口呼吸、最终呼吸停止。

5. 感觉、知觉改变 从视觉模糊到只有光感到视力消失，眼睛干燥，分泌物增多；听觉是临终患者最后消失的感觉；意识出现模糊、昏睡、昏迷等；疼痛是造成临终患者不舒适的主要症状之一，特别是癌症患者，约有70%的晚期癌症病人会发生中度至重度疼痛。

6. 临近死亡的体征 由于循环衰竭，患者出现皮肤苍白，湿冷，脸色呈铅灰色，四肢发冷，脉搏细弱，血压下降；呼吸衰竭，呼吸表浅，分泌物增多，出现潮式呼吸或点头样、叹气样呼吸；肌张力丧失，全身软瘫；意识丧失或烦躁不安，言语困难；体温低于正常或高热。

根据临终患者的生理特点，采取必要的护理措施满足患者的基本生理需要。有关临终患者生理方面的主要护理诊断和护理措施，见表12-1。

表12-1　临终患者的基本生理需要

护理诊断	护理措施
清理呼吸道	取半卧位或侧卧位 吸氧,用祛痰剂和支气管扩张剂
自理缺陷	温水擦浴,更换衣服、床单,保持皮肤清洁、干燥;眼睛护理;口腔护理,做到六洁
躯体移动障碍	如果可能,帮助其起床;经常更换卧位;用枕头支持病人身体
营养失调:低于身体的需要量	提供高蛋白、高维生素的饮食;少食多餐;按病人习惯,调剂食品的花样,刺激食欲
体液不足	鼓励饮水;摄软、半流或流质饮食
便秘	增加饮食中的纤维素;通便剂的应用
排尿异常	尿潴留者及时解除病人的疼痛 失禁者做好清洁护理 保持房间清洁无气味
睡眠紊乱	计划安排好医疗护理措施;根据病人的习惯和愿望作好休息的安排;控制不适症状
感觉改变	房间光线保持明亮;听力最后消失,与病人交谈时要清晰,避免在病人床旁低语或哭泣;触觉消失,但能感受触摸的压力
疼痛	正确地评估病人的疼痛 积极控制疼痛:药物、心理疗法等

二、精神和心理护理

(一)失落与悲哀

临终常与失落、悲哀等字眼连在一起。临终患者因濒临死亡产生失落和悲哀的心理反应。护士应了解失落的实质,帮助病人度过失落和悲哀的过程。

1. 失落(loss)　指有价值的事物的改变、不再存在或丢失的一种现存或潜在的情形。如身体影像、重要的人、健康的感觉、工作、个人财产、信仰、自我等。死亡对病人及家属是一种重要的失落。失落常见的类型包括:①实际失落:本人和他人能感知的失落,如截肢、死亡;②自感失落:只有本人能感知的失落,如青春、自由丧失;③预感失落:指个体对即将出现的失落表现出悲哀的行为,如临终病人和家属。

2. 悲哀(grief)　是指由失落引起的情感反应,特别指分离失落和死亡失落引起的情感反应,悲哀对个体的生理和心理健康都很重要。它允许个体逐渐应对失落,把它当成生活的一部分。悲哀的过程需要他人的支持和分担。帮助个体度过悲哀很重要。它对健康有破坏性,伴随悲哀常出现焦虑、抑郁、体重减轻、吞咽困难、头痛、心悸、胸痛、呼吸困难,同时有饮食、睡眠、活动、交流的改变。但悲哀也有其积极的意义,它可使个体生活经验丰富,产生新的观点、价值观等。

由于失落引起的痛苦情感的经过,每个人有相似之处。有许多理论家通过大量的观察,描述了悲哀的心理阶段。如Kubler-Ross的悲哀5个阶段,Engel悲哀7个阶段。

3. 悲哀的护理

(1)给患者提供述说悲伤感受的机会,应用倾听技巧。

（2）认识和接受病人对失落的情感反应，不要评价。

（3）当患者提出和讨论死亡时，不要回避"死亡、临终"等字眼。

（4）鼓励家庭成员参与照顾患者的活动；提供患者与家属相处的时间。

（5）向患者介绍真实情况及现行的治疗方案。

（6）估计患者的需要，尽可能满足。

（二）临终患者心理分期

美国心理学家Kubler-Ross对临终病人的心理行为反应的研究具有很重要的意义。在1969年的《死亡与频死》一书中将临终病人的心理反应阶段分为5期。不同个体5期的长短不一，可以交错或重叠。针对Kubler-Ross5个心理阶段的特点，提供以下不同的护理。

1. 惊愕与否认期　尽量不将病情全部揭穿，认真倾听他们的述说，表示支持、理解，经常出现在患者的身边，关心他们的疾苦，让他感到没有被大家抛弃。同时也要注意少数患者可能会心理失衡，以扭曲方式对抗此期的负重感。

2. 愤怒期　临终患者的"愤怒"，是求生无望后的一种正常的适应性反应表现。作为医护人员要谅解、宽容、安抚、疏导患者，让其倾诉内心的忧虑和恐惧，切不可以"愤怒"回击"愤怒"，而应鼓励其表达出他的愤怒，因为这是克服死亡恐惧的第一步。

3. 协议期　此时的患者仍心存希望，祈求奇迹的出现。护理人员应看到这种情绪对患者是有益的，他们比较能接受和配合治疗护理计划。因此要尽可能地满足患者的需要，即使难以实现，也要做出积极努力的姿态。

4. 忧郁期　此时的患者特别需要心理辅导和预防自伤等意外，因此应允许其哀伤、痛苦和诉说他的哀情，并耐心倾听，鼓励与支持患者增加和疾病作斗争的信心和勇气。

5. 接受期　此时的患者已不得不接受死亡的现实，护士应尊重患者的信仰，延长护理时间，让患者在平和、安逸的心境中走完人生之旅。

（三）精神的支持

患者如果有精神信仰方面的需求，应尽量满足。如在外国可请牧师给临终患者做祷告，使其能在精神上平静对待和接受死亡。

三、关怀与照护家属

临终关怀服务除了帮助临终病人减轻其身、心痛苦，使其最终能安详、平静的死去，还必须对其家属进行照顾和支持。病人与家属的关系是决定病人在最后的日子里能否达到舒适、安宁和有意义。同时临终也会给病人家属造成巨大的痛苦。家属承受痛苦的时间比病人还长，家属最先知道病情，痛苦在病人故去后相当长的一段时间还在持续存在。这种悲哀的过程对其身心健康都影响很大。对家属的护理措施包括：

（1）认识家属的失落反应和悲哀的过程：鼓励家属将内心的痛苦和真实想法说出。提供适当的场所或机会让家属宣泄内心的悲伤并给予安抚。

（2）尽量满足家属提出的有关对患者治疗、护理和生活上的要求，若不能满足则应给

235

予耐心的解释。对家属过激的言行给予容忍和谅解，避免纠纷。

（3）防止家属因长期精神痛苦和疲劳导致疾病的发生，指导其保持健康、保存精力及进行心理自我疏导的方法，如平衡饮食、合理休息、松弛术等。

（4）教育家属参与患者的照护活动。如计划的制定、生活护理等，以减轻患者的孤独情绪，家属也可得到安慰。

（5）尽量为患者和家属提供相处的机会和环境，有利于交流。

（6）死亡对病人是痛苦的解脱，对家属却是悲痛的高峰。工作人员应同情家属，提供发泄悲痛的场所。居丧期，帮助患者进行调适，重建生活的信心。至少在一年内通过访视、电话、邀请参加聚会、信件等形式与家属保持联系，帮助解决实际问题，继续提供心理支持和健康指导。

四、善后服务

尊重死者生前的遗愿和风俗习惯、宗教信仰进行尸体料理，对死者的尊重是对家属最大的心理安慰。还可协助家属办理丧葬服务如遗体整容、殡葬仪式等，减轻家属操办丧事所耗费的财力和精力，帮助家属接受患者死亡的事实。

（一）尸体变化

尸体受内外因素的影响而发生的一系列变化。

1. 尸冷　由于产热停止，散热继续，尸体温度逐渐下降。死后10小时内下降速度1℃/h，死后10小时后下降速度0.5℃/h，死后24小时左右尸体温度与环境温度一致。

2. 尸斑　指死亡后皮肤呈暗红色斑块或条纹。由于血循环停止及地心引力缘故，血液向身体的支持部位积聚，引起充血而导致尸斑。出现的部位在尸体最低处，一般死后2~4小时出现。注意在死亡时将尸体由侧卧变为仰卧，以防止脸部变色。

3. 尸僵　尸体肌肉僵硬，并使关节固定。产生机制可能是死亡ATP分解、消耗，而导致肌肉收缩变硬。规律：从小肌肉开始，先腹肌、颈肌开始，再到躯干、上肢、下肢肌肉。出现时间：死后1~3小时开始出现，4~6小时扩展至全身，12~16小时发展至最高峰，24小时后尸僵减弱，肌肉变软，然后尸僵缓解。

4. 尸体腐败　死亡后机体组织蛋白质、脂肪和碳水化合物因腐败细菌的作用而分解的过程，称为尸体腐败。由于生前口中、呼吸道、消化道的各种细菌在死亡后侵入血管、淋巴管并在尸体内大量生长繁殖，同时体外细菌侵入尸体繁殖，出现尸臭、尸绿。尸体腐败出现的时间：死后24小时先在右下腹出现，然后全腹，既而全身。

（二）尸体护理

1. 目的

（1）保持尸体清洁，适宜姿势，维持良好的尸体外观。

（2）使尸体易于辨认，作好移至太平间的准备。

2. 用物擦洗用具一套

治疗盘内：备衣裤、尸单、尸体鉴别卡3张、血管钳、适量棉花、剪刀、绷带、松节油等。伤口换药敷料，隔离衣、手套。

3.实施步骤

（1）填写：尸体鉴别单、死亡通知书，便于尸体识别、户口注销提供依据。

（2）备用物至床旁，屏风遮挡。

（3）撤掉治疗用物：氧气、输液管、导尿管等。

（4）放平床支架，尸体仰卧，头下垫枕，两手放身体两侧。

（5）洗脸，闭合眼睑，装义齿，四头带使用托下颌。

（6）填塞：棉花填于口、鼻、耳、肛门、阴道，不外露棉花。

（7）擦净全身，更衣梳发，伤口换药。保持尸体清洁，无渗液，有良好外观。

（8）包裹尸体，系上尸体识别卡。将第一张尸体识别卡系在尸体手腕上。用裹尸包裹尸体先包上下角再包左右角，用三根绷带固定：胸部、腰、踝。第二张卡缚胸前尸单上。

（9）盖上大单，送太平间，将第三张识别单放尸屉外面。

（10）整理病历，完成记录，结账。

（11）遗物处理：交家属、交护士长保管。

（12）床单位处理：一般患者按一般出院病人处理，传染病人应采用隔离技术方法进行床单位的终末处理。

第四节 社区护士在临终护理中的职责

237

死亡是人生过程中的一种自然现象，临终患者及其家属在生理和心理上承受着巨大的痛苦。社区护士作为临终护理的主要服务者，应了解并帮助患者解决各种需求，尽可能使其处于舒适状态，提高临终的生活质量。

社区护士应具有高尚的职业道德和良好的自身素质、高度的责任心和同情心，尊重临终患者的人格和尊严；对临终患者和家属进行全面的包括身心、社会文化经济等各方面的评估；制定符合其特点的护理诊断和护理计划；具有全面的专业知识和技能，熟悉临终患者及家属的心理、生理特点和健康需求，熟练掌握临终患者身体和心理护理的要点，尽心尽责为患者及家属提供护理服务，使逝者平静安详、有尊严、无痛苦地离开，使家属能接受亲人去世的现实，积极应对并顺利度过心理危机阶段。

参考文献

［1］赵秋利. 社区护理学［M］. 第二版：北京：人民卫生出版社，2007.

［2］陈先华. 社区护理学［M］. 北京：人民卫生出版社，2007.

［3］林菊英. 社区护理［M］. 北京：科学出版社，2001.

［4］李春玉. 社区护理［M］.（第2版）北京：人民卫生出版社，2007.

［5］姚蕴伍. 社区护理学［M］. 杭州：浙江大学出版社，2008.

［6］黄惟清. 社区护理学［M］. 北京：中国协和医科大学出版社，2006.

［7］巩玉秀. 社区护理学［M］. 北京：人民卫生出版社，2008.

［8］刘纯艳. 社区护理学［M］. 北京：清华大学出版社，2007.

［9］刘建芬. 社区护理学［M］. 北京：中国协和医科大学出版社，2001.

［10］金宏义. 社区特殊人群护理［M］. 杭州：浙江大学出版社，2003.

［11］杨秉辉. 全科医学概论［M］.（第二版）北京：人民卫生出版社，2001.

［12］梁万年. 社区卫生服务管理［M］. 北京：人民卫生出版社，2002.

［13］梁万年. 全科医学［M］. 北京：高等教育出版社，2004.

［14］杨文秀，杜亚平. 社区卫生服务［M］. 北京：高等教育出版社，2004.

［15］顾瑗. 全科医学概论［M］. 北京：人民卫生出版社，2001.

［16］胡志聪，等. 社区护理［M］. 北京：中国商业出版社，2002.

［17］陈静敏，等. 社区卫生护理学［M］. 北京：科学技术文献出版社，1999.

［18］郑修霞. 妇产科护理学［M］.（第三版）北京：人民卫生出版社，2002.

［19］季成叶. 儿童少年卫生学［M］.（第五版）北京：人民卫生出版社，2005.

［20］薛辛东. 儿科学［M］. 北京：人民卫生出版社，2005.

［21］周指明. 社区卫生服务契约研究［M］. 北京：科学出版社，2004.

［22］傅华. 社区预防与保健［M］. 北京：人民卫生出版社，2000.

［23］李春玉. 灾害急救与管理［M］. 北京：中国协和医科大学出版社，2004.

［24］包家明，胡斌春. 社区护理管理与操作指南［M］.杭州：浙江大学出版社，2005.

［25］何国平，张静平. 实用社区护理［M］. 北京：人民卫生出版社，2002.

［26］冯正仪. 社区护理学［M］. 上海：复旦大学出版社，2003.

［27］李学信. 社区卫生服务导论［M］. 南京：东南大学出版社，2007.

［28］姜乾金. 医学心理学［M］（第4版）. 北京：人民卫生出版社，2004.